Aus dem Programm Huber
Psychologie Klinische Praxis

Wissenschaftlicher Beirat:
Prof. Dr. Dieter Frey, München
Prof. Dr. Kurt Pawlik, Hamburg
Prof. Dr. Meinrad Perrez, Freiburg (Schweiz)
Prof. Dr. Franz Petermann, Bremen
Prof. Dr. Hans Spada, Freiburg i. Br.

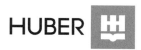

Herausgegeben von Mike Martin ist bei Hans Huber ausserdem erschienen:

Andreas Kruse/Mike Martin (Hrsg.)
Enzyklopädie der Gerontologie
664 Seiten (ISBN 3-456-83108-0)

Gerontologie und Geriatrie bei Hans Huber – eine Auswahl:

P. Bäurle (Hrsg.), H. Förstl, D. Hell,
H. Radebold, I. Riedel, K. Studer
Spiritualität und Kreativität in der Psychotherapie mit älteren Menschen
330 Seiten (ISBN 3-456-84095-0)

P. Bäurle (Hrsg.), H. Radebold, R. D. Hirsch, K. Studer, U. Schmid-Furstoss, B. Struwe
Klinische Psychotherapie mit älteren Menschen Grundlagen und Praxis
325 Seiten (ISBN 3-456-83439-X)

Tom Kitwood
Demenz
Der person-zentrierte Ansatz im Umgang mit verwirrten Menschen
Aus dem Englischen von Michael Herrmann.
Deutschsprachige Ausgabe herausgegeben von Christian Müller-Hergl
4., unveränderte Auflage
223 Seiten (ISBN 3-456-84215-5)

E. Klessmann
Wenn Eltern Kinder werden und doch die Eltern bleiben
Die Doppelbotschaft der Altersdemenz
5. Auflage
212 Seiten (ISBN 3-456-83551-5)

Sven Lind
Demenzkranke Menschen pflegen
Grundlagen – Strategien – Konzepte
232 Seiten (ISBN 3-456-84001-2)

N. L. Mace, P. V. Rabins
Der 36-Stunden-Tag
Die Pflege des verwirrten älteren Menschen, speziell des Alzheimer-Kranken
Übersetzung und Anhang von Michael Martin
5., vollständig überarbeitete, erweiterte und aktualisierte Auflage mit Adressteil
375 Seiten (ISBN 3-456-83486-1)

E.-M. Neumann et al.
Selbständigkeit im Alter
Ein Trainingsprogramm für Pflegende
Unter Mitarbeit von B. Hosenfeld.
Trainerband.
2., korrigierte Auflage
127 Seiten (ISBN 3-456-82408-4)

Weitere Informationen über unsere Neuerscheinungen finden Sie im Internet unter:
http://verlag.hanshuber.com oder per E-Mail an: verlag@hanshuber.com

Mike Martin
Hans Rudolf Schelling
(Herausgeber)

Demenz in Schlüsselbegriffen

Grundlagen und Praxis für Praktiker, Betroffene und deren Angehörige

Verlag Hans Huber

Adresse der Herausgeber:

Prof. Dr. Mike Martin
Lic. phil. Hans Rudolf Schelling
Universität Zürich
Psychologisches Institut
Lehrstuhl Gerontopsychologie &
Zentrum für Gerontologie
Schaffhauserstrasse 15
CH-8006 Zürich

Lektorat: Monika Eginger
Redaktionelle Bearbeitung und Sachregister: Beatrice Obrist
Herstellung: Julijana Calusic
Druckvorstufe: Claudia Wild, Stuttgart
Umschlag: Atelier Mühlberg, Basel
Druck und buchbinderische Verarbeitung: AZ Druck- und Datentechnik, Kempten
Printed in Germany

Bibliografische Information der Deutschen Bibliothek
Die Deutsche Bibliothek verzeichnet diese Publikation in der Deutschen Nationalbibliografie; detaillierte bibliografische Daten sind im Internet über http://dnb.ddb.de abrufbar.

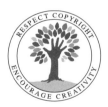

Dieses Werk, einschließlich aller seiner Teile, ist urheberrechtlich geschützt. Jede Verwertung außerhalb der engen Grenzen des Urheberrechtes ist ohne Zustimmung des Verlages unzulässig und strafbar. Das gilt insbesondere für Vervielfältigungen, Übersetzungen, Mikroverfilmungen sowie die Einspeicherung und Verarbeitung in elektronischen Systemen.

Anregungen und Zuschriften bitte an:
Verlag Hans Huber
Länggass-Strasse 76
CH-3000 Bern 9
Tel: 0041 (0)31 300 4500
Fax: 0041 (0)31 300 4593
E-Mail: verlag@hanshuber.com
Internet: http://verlag.hanshuber.com

1. Auflage 2005
© 2005 by Verlag Hans Huber, Hogrefe AG, Bern
ISBN 3-456-84191-4

Inhalt

Vorwort 9

Teil 1:
Neuropsychologische Früherkennung und Diagnostik der Demenzen 11
Matthias Brand und Hans J. Markowitsch

1. Einleitung 13
2. Definition, Klassifikation und Diagnosekriterien demenzieller Erkrankungen 14
3. Demenzdiagnostik 23
4. Neuropsychologische Defizite bei verschiedenen Demenzen 33
5. Nicht kognitive Änderungen bei demenziellen Erkrankungen 47
6. Abgrenzungen Demenz, leichte kognitive Störungen und «normale» altersbedingte kognitive Einbussen 49
7. Abgrenzung Demenz und kognitive Einbussen im Rahmen depressiver Erkrankungen 52
8. Verlauf demenzieller Erkrankungen 54
9. Zusammenfassung 56
10. Literatur 58

Teil 2:
Demenz als Krankheit und Diagnose: Mentale Repräsentationen und Einstellungen 75
Hans Rudolf Schelling

1. Einleitung 77
2. Generelle Repräsentationen und Einstellungen: Alter(n) und Demenz 79
3. Wissen und Vorstellungen über Demenz im gesellschaftlichen Kontext 81

4.	Einstellungen und Verhalten gegenüber Menschen mit Demenz	84
5.	Wohlbefinden und Lebensqualität mit Demenz	88
6.	Offenlegung der Demenzdiagnose: Einstellungen und Praxis	92
7.	Literatur	98

Teil 3:
Umgang mit Demenzkranken und Angehörigen 101
Albert Wettstein

1.	Angst vor Demenz	103
2.	Veränderungen in der Folge von Demenzkrankheit und ihr Erleben	109
3.	Folgen von Demenzerkrankungen für die Angehörigen	115
4.	Demenz: Immer weniger Selbst- und mehr Fremdbestimmung	128
5.	Ethik und Grundsätze der terminalen Betreuung Demenzkranker	134
6.	Demenzprävention	146
7.	Literatur	150

Teil 4:
Pharmakologische Behandlung der Demenz 155
Marc Hofmann und Christoph Hock

1.	Behandlung kognitiver Symptome bei Demenz	157
2.	Behandlung seltenerer Demenzen	163
3.	Behandlung nicht-kognitiver Symptome bei Demenz	165
4.	Therapiestrategien in der Forschung	173
5.	Literatur	177

Teil 5:
Stationäre Versorgung demenzbetroffener Menschen – Unterstützung der Angehörigen und Pflegenden 181
Christoph Held und Bettina Ugolini

1.	Annäherung an die Bedürfnisse demenzbetroffener Menschen in den Alters- und Pflegeeinrichtungen	183
2.	Demenzgerechte Einrichtungen («special care units»)	189
3.	Demenzgerechte Pflege und Betreuung	194
4.	Aspekte zur Verpflegung/Ernährung demenzbetroffener Menschen	198

5.	Pharmakotherapie demenzbetroffener Patientinnen und Patienten im Heim	199
6.	Betreuung und Begleitung der Angehörigen in einer demenzgerechten Institution	201
7.	Pflege der Pflegenden	214
8.	Literatur	219

Teil 6:
Hintergrund: Genetik demenzieller Erkrankungen und Genetikberatung ... 223
Andreas Papassotiropoulos

1.	Genetische Beratung	225
2.	Genetik demenzieller Erkrankungen	228
3.	Genetik psychiatrischer Erkrankungen des höheren Alters	246
4.	Literatur	247

Teil 7:
Demenz: Perspektiven und offene Fragen ... 255
Mike Martin

1.	Einleitung	257
2.	Perspektiven	259
3.	Psychosoziale Interventionen	267
4.	Literatur	270

Stichwortverzeichnis ... 273

Vorwort

Demenzerkrankungen gehören zu den häufigsten geriatrischen Leiden, von der neben der erkrankten Person eine Vielzahl von Akteuren in unterschiedlicher Weise und Stärke betroffen ist. Für in der Diagnostik, medizinischen und psychologischen Therapie und Beratung Tätige, für Studierende der Medizin und gerontologischer Fächer ebenso wie für Angehörige soll dieses Buch Informationen zusammentragen. Das Buch gibt Auskünfte über die wichtigsten Aspekte demenzieller Erkrankungen, dazu gehören medizinische, psychologisch-diagnostische und genetische Hintergrundinformationen ebenso wie Aspekte hausärztlicher, ambulanter und stationärer pflegerischer Versorgung. Es kann sowohl als Nachschlagewerk wie auch als Fundgrube für weiterführende Informationen genutzt werden.

Die einzelnen Abschnitte bemühen sich um eine fachlich präzise und differenzierte, dennoch klare und verständliche Darstellung der Ursachen und Folgen demenzieller Erkrankungen. Die einzelnen Kapitel liefern darüber hinaus für in der Praxis Tätige Informations- und Handlungsgrundlagen.

Als Herausgeber möchten wir uns bei den AutorInnen für die sehr gute Zusammenarbeit bedanken. Wir möchten uns an dieser Stelle für die engagierte Unterstützung bei der Vorbereitung und der Durchführung dieses Buchprojektes durch die Janssen-Cilag AG bedanken. Dem Huber-Verlag, insbesondere Frau Eginger sind wir für die hervorragende Hilfe bei der Erstellung des Endmanuskriptes dankbar. Den Mitarbeitenden des Zentrums für Gerontologie der Universität Zürich sind wir zu Dank für die fachlichen Anregungen und die Organisation dieses Buchs verpflichtet.

Zürich, im Frühjahr 2005   Mike Martin und Hans Rudolf Schelling

Teil 1
Neuropsychologische Früherkennung und Diagnostik der Demenzen

Matthias Brand und Hans J. Markowitsch

1. Einleitung

Demenzielle Erkrankungen stellen eine herausragende gesundheits- und gesellschaftspolitische Herausforderung dar. Bereits jetzt leben ca. 700 000 bis eine Million Demenzpatienten in Deutschland (das heisst rund 1 Prozent der Gesamtbevölkerung; ein ähnlicher Anteil gilt auch für Österreich und die Schweiz); durch die Verschiebung der Alterspyramide wird diese Zahl in den nächsten Jahren und Jahrzehnten jedoch enorm steigen (Überblick in Bickel, 1999). Schätzungen zufolge werden im Jahr 2050 ca. drei Millionen Demenzkranke in Deutschland leben.

Die medizinische und psychologische Forschung hat zwei Ziele zu verfolgen: Erstens geht es um die Entwicklung neuer und effizienter pharmazeutischer Behandlungsmöglichkeiten, zweitens sind Faktoren zur Steigerung der Lebensqualität der Betroffenen zu eruieren.

In diesem Kapitel werden wir uns mit Demenzen aus neuropsychologischer Perspektive beschäftigen. Zunächst geben wir einen Überblick über die Definition und Klassifikation demenzieller Erkrankungen sowie über Kriterien für die Diagnose einzelner Demenzformen. Anschließend werden Grundprinzipien einer neuropsychologischen Diagnostik beschrieben, wobei insbesondere die Vor- und Nachteile verschiedener Vorgehensweisen (Screening versus elaborierte neuropsychologische Untersuchung) gegenüber gestellt werden. Auch beschreiben wir Nutzen und Grenzen strukturell und funktionell bildgebender Verfahren für die Diagnose und Differenzialdiagnose demenzieller Erkrankungen. Den Schwerpunkt des Kapitels bildet die Darstellung neuropsychologischer Defizite bei Patienten mit unterschiedlichen Demenzen, wobei der Alzheimerschen Demenz (AD) ein besonderer Stellenwert eingeräumt wird, da sie die häufigste aller Demenzformen ist.

Auch werden wir Gemeinsamkeiten und Unterschiede, die das neuropsychologische Profil ausgewählter demenzieller Erkrankung betreffen, vorstellen. Ebenso werden demenztypische Symptome von depressionsbedingten neuropsychologischen Störungen sowie von altersassoziierten kognitiven Abbauerscheinungen abgegrenzt.

Den Abschluss des Kapitels bildet die Beschreibung des Verlaufs von Demenzen von der präklinischen Phase bis zur schweren und schwersten Demenz, wobei hier ebenfalls die Alzheimersche Erkrankung im Vordergrund steht.

2. Definition, Klassifikation und Diagnosekriterien demenzieller Erkrankungen

Demenzen umfassen ein breites Spektrum von Erkrankungen, die mit gravierenden kognitiven und das Gedächtnis betreffenden Einbußen einhergehen. Diese Einbußen führen zu deutlichen Einschränkungen der Alltagsfunktionen der Betroffenen und der selbständigen Lebensführung und können eine vollständige Unselbständigkeit nach sich ziehen. Dabei können so genannte neurodegenerative Erkrankungen die Ursache für eine Demenz sein. Eine Demenz kann aber auch die Folge einer anderen (Hirn)erkrankung sein. Eine nicht seltene Ursache einer Demenz ist beispielsweise ein Normaldruckhydrozephalus. Diese Form einer sekundären Demenz wird in ihrer Auftretenshäufigkeit oft unterschätzt, teilweise kann sogar bei Patienten, die als Alzheimerdemente diagnostiziert sind, ein Hydrozephalus die eigentliche Ursache der Symptome sein. Dies ist auch deswegen relevant, weil die Demenz bei Normaldruckhydrozephalus einer Behandlung (zum Beispiel durch das operative Anlegen eines Shuntsystems) gut zugänglich ist. **Tabelle 1** gibt einen Überblick über verschiedene Demenzformen.

Die bekannteste und häufigste aller Demenzerkrankungen ist die vom Typ Alzheimer. Erstmals beschrieben wurde diese «eigenartige Erkrankung der Hirnrinde» von Alois Alzheimer im Jahr 1906 (Alzheimer, 1906) während einer Tagung von Nervenärzten in Tübingen; im Jahr 1907 (Alzheimer, 1907) verfasste er eine Abhandlung unter gleichem Titel. Kraepelin (1910) schließlich benannte diese Demenz nach Alzheimer. Die zur Gruppe der primär neurodegenerativen Demenzen gehörende Alzheimersche Erkrankung macht Schätzungen zufolge rund 50 bis 70 Prozent aller Demenzformen aus; wenngleich die Abgrenzung von anderen Demenztypen nicht immer eindeutig ist (vgl. Rosenstein, 1998). Beispielsweise sind nicht selten Mischformen der Demenz vom Alzheimer-Typ und der Demenz vaskulärer (d. h. gefäßbedingter) Genese zu verzeichnen.

2.1 Zur Diagnose einer Demenz vom Typ Alzheimer

Zur Diagnose einer Demenz vom Typ Alzheimer müssen zunächst die allgemeinen Diagnosekriterien einer Demenz nach DSM IV (American Psychiatric Association, 1994), bzw. ICD 10 (World-Health-Organization, 1994) erfüllt sein. Beiden Kriterien ist gemein, dass neben Gedächtnisdefiziten, die als Kardinalsymptom einer

Tabelle 1: Überblick über verschiedene Demenzformen (modifiziert nach Wallin & Blennow, 1996).

Primär degenerative demenzielle Erkrankungen (primär oder idiopathisch)	Vaskuläre Demenzen	Sekundäre demenzielle Erkrankungen
Frontotemporale Lappendegeneration • frontotemporale Demenz • progressive nicht flüssige Aphasie • semantische Demenz	Multiinfarktdemenz • kortikal • gemischt (kortikal und subkortikal)	Demenzen bei: • Hydrozephalus • Metabolischen Störungen • Mangelernährungen • Intoxikationen

Überwiegend temporoparietale Dominanz
• früh beginnende AD
• spät beginnende AD
• Trisomie 21 mit Alzheimer-typischer Demenz
	Demenzen bei strategischen Infarkten
	• Gyrus-angularis-Syndrom
	• Nucleus-caudatus-Infarkt
	• Globus-pallidus-Infarkt
	• Thalamusinfarkt
		• Infektionen, z. B.
		  + Creutzfeld-Jakob-Krankheit
		  + Borrelie
		  + Syphilis
		  + AIDS
		• Hirntraumata
		• Hirntumore

Überwiegend subkortikale Prädominanz • Parkinsonismus mit Demenz • Chorea Huntington • Progressive supranukleare Paralyse • Shy-Drager-Syndrom • Multiple Systematrophie mit Demenz • Progressive subkortikale Gliose • Hallervorden-Spatz-Syndrom	Demenzen bei Small-Vessel-Erkrankung • Status lacunaris • Morbus Binswanger	

Demenz bezeichnet werden können, mindestens eine weitere kognitive Domäne beeinträchtigt sein muss und beide Einbußen so deutlich sind, dass sie die Alltagskompetenzen des Patienten erheblich mindern. **Abbildung 1** veranschaulicht die Diagnosekriterien nach DSM IV zur Bestimmung einer Demenz.

Nach der Bestimmung des Vorliegens einer Demenz kann die Demenzform weiter eingegrenzt werden, wobei eine differenzialdiagnostische Abgrenzung von anderen Demenzformen oder auch einer anderen Erkrankung (zum Beispiel Depression) nicht immer einfach ist (eine kritische Auseinandersetzung mit der Frage der Differenzierbarkeit verschiedener Demenzformen ist zu finden in Förstl, 2004).

Wenngleich die Diagnose «Demenz» bzw. «Demenz eines bestimmten Typus» klinisch getroffen werden kann, ist eine hundertprozentige Diagnose zumeist erst post mortem zum Beispiel durch eine genaue Analyse der Anzahl von Plaques und Tangles, die die typischen neuropathologischen Änderungen im Hirn von Patienten mit Alzheimerdemenz (AD) darstellen, möglich. Allerdings muss man festhal-

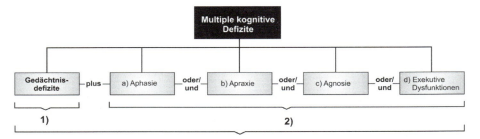

Abbildung 1: Kriterien zur Diagnose einer Demenz nach DSM IV. Es müssen multiple kognitive Defizite vorliegen, zu denen (1) zwingend Gedächtnisstörungen gehören plus (2) mindestens eine weitere kognitive Störung, zum Beispiel eine Aphasie, eine Agnosie, eine Apraxie oder Störungen exekutiver Funktionen. Des weiteren (3) müssen die Einbußen zu deutlichen Beeinträchtigungen des Alltags des Betroffenen, d. h. zu Einschränkungen sozialer und/oder beruflicher Kompetenzen führen. Das Auftreten der Symptome ausschließlich während eines Delirs ist hingegen ein Ausschlusskriterium für eine Demenzdiagnose.

ten, dass auch bei Personen, die zu Lebzeiten keine kognitiven Einbußen aufwiesen, nicht selten post mortem Plaques und Tangles gefunden werden. Das zusätzliche Vorliegen vaskulärer Veränderungen scheint stärker mit kognitiven Einbußen und einer höheren Prävalenz zur Ausbildung einer AD (und anderen Demenzformen) einherzugehen (vgl. die «Nonnenstudie» von Snowdon et al., 1997).

Für die klinische Diagnose und Differenzialdiagnose haben sich differenzierte Kriterienkataloge bewährt, die eine Zuordnung zu einer bestimmten Demenzform ermöglichen. Solche Kriterien gibt es jedoch noch nicht für alle Demenzformen, so dass der klinische Eindruck und die Erfahrung des Diagnostikers nach wie vor die wichtigsten Parameter sind. Für die Alzheimersche Erkrankung existieren bereits seit langem Diagnosekriterien, die als NINCDS-ADRDA-Kriterien (McKhann et al., 1984) bekannt sind. Diese sind in **Tabelle 2** aufgeführt.

Wie Tabelle 2 zu entnehmen ist, unterscheiden die NINCDS-ADRDA-Kriterien zwischen einer «möglichen», einer «wahrscheinlichen» und einer «gesicherten» bzw. «bestimmten» AD. Während die Diagnose «bestätigte» AD einer Kombination aus dem klinischen Bild und einer histopathologischen Untersuchung des Gehirngewebes bedarf, wird die Diagnose der «wahrscheinlichen» AD aufgrund klinischer Kriterien gestellt. Diese Kriterien umfassen sowohl die charakteristische Lebensgeschichte des Patienten als auch Befunde der neuropsychologischen und neurologischen Untersuchung sowie den Ausschluss anderer Ursachen für eine Demenz (Berg & Morris, 1994).

Tabelle 2: NINCDS-ADRDA-Kriterien zur klinischen Diagnose einer AD (modifiziert nach McKhann et al., 1984; zitiert nach Mielke & Kessler, 1997).

A	Die Kriterien für die wahrscheinliche AD schließen folgendes ein: • Klinisch diagnostiziertes demenzielles Syndrom, das sich durch Demenzscreeningverfahren objektivieren und durch neuropsychologische Tests bestätigen lässt. • Defizit in mindestens zwei kognitiven Funktionen. • Progressive Verschlechterung des Gedächtnisses und anderer kognitiver Funktionen. • Keine Bewusstseinsstörung. • Beginn zwischen dem 40. und 90., üblicherweise nach dem 65. Lebensjahr. • Fehlende allgemeine oder zerebrale Erkrankung, die direkt oder indirekt für die progressive Verschlechterung des Gedächtnisses und kognitiver Funktionen verantwortlich sein kann.
B	Die Diagnose der wahrscheinlichen AD basiert auf folgenden Kriterien: • Progressive Verschlechterung spezieller Funktionen im Sinne einer Aphasie, Apraxie oder Agnosie. • Beeinträchtigung der Alltagsaktivitäten und des Verhaltens. • Ähnliche Erkrankungen in der Familie, besonders wenn die Diagnose neuropathologisch bestätigt wurde. • Folgende Ergebnisse der Zusatzdiagnostik: normaler Liquor, normales EEG oder allenfalls unspezifische Veränderungen, im CT oder MR progressive Hirnatrophie.
C	Weitere Symptome, die mit einer Diagnose der wahrscheinlichen AD vereinbar sind, nachdem Ursachen für andere Demenzen ausgeschlossen werden konnten: • Stillstand in der Progression der Demenz. • Begleitsymptome wie Depression, Schlafstörungen, Inkontinenz, Halluzinationen, verbale, emotionale, physische und sexuelle Entgleisungen, Gewichtsverlust. • Neurologische Auffälligkeiten, besonders in fortgeschrittenen Stadien der Demenz, wie z. B. erhöhter Muskeltonus, Myoklonien und Gangstörungen. • Epileptische Anfälle in fortgeschrittenen Stadien der Demenz. • Altersgemäßer CT-Befund.
D	Symptome, die gegen die Diagnose einer wahrscheinlichen AD sprechen: • Plötzlicher Beginn. • Neurologische Herdhinweise, wie z. B. Parese, Sensibilitätsstörungen, Gesichtsfeldeffekte und Koordinationsstörungen in frühen Stadien der Demenz. • Epileptische Anfälle oder Gangstörungen in frühen Stadien der Demenz.
E	Die Diagnose der möglichen AD basiert auf folgenden Kriterien: • Demenzielles Syndrom bei Fehlen anderer neurologischer, psychiatrischer und systemischer Erkrankungen, die einen hinreichenden Grund für eine Demenz darstellen, sowie bei atypischem Auftreten und Verlauf. • Vorliegen einer systemischen oder zerebralen Erkrankung, die eine Demenz auslösen kann, im akuten Fall aber nicht der Grund für die Demenz ist.
F	Die Kriterien für die bestätigte AD lauten: • Klinische Kriterien für die wahrscheinliche AD. • Histopathologische Bestätigung der Diagnose.
G	Klassifikation der AD für Forschungsvorhaben in folgenden Subtypen: • Familiäres Auftreten. • Beginn vor dem 65. Lebensjahr. • Vorliegen einer Trisomie 21. • Auftreten von bestimmten Begleiterkrankungen, wie z. B. Morbus Parkinson.

Der Einsatz bildgebender Verfahren ist zur Diagnose einer AD insofern notwendig, als dass andere Hirnerkrankungen, die sich mittels bildgebender Verfahren demonstrieren lassen, als Ursache für die kognitiven Symptome ausgeschlossen werden müssen. Des Weiteren spielt der Einsatz bildgebender Verfahren vor allem bei der differenzialdiagnostischen Abgrenzung der AD von anderen Demenzen eine wichtige Rolle. Die strukturell bildgebenden Verfahren (Computertomographie [CT] und Magnetresonanztomographie [MRT]) sind zur Früherkennung einer AD noch wenig geeignet, da sich bei der AD morphologische Hirnänderungen, die mittels dieser Verfahren objektivierbar wären, erst im Verlauf der Erkrankung entwickeln und zunächst nur bedingt mit der Symptomatik kovariieren. Allerdings sind sie zur Diagnose einer vaskulären Demenz (VD) und damit auch zur Abgrenzung einer AD von einer VD sehr nützlich und werden deswegen mittlerweile obligat eingesetzt. Dadurch können entsprechende vaskulär bedingte Schädigungen des Gehirns nachgewiesen bzw. ausgeschlossen werden (Herholz, 1997).

Funktionell bildgebende Verfahren (wie zum Beispiel die Positronenemissionstomographie [PET]) tragen im Bereich der Erforschung der AD sowie anderer Demenzen maßgeblich zum Verständnis der Störungen der Aktivität des erkrankten Hirns von Demenzpatienten bei. Mielke, Herholz, Grond, Kessler und Heiss (1994) beispielsweise konnten nachweisen, dass Änderungen des zerebralen Glukosestoffwechsels mit der Ausprägung der Demenzsymptome kovariieren. Obwohl sich die PET-Untersuchung gut zur Diagnose und auch zur Differenzialdiagnose der AD eignet (Herholz, 1995, 2003; Herholz et al., 2002), wird sie bislang aus Kostengründen nicht routinemäßig eingesetzt.

Der Ausschluss von entzündlichen oder infektiösen Ursachen für kognitivmnestische Defizite kann mittels der Labor- und Liquoruntersuchung erfolgen (vgl. Abb. 2). Jüngere Arbeiten können biologische Marker (etwa Tau und Beta-Amyloid) im Liquor von Demenzpatienten verschiedener Ätiologie nachweisen. Die sichere Diagnose einer AD ist damit allerdings noch nicht möglich. Vielmehr können auch solche biologischen Marker in vivo die Abgrenzung einer AD von einer VD (durch deren Ausschluss) ermöglichen (Mielke et al., 2000).

Abbildung 2 stellt das Prozedere der Diagnose einer AD nach Chui und Zhang (1997) dar. Sowohl die Erfassung klinisch relevanter kognitiver Symptome als auch eine Reihe körperlicher Untersuchungen (zum Beispiel Blut- und Serumanalysen) sollten Berücksichtigung finden, um andere Ursachen für den kognitiven Abbau auszuschließen. Dabei ist ebenso der Einsatz strukturell (und teilweise bereits funktionell) bildgebender Verfahren gewinnbringend.

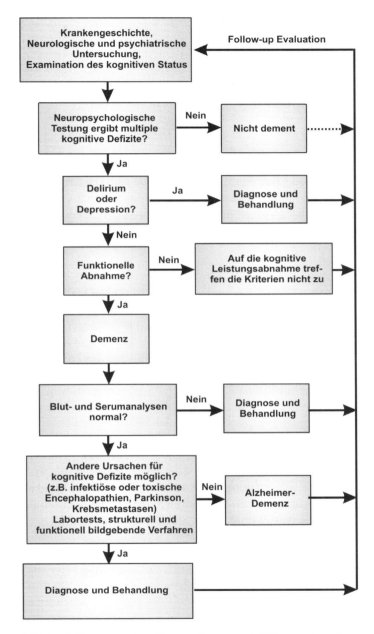

Abbildung 2: Verlaufsdiagramm einer Untersuchung zur Abklärung einer Demenzdiagnose bzw. zur differenzialdiagnostischen Abgrenzung einer AD von anderen Erkrankungen, die mit deutlichen kognitiven Einbußen einhergehen können (modifiziert nach Fig. 1 von Chui & Zhang, 1997).

2.2 Diagnose einer vaskulären Demenz

Für die Diagnose einer VD wurden – ähnlich zur AD – neben den Kriterien im DSM IV und ICD 10 von dem National Institute for Neurological Disorders and Stroke-Association Internationale pour la Recherche et l'Enseignement en Neurosciences (NINDS-AIREN; Roman et al., 1993) differenzierte Kriterien entwickelt (wenngleich diese kritisch diskutiert werden, vgl. Kommentare in der Zeitschrift Neurology, Vol. 43, Issues 2 und 10, Volume 45, Issue 7).

Analog zu den bereits beschriebenen NINCDS-ADRDA-Kriterien zur Diagnose einer Alzheimerschen Erkrankung sehen auch die NINDS-AIREN-Kriterien eine Unterteilung in Diagnosen in eine mögliche, wahrscheinliche und bestätigte VD vor. Zur Diagnose einer VD müssen die allgemeinen Demenzkriterien nach DSM IV (vgl. oben und Abb. 1) erfüllt sein und es muss ein ischämischer Prozess nachgewiesen sein. Dies geschieht in der Regel durch neurologische Untersuchungen sowie den Einsatz bildgebender Verfahren.

Eine Abgrenzung vaskulärer Demenzformen von den primär neurodegenerativen Erkrankungen erfolgte lange mittels des modifizierten Hachinski-Scores nach Rosen, Terry, Fuld, Katzman und Peck (1980). Hierbei werden die Ergebnisse der neurologischen Untersuchung und die der Anamnese kombiniert. Wichtige Daten hierbei sind zum Beispiel ein plötzlicher Beginn der Symptome, ein fluktuierender Verlauf sowie Schlaganfälle in der Vorgeschichte des Patienten, die zusammen genommen auf das Vorliegen einer VD schließen lassen. Allerdings hat sich gezeigt, dass der Hachinski-Score nicht sehr sensitiv ist, weswegen heutzutage die Diagnose einer VD durch den Einsatz bildgebender Verfahren abgesichert wird.

Von einer VD abzugrenzen sind, wenngleich dies im Einzelfall teilweise schwer möglich ist, vaskulär bedingte kognitive Einbußen (zum Beispiel verursacht durch gering ausgeprägte Infarkte). Diese sind zwar einfach betrachtet deutlich leichter ausgeprägt als die Symptome, die die Diagnose einer VD begründen würden, da aber die neuropsychologischen Symptome bei Patienten mit VD einer teilweise starken Fluktuation unterliegen (vgl. unten), ist eine Diagnose alleinig aufgrund der klinischen Symptomatik durch eine einzelne Diagnostik häufig nicht zu gewährleisten. Wiederholungsuntersuchungen (zum Beispiel kurze kognitive Screenings im Abstand von ca. drei Monaten) können vorgenommen werden, um eine mögliche Diagnose «vaskulär bedingte kognitive Störung» bzw. «vaskuläre Demenz» abzusichern (eine genauere Definition der genannten Termini ist zu finden bei Rockwood, 2002).

Wie bereits eingangs erwähnt, zählen verschiedene demenzielle Erscheinungen zur Gruppe der vaskulär bedingten Demenzen (Überblick in McPherson & Cummings, 1996). Dies sind beispielsweise so genannte Multiinfarktdemenzen, Demenzen nach strategischem Infarkt und Demenzen bei so genannten Small-Vessel-Erkrankungen (bei denen die Blutversorgung des Gehirns durch Änderungen der kleinen Gefäße gemindert ist). Zur letztgenannten Gruppe zählen zum Beispiel auch Morbus Binswanger, bei dem vorrangig subkortikale Regionen (zum Beispiel die periventrikuläre Substanz) betroffen sind.

2.3 Diagnosekriterien für die Demenz mit Lewy-Körperchen

Diagnosekriterien für die Demenz mit Lewy-Körperchen (*Lewy Body Dementia*, LBD) sind weniger etabliert, werden jedoch in jüngeren Jahren zunehmend diskutiert. Beispielsweise wurden von McKeith et al. (1996) differenzierte Kriterien vorgestellt. Diese beinhalten als Kernmerkmal einer LBD das Vorliegen eines progressiven kognitiven Abbaus, der mit den Alltagsaktivitäten der Patienten interferiert. Anders als zur Diagnose zum Beispiel einer AD müssen bei der LBD zu Beginn nicht zwingend Gedächtnisdefizite im Vordergrund stehen; wenngleich sich diese per Definition im Verlauf entwickeln. Als prominente Symptome werden in den Kriterien von McKeith et al. (1996) Aufmerksamkeitsstörungen und Defizite in anderen so genannten «frontostriatalen» Funktionen (mit denen im Wesentlichen Handlungsplanung und -überwachung gemeint sind bzw. etwas allgemeiner exekutive Funktionen) sowie visuokonstruktive Störungen genannt.

Zusätzlich beinhalten die Kriterien zur Diagnose einer wahrscheinlichen LBD nach McKeith et al. (1996) das Vorliegen von zwei Merkmalen aus den Bereichen (A) Fluktuation der kognitiven Symptome, insbesondere in Aufmerksamkeitsfunktionen oder (B) wiederholte visuelle Halluzinationen oder (C) motorische Dysfunktionen. Für die Diagnose einer möglichen LBD genügt das Vorliegen eines der drei genannten Merkmale. Hinzu kommen weitere die Diagnose unterstützende Merkmale (zum Beispiel Halluzinationen in anderen Modalitäten) bzw. Ausschlusskriterien (zum Beispiel Schlaganfälle in der Vorgeschichte).

2.4 Die Diagnose einer Demenz bei frontotemporaler Lappendegeneration

Zur Diagnose einer Demenz bei frontotemporaler Lappendegeneration wurden im Rahmen einer internationalen Konsensuskonferenz (Neary et al., 1998) Kriterien entwickelt, die jedoch nach wie vor umstritten sind. Diese Kriterien sehen eine Einteilung in drei Prototypen vor: die Frontotemporale Demenz (FTD), die progressive nicht flüssige Aphasie (PA) und die semantische Demenz (SD), von denen die FTD die häufigste Unterform darstellt. Das neuropsychologische Profil der einzelnen Demenzformen der Gruppe der Demenz bei frontotemporaler Lappendegeneration wird in Abschnitt 4.4 vorgestellt.

Wie Tabelle 1 zu entnehmen ist, gibt es eine Reihe weiterer neurodegenerativer Erkrankungen, die mit einem demenziellen Syndrom einhergehen können. Hierzu zählen zum Beispiel die Demenz beim Morbus Parkinson oder bei Chorea Huntington. Auch eine Reihe anderer Erkrankungen, die zu Änderungen des Zentralnervensystems führen, haben nicht selten eine Demenz zur Folge (Gruppe der sekundären Demenzen), beispielsweise Intoxikationen oder Infektionen. Aus Platzgründen wird hier jedoch primär auf die bekanntesten primären sowie vaskulär bedingten Demenzen eingegangen.

Nicht selten wird eine Gruppierung verschiedener Demenzen in «subkortikale» versus «kortikale» Demenzen vorgenommen. Subkortikale Demenzen (der Begriff wurde erstmalig von von Stockert, 1932, verwendet) sind nach Darvesh und Freedman (1996) funktionell gekennzeichnet durch Beeinträchtigungen instrumenteller Funktionen sowie grundlegender Hirnleistungen wie Informationsverarbeitungsgeschwindigkeit und Aufmerksamkeit. Ebenso gehen sie mit einem geänderten Antrieb und Stimmungsänderungen einher. Als vorrangige Schädigungsorte bei subkortikalen Demenzen werden insbesondere Teile der Basalganglien, des Hirnstammes und des Kleinhirns vermutet, die sich jedoch auch auf die Funktionsweise kortikaler Systeme (zum Beispiel frontostriatale Schaltkreise) auswirken können. Im Gegensatz hierzu sind kortikale Demenzen gekennzeichnet durch Defizite in «höheren» Funktionen, wie Gedächtnis, Sprache, Wahrnehmung, Praxie und Rechnen.

Eine Einteilung der Demenzen in subkortikale bzw. kortikale Demenzen ist nicht unumstritten. In der Tat können bei Patienten mit typischer subkortikaler Demenz (zum Beispiel Morbus Parkinson) auch kortikale Funktionen beeinträchtigt sein. Umgekehrt sind häufig bei Patienten mit kortikaler Demenz (zum Beispiel AD) subkortikale Regionen mitgeschädigt und entsprechende Symptome sind nicht selten. Aus diesem Grund erscheint eine klare Zuordnung der Demenzen in die beiden genannten Gruppen wenig sinnvoll, um differenzierte Aussagen über typische neuropsychologische Profile einzelner Erkrankungen zu machen.

3. Demenzdiagnostik

3.1 Screeningverfahren

Screeningverfahren können allgemeine kognitiv-mnestische Defizite zeitökonomisch erfassen. Differenzierte Aussagen zu einzelnen Funktionsbereichen sind jedoch in der Regel nicht möglich (eine kritische Auseinandersetzung mit Screeningverfahren ist zum Beispiel zu finden in Gifford & Cummings, 1999). Ein Screeningverfahren umfasst im Allgemeinen eine ganze Reihe unterschiedlicher Aufgaben, mit deren Hilfe verschiedene Teilleistungen schnell und effizient untersucht werden können. Bei den meisten Verfahren dieser Art werden solche Aufgaben verwendet, die sich zuvor in größer angelegten Studien mit umfassenderen Testbatterien als besonders sensitiv herausgestellt haben, d. h. solche, die besonders gut zwischen Patienten und Hirngesunden unterscheiden können (Sensitivität = richtiges Erkennen von Patienten; Spezifität = richtiges Erkennen von Gesunden).

National wie international steht eine Reihe neuropsychologischer Screeningverfahren zur Verfügung (zum Beispiel der Test zur Früherkennung von Demenzen mit Depressionsabgrenzung [TFDD] von Ihl & Grass-Kapanke, 2000; oder der Seven-Minutes Test von Solomon et al., 1998), auf die hier nicht ausführlich eingegangen werden kann. Exemplarisch werden wir zwei Screeningverfahren näher beschreiben, um das grundsätzliche Vorgehen bei der Demenzdiagnose mittels Screeningverfahren darzulegen.

Ein in der Demenzdiagnostik bewährtes und international bekanntes Verfahren ist der *Mini-Mental-Status-Test (MMST)* von Folstein, Folstein und McHugh, (1975) (deutsche Bearbeitung von Kessler, Markowitsch & Denzler, 1990). Bei diesem Screening werden folgende Funktionen erfasst: Orientierung zu Zeit, Raum und Person (insgesamt zehn Fragen), Nachsprechen/Kurzzeitgedächtnis, Kopfrechnen/Arbeitsgedächtnis, Merkfähigkeit, Benennen, Handlungsanweisungen befolgen, Praxie, Lesen, Schreiben und Visuokonstruktion. Die Durchführung dauert ca. zehn bis fünfzehn Minuten und die Auswertung ist schnell und sicher durchzuführen. Insgesamt können 30 Punkte erzielt werden. Erreicht ein Patient 24 und weniger Punkte (bei Personen mit hohem intellektuellen Ausgangsniveaus 26 Punkte), gibt es Grund für einen Demenzverdacht und eine ausführliche Testung zur Bestimmung spezifischer Teilleistungsstörungen sollte folgen.

Ein neueres Screeningverfahren zur Bestimmung des Vorliegens einer Demenz bzw. einer kognitiven Beeinträchtigung ist der *DemTect* (Kessler, Calabrese, Kalbe & Berger, 2000), der mittlerweile auch international bekannt ist (Kalbe et al., 2004) und sich zudem auch zur Diagnose einer leichten kognitiven Störung eignet. Der DemTect besteht aus insgesamt fünf Subtests, die zusammengenommen die Domänen kurz- und mittelfristiges verbales Gedächtnis, Sprache und Zahlenverarbeitung, verbale Flüssigkeit und Arbeitsgedächtnis überprüfen (Bearbeitungszeit ca. acht bis zehn Minuten). Anders als beim MMST werden beim DemTect die Rohwerte entsprechend einer Umrechnungstabelle alterskorrigiert. Mit diesem Vorgehen wird der Tatsache Rechnung getragen, dass auch bei hirngesunden älteren Personen leicht geringere Leistungen (zum Beispiel im Arbeitsgedächtnis) zu verzeichnen sind als bei jüngeren Personen. Zudem gehen die Werte der einzelnen Subtests gewichtet in einer Gesamtscore ein. Dadurch wird eine höhere Sensitivität erreicht, da Subtests (zum Beispiel mittelfristiges Gedächtnis), die besonders gut zwischen Gesunden und Patienten mit Demenz differenzieren, einen höheren Anteil am Gesamttestwert haben. Die transformierten Werte können zusammengenommen einen Wert von 0 bis 18 annehmen. Bei Werten zwischen 9 und 12 kann eine leichte kognitive Beeinträchtigung angenommen werden und es wird eine Wiederholungstestung nach einem halben Jahr empfohlen. Werte kleiner als neun können als Anzeichen einer demenziellen Erkrankung interpretiert werden und eine ausführliche neuropsychologische Untersuchung zur Abklärung spezifischer Defizite ist empfehlenswert.

Allen genannten Screeningverfahren ist gemein, dass sie zur Bestimmung des Vorliegens einer Demenz bzw. kognitiver Defizite geeignet sind. Das bedeutet, mit diesen Instrumenten kann zeitökonomisch festgestellt werden, ob ein Demenzverdacht begründet ist. Ebenso eignen sie sich zur Quantifizierung der Einbußen im Verlauf der Erkrankung. Spezifische Funktionseinbußen, die gerade in einem frühen Krankheitsstadium die Symptomatik darstellen können, werden nicht systematisch überprüft. Ebenso erlauben Screeningverfahren nicht die Erstellung eines detaillierten neuropsychologischen Profils. Dies ist nur im Rahmen einer elaborierten neuropsychologischen Untersuchung möglich (vgl. **Abb. 3**).

Als zusätzliche Informationsquelle werden in der Regel so genannte *Ratingskalen* hinzugezogen. Mit deren Hilfe können Vorliegen und Ausprägung klinisch relevanter Symptome eingeschätzt werden. Dies geschieht jedoch nicht durch eine operationalisierte Untersuchung, sondern anhand qualitativer Merkmale, die sich aufgrund eines Gespräches mit dem Patient und seinen Angehörigen einschätzen lassen. Ein Beispiel eines solchen Verfahrens ist die international anerkannte *Clinical Dementia Rating Scale (CDR)* (Hughes, Berg, Danziger, Coben & Martin, 1982). Die CDR ist eine Fremdbeurteilungsskala und erfragt die Bereiche Gedächtnis, Orientierung, Urteilsvermögen, Problemlösefertigkeit, Interesse an öffentlichen Ereignissen, Heim und Hobbys sowie Körperpflege und Selbstversorgung. Die Einschätzung der Demenzschwere (in einer modifizierten Version) reicht von 0 (keine Demenz), 0,5 (fragliche Demenz) bis zu 3 (schwere) bzw. 4 (schwerste Demenz) und 5 (Endstadium).

Ein ähnliches Instrument ist die *Global Deterioration Scale (GDS)* (Reisberg, Ferris, de Leon & Crook, 1982). Hierbei wird das kognitive Leistungsvermögen des Patienten von Angehörigen oder dem Pflegepersonal auf einer 7-stufigen Skala eingeschätzt. Stufen 1 und 2 bedeuten keine bzw. fragliche Einbußen, Stufe 3 entspricht einer leichten Demenzausprägung, Stufen 4–5 zeigen eine mittlere und Stufen 6–7 eine schwere bzw. schwerste Demenz an.

Sicherlich erscheinen solche Ratingskalen auf den ersten Blick weniger messgenau als Test- oder Screeningverfahren. Ein erfahrener Diagnostiker kann jedoch in der Regel vorhandene Symptome anhand der Beschreibung von Angehörigen sowie aufgrund der Verhaltensbeobachtung eines Patienten recht genau einschätzen. Die Einschätzung des kognitiven Status eines Patienten durch einen erfahrenen Diagnostiker mittels einer Ratingskala korreliert zudem hoch mit der Demenzausprägung gemessen mittels des MMST. Dennoch darf der Einsatzbereich von Ratingskalen nicht überschätzt werden: Sie dienen eher der Dokumentation und Quantifizierung des klinischen Eindrucks. Für eine genaue Bestimmung des kognitiven Leistungsniveaus sind sie ungeeignet.

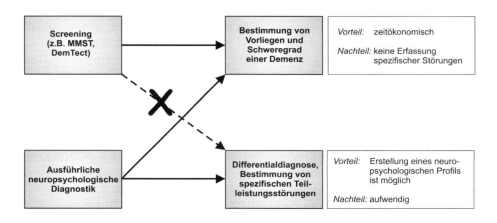

Abbildung 3: Möglichkeiten und Grenzen neuropsychologischer Screeningverfahren im Vergleich zu einer ausführlichen neuropsychologischen Untersuchung. Screeningverfahren sind geeignet, um zeitökonomisch kognitive Einbußen zu erkennen. Für eine Differenzialdiagnose sind sie nicht geeignet.

3.2 Ausführliche neuropsychologische Diagnostik

Ziel einer ausführlichen neuropsychologischen Diagnostik sollte die Erstellung eines möglichst genauen Funktionsprofils sein, das erhaltene und beeinträchtigte Teilleistungen abbildet (Überblick in Thöne-Otto & Markowitsch, 2004). Zuvor ist es hilfreich, möglichst präzise Informationen über den prämorbiden kognitiven Status zu ermitteln. Dies ist vorrangig durch eine Befragung der Angehörigen des Patienten möglich. Auch geben Informationen über soziodemographische Variablen, wie Schul- und Berufsausbildung, wichtige Anhaltspunkte für das intellektuelle Leistungsniveau des Patienten vor der Erkrankung.

Bei der neuropsychologischen Untersuchung ist es sinnvoll, zunächst so genannte Basisfunktionen (zum Beispiel vor allem sprachliche Leistungen und grundlegende sensomotorische Funktionen) zu erfassen. Anschließend können hypothesengeleitet einzelne Funktionsbereiche mittels standardisierter und normierter Verfahren untersucht werden. Bei Demenzpatienten stellen verschiedene Gedächtnisfunktionen den Schwerpunkt dar. Hierbei muss während einer neuropsychologischen Untersuchung entsprechend der Ergebnisse in vorherigen Tests eine Anpassung des Schwierigkeitsgrades der Tests vorgenommen werden, um zum einen bei leistungsschwachen Patienten eine Überforderung und entsprechende Frustration des Patienten zu vermeiden. Bei wenig beeinträchtigten Patienten müssen hingegen anspruchsvollere Verfahren gewählt werden, um möglichst sensitiv einzelne Teilleistungsschwächen aufzudecken. Je nach Fragestellung, Symptomschilderung des Patienten und Vorbefunden können während der Testung Hypothesen über mögliche Teilleistungsschwächen generiert und entsprechende Funktionen mittels spezieller (auch experimenteller) Verfahren eruiert werden.

In **Abbildung 4** ist das Prozedere einer neuropsychologischen Diagnostik zur Erfassung kognitiver Störungen dargestellt. Zunächst beginnt man in der Regel mit einem kognitiven Screening, um ein allgemeines Maß des kognitiven Niveaus zu erhalten. Davon ausgehend können sodann hypothesengeleitet (zum Beispiel Verdacht auf leichte kognitive Störungen oder Demenz) gezielt weitere Testverfahren eingesetzt werden, um zum Beispiel subjektive Gedächtnisdefizite bei ansonsten nur leichter kognitiver Beeinträchtigung (keine Demenz) zu quantifizieren. Bei einem Demenzverdacht sollten weitere neuropsychologische Verfahren zum Einsatz kommen, um ein neuropsychologisches Profil zu erhalten, das wertvolle differenzialdiagnostisch relevante Informationen liefern kann.

Spezielle Demenztestbatterien erlauben die Überprüfung der für eine Demenzdiagnose relevanten Domänen. Beispiele für solche Batterien sind der *Demenz-Test* (Kessler, Denzler & Markowitsch, 1999) oder die *Alzheimer's Disease Assessment Scale (ADAS)* (Rosen, Mohs & Davis, 1984) sowie die Testbatterie *CERAD* (*The Consortium to Establish a Registry for Alzheimer's Disease*) von Monsch und Thalmann (1997), die hier aus Platzgründen nicht einzeln vorgestellt werden kön-

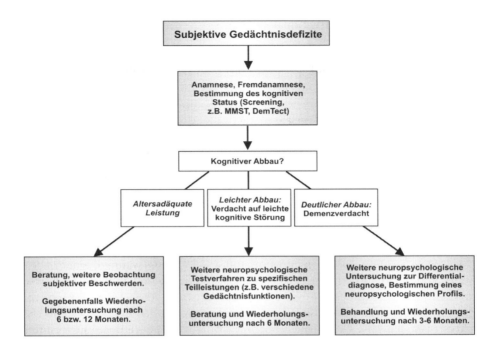

Abbildung 4: Ablauf einer neuropsychologischen Untersuchung zur Abklärung einer Demenz. Werden vom Patienten gegenüber dem Hausarzt bzw. dem Neurologen subjektiv empfundene Gedächtnisschwierigkeiten berichtet, besteht zunächst die Möglichkeit, mittels eines Screeningverfahrens den allgemeinen kognitiven Status zu erfassen. Ebenso sollten in einem Gespräch mit dem Betroffenen und seinen Angehörigen mögliche Risikofaktoren bzw. mögliche andere neurologische oder psychiatrische Grunderkrankungen, die für kognitive Beeinträchtigungen verantwortlich sein könnten, eruiert werden. Zeigen sich in einem Screeningverfahren Anzeichen für einen kognitiven Abbau, sollten weitere ausführliche Untersuchungen folgen.

nen (für Beschreibungen einzelner Verfahren siehe zum Beispiel Mielke & Kessler, 1997). Wenngleich Demenztestbatterien ausführlicher und genauer bestimmte demenztypische Symptome erfassen können, sind sie vor allem für Patienten mit sehr leichten Symptomen oder solchen, die ganz bestimmte Teilleistungsstörungen aufweisen, wenig sensitiv. In solchen Fällen ist es ratsam, standardisierte neuropsychologische Verfahren zu ganz speziellen Funktionen auszuwählen und so eine auf die vom Patienten oder den Angehörigen berichteten Defiziten individuell ausgerichtete Testbatterie zusammenzustellen.

Zahlreiche neuropsychologische Verfahren zur Erfassung spezifischer Teilleistungsstörungen stehen auch im deutschsprachigen Raum zur Verfügung. Hierbei handelt es sich entweder um für die deutsche Population entwickelte und erprobte Tests oder um international anerkannte übersetzte und für den deutschsprachigen Raum normierte Instrumente. Eine Gesamtübersicht ist hier aus Platzgründen nicht möglich, weswegen hier nur auf ausgewählte Beispiele eingegangen wird. Eine ausführliche Darstellung einzelner Verfahren ist in Lezak (1995) bzw. Spreen und Strauss (1998) zu finden. Im deutschen Sprachraum gängige und erhältliche Verfahren zur Gedächtnisdiagnostik werden von Thöne-Otto und Markowitsch (2004) beschrieben.

Exemplarisch sei hier für den Bereich der Gedächtnisdiagnostik die *Wechsler-Memory-Scale* in ihrer revidierten Version *(WMS-R)* (deutsche Version von Härting et al., 2000) skizziert. Mittels der WMS-R können sowohl klinisch relevante Gedächtnisstörungen (auch bereits im leicht ausgeprägten Stadium) erkannt als auch differenzierte Aussagen zu einzelnen Gedächtnismodalitäten (verbal vs. visuell) und -dimensionen (zum Beispiel kurz- und mittelfristiges Behalten) getroffen werden. Die Leistungsrohwerte werden transformiert, so dass sie Indizes ergeben, die wie IQ-Werte (Mittelwert = 100, Standardabweichung = 15) interpretiert werden (zum Beispiel zeigt ein WMS-R Index der Domäne «verzögerte Wiedergabe» von 90 eine durchschnittliche Gedächtnisleistung an, während ein Indexwert von 80 unterdurchschnittliche und ein Wert von 120 überdurchschnittliche Leistungen anzeigen würde). Es können fünf Indizes aus den insgesamt neun Untertests (die teilweise zum Schluss nochmals durchgeführt werden, um zum Beispiel die mittelfristige Behaltensleistung zu überprüfen) errechnet werden: Verbales Gedächtnis, Visuelles Gedächtnis, Allgemeines Gedächtnis (= Summe aus Verbalem und Visuellem Gedächtnis), Aufmerksamkeit/Konzentration und Verzögerte Wiedergabe.

Die WMS-R ist eine weit verbreitete Gedächtnistestbatterie, von der auch für einzelne Untertests eine Auswertung in Prozenträngen möglich ist, so dass man auch über die spezifischen Leistungen in Bezug auf die Leistungen der Normierungsstichprobe interpretierbare Werte erhalten kann. So ist die WMS-R insgesamt gut geeignet zur objektiven Erfassung und Quantifizierung von Gedächtnisstörungen, wenngleich einzelne Untertests bzw. deren konzeptioneller Hintergrund durchaus auch kritisch betrachtet werden können (so gibt es Grund zur Annahme, dass die Leistungen in einzelnen Untertests wie beispielsweise dem Subtest «Logisches Gedächtnis» stark mit Aufmerksamkeitsleistungen konfundiert sind). Eine ausführliche Beschreibung der einzelnen Subtests und deren theoretischen Hintergründe findet sich in Thöne-Otto und Markowitsch (2004).

Als eine weitere Testbatterie, die im Gegensatz zur WMS-R jedoch neben Gedächtnisleistungen auch andere kognitive Funktionen erfasst und zudem auch für Personen mit sehr hohem Lebensalter normiert ist, ist das *Nürnberger Altersinventar (NAI)* (Oswald & Fleischmann, 1997). Das NAI besteht aus verschiedenen Untertests und Fragebögen zur Selbst- und Fremdeinschätzung. Auch liegen zu den verschiedenen Bereichen Parallelversionen vor, die Wiederholungstestungen vereinfachen. Aus diesen Gründen ist gerade für die Untersuchung älterer Personen,

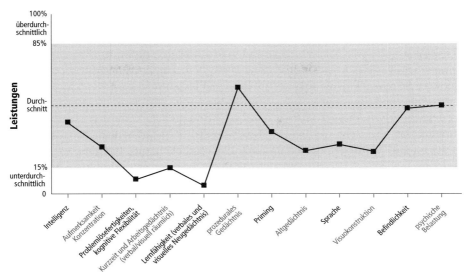

Abbildung 5: Beispiel eines neuropsychologischen Profils eines Patienten mit AD im Anfangsstadium (MMST = 24, was einer leichten Demenzausprägung entspricht). Der durchschnittliche Leistungsbereich liegt zwischen Prozentrang 16 und Prozentrang 84. Testergebnisse eines Patienten, die oberhalb von Prozentrang 84 liegen, sind im Vergleich zur Normpopulation als überdurchschnittlich zu werten. Ergebnisse, die einen Prozentrang von 15 oder weniger ergeben, zeigen beeinträchtigte Leistungen auf. Im Beispiel ist zu erkennen, dass der Patient bei durchschnittlicher Intelligenz deutliche Gedächtnisminderungen im Bereich verbales und figurales Neugedächtnis hat. Ebenso zeigen sich exekutive Dysfunktionen im Bereich der Problemlösefertigkeit und der kognitiven Flexibilität sowie Kurzzeit- und Arbeitsgedächtnisminderungen. Andere kognitive Domänen sowie seine Befindlichkeit und psychische Belastung zeigen sich im Vergleich zu altersvergleichbaren Kontrollprobanden als normgerecht.

bei denen ein Verdacht auf kognitive und das Gedächtnis betreffende Leistungsminderungen vorliegt bzw. eine demenzielle Erkrankung möglich erscheint, das NAI eine wertvolle Ergänzung.

Neben kognitiven und mnestischen Funktionen sollten immer auch die Befindlichkeit und diverse Persönlichkeitseigenschaften berücksichtigt werden und zwar aus mindestens zwei wichtigen Gründen: Erstens können sie differenzialdiagnostisch genutzt werden, da verschiedene Erkrankungen (zum Beispiel auch einzelne Demenzformen) schon während eines frühen Erkrankungsstadiums mit deutlicheren Persönlichkeitsänderungen und emotionalen Störungen einhergehen können als andere. Zweitens beeinflussen affektive Änderungen (auch zeitlich begrenzte) möglicherweise die Testleistungen (etwa im Bereich der Aufmerksamkeit und Informationsverarbeitung). In **Abbildung 5** ist exemplarisch ein neuropsychologisches Funktionsprofil eines Patienten mit der wahrscheinlichen Alzheimerschen Erkrankung abgebildet. Beispiele für einzelne bekannte Testverfahren werden in den nachfolgenden Abschnitten kurz erläutert.

Hinzu kommen – vor allem zur Beantwortung von Forschungsfragen – auch experimentelle Verfahren. Hierbei werden zu spezifischen Teilleistungen eigene Tests entwickelt und zunächst an hirngesunden Probanden erprobt, um später die Leistungen von Patienten in diesen Verfahren mit denen einer Kontrollgruppe vergleichen zu können. Einschränkend muss hier jedoch angemerkt werden, dass eine differenzierte Auswertung – etwa die Bestimmung von Prozenträngen oder die Verwendung von cut-off Werten – bei experimentellen Verfahren zumeist nicht möglich ist. Vielmehr werden die durchschnittlichen Leistungen von Patientengruppen und Kontrollpersonen miteinander verglichen, um allgemeine, d. h. nicht auf einzelne Patienten bezogene Defizite in bestimmten Funktionen zu ermitteln. Allerdings können neue experimentelle Verfahren auch im Einzelfall wesentliche Hinweise auf spezifische Beeinträchtigungen eines Patienten geben, so dass sie eine Bereicherung der standardisierten Testbatterie darstellen können.

Eine Zusammenstellung der gängigsten Screeningverfahren, Testbatterien, Funktionstests und Beurteilungsskalen zur Demenzdiagnose findet sich im Anhang.

Schließlich können teilweise auch ad hoc während der Testung eines Patienten «Minitests» entwickelt werden, beispielsweise, indem man den Patienten zu einzelnen Bereichen befragt (zum Beispiel zum aktuellen tagespolitischen Geschehen) oder bestimmte Objekte zeichnen lässt, bei denen der Patient Schwierigkeiten berichtet. Obwohl solche nicht standardisierten Tests, ebenso wie experimentelle Verfahren, auch im Einzelfall wertvolle Informationen liefern können, ist die Interpretation der Ergebnisse und eventueller Einbußen eines Patienten in einem solchen Test mit einer gewissen Vorsicht vorzunehmen. Dies schon aufgrund der Tatsache, dass Testleistungen grundsätzlich von vielen Faktoren (zum Beispiel Alter, Geschlecht, Bildung, Interessen) beeinflusst werden können, die nur mittels einer größeren Normierungsstichprobe eruiert und beschrieben werden können.

3.3 Bildgebung bei Demenzen

Unter dem Begriff «bildgebende Verfahren» fasst man Methoden zusammen, die es erlauben, die Struktur bzw. die Funktionsweise des Gehirns in vivo abzubilden. Dabei können grundsätzlich *strukturell bildgebende Verfahren*, wie die Computertomographie (CT) und die Magnetresonanztomographie (MRT), von *funktionell bildgebenden Verfahren*, wie die Positronenemissionstomographie (PET), die Single-Photonenemissionstomographie (SPECT) und die funktionelle MRT (fMRT), unterschieden werden.

Während mit den genannten strukturellen Verfahren der Aufbau des Gehirns (mit unterschiedlich guter räumlicher Auflösung durch verschiedene Techniken bei CT und MRT) dargestellt wird, erlauben es funktionell bildgebende Verfahren aufgrund verschiedener Parameter (zum Beispiel Glukoseverbrauch, zerebrale

Durchblutung, Transmitterbindung, Sauerstoffverbrauch) Rückschlüsse auf die Hirnaktivität zu ziehen (Überblick zum Beispiel in Herholz & Heindel, 1996).

Wie bereits oben beschrieben, ist der Einsatz *strukturell bildgebender Verfahren* (zum Beispiel CT, weniger häufig im klinischen Alltag auch MRT) zur Diagnose einer Demenz (obwohl entsprechend der klinischen Diagnosekriterien nicht notwendig, vgl. oben) obligat, um das Ausmaß atrophischer Hirnprozesse (d. h. Abbau von Hirnsubstanz) zu objektivieren. Zur Diagnose in frühen Krankheitsstadien und zur Differenzialdiagnose sind sie – mit einzelnen Ausnahmen – jedoch wenig geeignet. Da bestimmte Abbauprozesse erstens nicht grundsätzlich der klinischen Symptomatik vorausgehen, sondern sich häufig erst in späteren Stadien ausgeprägter zeigen und zweitens globale Hirnänderungen nicht ohne weiteres als demenzformspezifisch angesehen werden können, kommt diesen Verfahren die nicht minder wichtige Rolle des Ausschlusses anderer hirnorganischer Ursachen (zum Beispiel Tumore) für die kognitiven Symptome zu. Im Verlauf der Erkrankung zeigen sich jedoch selbst im wenig gut räumlich auflösenden CT deutliche Atrophien im Hirn von Demenzpatienten (Übersicht in Mielke & Kessler, 1997).

Demgegenüber haben *funktionell bildgebende Verfahren* – insbesondere die PET – den Vorteil, dass sich Stoffwechselpathologien, die bereits in einem frühen Krankheitsstadium auftreten können, demonstrieren lassen. Aus diesem Grund hat die funktionelle Hirnbildgebung in den letzten zehn bis zwanzig Jahren zumindest auf Forschungsebene zum Thema Demenzen deutlich an Bedeutung gewonnen. Mit PET können verschiedene Vorgänge im Hirn sichtbar gemacht werden.

Zu den im Rahmen demenzieller Erkrankungen wichtigsten Parametern zählt zweifelsfrei der allgemeine Glukosestoffwechsel (gemessen mittels ^{18}F-2-fluoro-2-deoxy-D-glucose [^{18}FDG-PET]), der zerebrale Blutfluss (gemessen mittels $H_2^{15}O$-PET) und – als sehr junge Methode – die Messung der Acetylcholinesteraseaktivität (mittels ^{11}C-N-methyl-4-piperidyl-acetate [MP4A]-PET). Hinzu kommen weitere spezifische PET-Tracer, die bei bestimmten demenziellen Formen an Relevanz gewinnen, etwa ^{18}F-fluorodopa (F-DOPA), das als Marker der Dopaminkonzentration fungiert und beispielsweise bei der Diagnostik des Morbus Parkinson und entsprechend auch bei der differenzialdiagnostischen Abgrenzung einer Demenz im Rahmen des Morbus Parkinson von anderen Demenzformen eingesetzt wird.

In einer Reihe von Arbeiten konnte mittels FDG-PET gezeigt werden, dass diese Methode – wenngleich sie recht kostspielig ist – einen besonderen Stellenwert in der Frühdiagnose der AD sowie zur Bestimmung spezifischer Stoffwechseländerungen bei anderen Demenzen einnimmt (vgl. **Tab. 3**).

Mittels der bereits erwähnten MP4A-PET-Methode konnte in aktuellen Arbeiten eine deutlich geminderte cholinerge Aktivität im Hirn von Patienten mit AD im Vergleich zu hirngesunden Probanden demonstriert werden (zum Beispiel Herholz et al., 2000). Cholinerge Aktivitätsreduktionen konnten für alle kortika-

Tabelle 3: Überblick über charakteristische Befunde zu Änderungen des Hirnglukosestoffwechsels bei verschiedenen Demenzen (modifiziert nach Tabelle 1 von Herholz, 2003).

Demenzform	Hirnregionen mit gemindertem Glukoseumsatz (geminderte Aufnahme von FDG)
Morbus Alzheimer	Temporoparietale Assoziationsgebiete Posteriorer Gyrus cinguli und Precuneus Frontolaterale Gebiete (teilweise)
Demenz mit Lewy Körperchen	Primärer visueller Kortex Temporoparietale Assoziationsgebiete Posteriorer Gyrus cinguli und Precuneus Präfrontaler Kortex
Frontotemporale Demenz	Frontallappen, vorrangig frontomedial Teilweise auch frontolateral und temporal
Demenz bei Morbus Parkinson	Temporoparietale Regionen Präfrontaler Kortex
Demenz bei Chorea Huntington	Basalganglien (Nucleus caudatus, Putamen) Im Verlauf auch Thalamus und zerebraler Kortex

len Regionen gezeigt werden, die sich besonders im Bereich des okzipitalen und temporalen Kortex finden lassen. Bei Patienten mit LBD könnten cholinerge Änderungen im Bereich des Okzipitallappens möglicherweise mit den zum klinischen Bild gehörenden visuellen Halluzinationen einhergehen (vgl. Herholz, 2003).

4. Neuropsychologische Defizite bei verschiedenen Demenzen

In den folgenden Abschnitten werden wir neuropsychologische Defizite bei Patienten mit unterschiedlichen demenziellen Erkrankungen vorstellen. Den Schwerpunkt bilden kognitive Einbußen bei Patienten mit AD. Dieser Schwerpunkt wurde gewählt, weil erstens die AD die am weitesten verbreitete und bekannteste Demenzform ist und schon aufgrund dessen eine Sonderrolle einnimmt. Zweitens werden anhand der Symptome der AD auch solche Beeinträchtigungen vorgestellt, die übergreifende Probleme über verschiedene Demenztypen darstellen (zum Beispiel was die gegenseitige Beeinflussung einzelner neuropsychologischer Domänen angeht).

Nach der Darstellung der Neuropsychologie der AD werden wir zudem die klinische Symptomatik der anderen bekannten Demenzformen vorstellen, wobei wir uns hier aus Platzgründen auf die VD, die LBD und die Demenz bei frontotemporaler Lappendegeneration beschränken. Den Abschluss dieses Abschnittes bildet der Vergleich der klinischen Symptomatik der genannten Demenzformen.

4.1 Alzheimersche Erkrankung

Im Verlauf der AD kommt es zu vielfältigen Änderungen des Hirns, die insbesondere den zerebralen Kortex und das limbische System, später aber weite Teile des Gehirns betreffen. Der allgemeine Abbauprozess von Hirnsubstanz beginnt meist in temporoparietalen Regionen (besonders im temporoparietalen Assoziationskortex) (Hock & Nitsch, 2000) und weitet sich in frontale Regionen aus. Die Anzahl von (vor allem großen) Neuronen reduziert sich um bis zu 30 Prozent, am deutlichsten in zerebralen Assozioationsgebieten, aber auch in Regionen des basalen Vorderhirns wie zum Beispiel dem cholinergen Nucleus basalis von Meynert und subkortikalen Strukturen wie zum Beispiel dem noradrenergen Locus coeruleus und den serotonergen Raphékernen.

Die dendritischen Verbindungen nehmen ab (bis zu 50 Prozent), wodurch die Informationsvermittlung deutlich gestört wird, bevor es zu im CT sichtbaren Hirnvolumenreduktionen kommt. Diese Veränderung stellt vermutlich die neuropathologische Grundlage der klinischen Symptomatik im frühen Krankheitsstadium dar (Terry et al., 1991). Innerhalb der Nervenzellen sind Anhäufungen von neurofibrillären Bündeln (Tangles [NFT]) zu finden. Sie werden als eine der charakteristischen Pathologien des Hirns von AD-Patienten bezeichnet und haben eine Destabilisierung des Zytoskeletts zur Folge.

Außerhalb von Nervenzellen bilden sich Ablagerungen (Amyloidplaques), deren Verteilung im Gehirn wahrscheinlich mit den neuropsychologischen Defiziten der AD-Patienten korreliert (Kanne, Balota, Storandt, McKeel & Morris, 1998).

Die klinische Symptomatik von AD-Patienten ist vor allem durch *Gedächtnisdefizite* gekennzeichnet (Mielke & Kessler, 1997) (vgl. oben genannte Diagnosekriterien). Sie sind zumeist auch die ersten klinisch relevanten Symptome (Bondi, Salmon & Butters, 1994). Dabei sind die Leistungen in nahezu allen Bereichen des Gedächtnisses betroffen, d. h. sowohl die Einspeicherung und Ablagerung von Informationen als auch deren Abruf (Morris, 1996) (ein Überblick über Gedächtniseinteilungen und neuroanatomische Korrelate findet sich zum Beispiel in Markowitsch, 2000, 2002, 2003).

Zu Beginn der Erkrankung ist besonders das *episodische Gedächtnis* betroffen (Bondi et al., 1994; Gron & Riepe, 2004; Welsh, Butters, Hughes, Mohs & Heyman, 1991, 1992). Dem «Ribotschen Gesetz» (Ribot, 1892) folgend ist der Abruf episodisch-autobiographischer Inhalte, die weit zurückliegen, weniger beeinträchtigt als das Erinnern jüngerer Ereignisse («first-in-last-out-Phänomen») (Beatty, Salmon, Butters, Heindel & Granholm, 1988; vgl. Ivanoiu, Cooper, Shanks & Venneri, 2004). Schwierigkeiten des Abrufs autobiographischer Gedächtnisinhalte bei Patienten mit AD werden auch in Verbindung mit einem geminderten autonoetischen Bewusstsein in Verbindungen gebracht, wofür sich auch auf Hirnebene Korrelate demonstrieren lassen (zum Beispiel Eustache et al., 2004; Piolino et al., 2003).

Defizite im *semantischen Gedächtnis* (Faktenwissen) bei Patienten mit AD werden ebenso vielfach berichtet (zum Beispiel Chertkow & Bub, 1990; Garrad, Patterson, Watson & Hodges, 1998; Hodges, Salmon & Butters, 1992; Parasuraman & Martin, 1994). Die Studie von Au, Chan und Chiu (2003a) demonstrierte beispielsweise auch, dass Patienten mit AD bei der Klassifikation von Objekten bzw. Bildern stärker als Kontrollprobanden auf perzeptuelle Eigenschaften achten als auf konzeptuell-semantische Aspekte, was die Autoren als Hinweis auf eine reduzierte semantische Organisation interpretieren. Einige Arbeiten (zum Beispiel Spaan, Raaijmakers & Jonker, 2003) gehen sogar davon aus, dass die Erfassung semantischer Defizite für die Abgrenzung von Symptomen im Rahmen einer demenziellen Erkrankung von gesunden altersbedingten Gedächtnisminderungen besser geeignet (sensitiver) sei als die Untersuchung episodischer Gedächtnisleistungen, bzw. zur Abgrenzung leichter und mittelschwerer Demenz (Au, Chan & Chiu, 2003b).

Auch das *autobiographisch-semantische Gedächtnis* (d. h. das Gedächtnis für persönliche Fakten, wie die Namen der Eltern oder seine eigene Herkunft) scheint bei Patienten mit AD reduziert zu sein. Dies ist vermutlich sowohl durch Defizite des semantischen Gedächtnisses als auch des episodischen Gedächtnisses bedingt, wie Kazui, Hashimoto, Hirono und Mori (2003) mittels multipler linearer Regression an einer großen Stichprobe von 62 Patienten mit AD demonstrieren konnten.

Einbußen im semantischen Gedächtnis sind – ebenso wie Defizite im episodischen Gedächtnis – zumeist mit anderen neuropsychologischen Defiziten konfundiert, beispielsweise mit *Störungen von Sprach- oder Aufmerksamkeitsfunktionen*. So werden Beeinträchtigungen von Patienten mit AD zum Beispiel bei Benennaufgaben häufig nicht als primär sprachliches Defizit (wie dies bei aphasischen Patienten der Fall ist) verstanden, sondern als Ausdruck eines Abbaus des semantischen (und teilweise perzeptuellen) Gedächtnisses (Done & Hajilou, 2005; Faust, Balota & Multhaup, 2004; Goldstein, Green, Presley & Green, 1992; Hodges, Salmon & Butters, 1991), wenngleich gerade diese Leistung auch von sprachlichen Verarbeitungskomponenten (die ebenfalls bei AD-Patienten beeinträchtigt sind) beeinflusst wird. Gleiches gilt für Leistungen in Wortflüssigkeitsaufgaben (Überblick in Henry, Crawford & Phillips, 2004), deren Bearbeitung nicht nur als Maß für sprachliche und semantische Verarbeitungsprozesse verstanden wird, sondern auch hinsichtlich exekutiver Leistungen interpretiert wird.

Das *Einspeichern von Kontextinformationen* scheint schon in sehr frühen Krankheitsstadien gestört zu sein (Rickert, Duke, Putzke, Marson & Graham, 1998), ebenso wie *Arbeitsgedächtnisleistungen* (zum Beispiel White & Murphy, 1998), die auch kommunikative Fähigkeiten der Patienten einschränken können (Bayles, 2003).

Prozedurales Lernen ist bei AD-Patienten zu Beginn der Erkrankung nicht wesentlich beeinträchtigt (Deweer et al., 1994; Hirono et al., 1997). Dadurch können auch den Alltag der Betroffenen erleichternde Fähigkeiten erlernt werden, wie dies beispielsweise die Beschreibung von Lekeu, Wojtasik, Van der Linden und Salmon (2002), die ihren Patienten beibrachten, ein Mobiltelefon zu benutzen, zeigt. Im Verlauf der Erkrankung entwickeln sich jedoch auch beim prozeduralen Lernen Schwierigkeiten (Starkstein, Sabe, Cuerva, Kuzis & Leiguarda, 1997).

Patienten mit AD produzieren zudem vermehrt *falsche Erinnerungen (false memories)*, die als eine Unterform episodischer Gedächtnisfunktionen angesehen werden. Falsche Erinnerungen beziehen sich auf Reize, die bei der Einspeicherung des zu lernenden Materials nicht dargeboten wurden, später jedoch fälschlicherweise als «gelernte» Information erinnert werden. Dieses Phänomen kommt durchaus auch bei Hirngesunden vor. Fragt man beispielsweise Personen direkt nach einem eben erlebten Ereignis nach bestimmten Details, kommt es nicht selten zu Verfälschungen und zu Erinnerungen an Situationsmerkmale, die gar nicht beobachtet wurden (dies ist auch teilweise bei Zeugenaussagen beobachtbar).

Die Tendenz, falsche Erinnerungen zu produzieren, wird neuropsychologisch häufig mittels so genannter Deese-Listen überprüft (Deese, 1959). Bei diesem Paradigma werden Probanden semantisch verknüpfte Wörter dargeboten (zum Beispiel Apfel, Birne, Pfirsich), um beim späteren Abruf eine Intrusion (Hinzufügen von Information) eines nicht dargebotenen, aber semantisch passenden Wortes (zum Beispiel Banane) zu induzieren. Bei solchen oder vergleichbaren Aufgaben sind bereits ältere hirngesunde Probanden im Vergleich zu jungen Personen beeinträchtigt, d. h. sie produzieren mehr falsche Erinnerungen bzw. Intrusionen (zum Beispiel Balota et al., 1999). Bei Patienten mit AD ist dieser Effekt prononziert (Sommers & Huff, 2003; Watson, Balota & Sergent-Marshall, 2001).

Als eine Art gesteigerte und pathologische Form falscher Erinnerungen können *Konfabulationen* betrachtet werden, die sich in provozierte (d. h. durch Fragen induzierte) und spontane (d. h. frei vom Patienten produzierte) Konfabulationen differenzieren lassen (Überblick in Schnider, 2001; Schnider, Ptak, von Daniken & Remonda, 2000). Bei Patienten mit AD sind Konfabulationen nicht unüblich, wenngleich sie nicht als Kardinalsymptom bezeichnet werden können. Zumeist ist die provozierte Form von Konfabulationen im Bereich des episodisch-autobiographischen Gedächtnisses zu verzeichnen (zum Beispiel Kern, van Gorp, Cummings, Brown & Osato, 1992; Tallberg & Almkvist, 2001); einzelne Fallbeschreibungen (zum Beispiel Nedjam, Dalla Barba & Pillon, 2000) berichten aber auch von semantischen Konfabulationen (semantische Konfabulationen meinen falsche Antworten auf Fragen, die das allgemeine Wissen prüfen).

Im Verlauf der Erkrankung sind zunehmend über das Gedächtnis hinausgehende Funktionen von einem Abbauprozess betroffen. Hierzu zählen insbesondere *Aufmerksamkeitsleistungen* und *exekutive Funktionen* (Überblick in Perry & Hodges, 1999; Perry, Watson & Hodges, 2000). Zunächst sind vorrangig komplexere Domänen – etwa metakognitive Prozesse und Handlungsüberwachung – gemindert; hinzu kommen Defizite in der kognitiven Flexibilität, der Fähigkeit, zwischen Aufgaben zu wechseln (set-shifting) und andere exekutive Funktionen. Gemessen werden solche Leistungen vielfach mittels des *Wisconsin Card Sorting Test* (vgl. Heaton, Chelune, Talley, Kay & Curtiss, 1993) bzw. modifizierter Versionen (zum Beispiel Nelson, 1976). Bei den genannten Verfahren sollen Karten nach bestimmten Regeln, die der Proband anhand von Rückmeldungen erschließen muss, auf Zielkarten sortiert werden. Auf den zu sortierenden Karten sind unterschiedliche Symbole dargestellt (Dreieck, Kreis, Quadrat oder Stern), die in verschiedenen Farben gedruckt sind (rot, gelb, grün oder blau) und deren Anzahl (ein, zwei, drei oder vier Symbole) variiert. Nach mehreren (in der Regel sechs) hintereinander richtig zugeordneten Karten wechselt die Sortierregel und die nun aktuelle Regel muss erkannt werden.

Solche Verfahren beanspruchen neben der kognitiven Flexibilität (Umstellfähigkeit beim Wechsel der Sortierregel) auch die Verarbeitung von Rückmeldungen (richtig oder falsch) sowie eine Tendenz zu perseverieren (etwa wenn angezeigt wird, dass sich die Regel geändert hat, der Proband jedoch weiterhin die «alte», nicht mehr aktuelle Regel anwendet). Patienten mit AD zeigen in diesen und vergleichbaren Verfahren zur Erfassung exekutiver Funktionen Beeinträchtigungen (Paolo, Axelrod, Troster, Blackwell & Koller, 1996) in Relation zu altersvergleichbaren Kontrollprobanden, die jedoch auch häufig leichte Einbußen aufweisen, verglichen mit den Leistungen jüngerer Probanden (zum Beispiel Ridderinkhof, Span & van der Molen, 2002). Exekutive Dysfunktionen können sich – wie Gedächtnisdefizite und andere neuropsychologische Einbußen auch – erheblich auf die Alltagskompetenzen der Betroffenen auswirken. So ist bei Patienten mit AD das Lösen von Alltagsproblemen beeinträchtigt (Willis et al., 1998); ebenso können sich Minderungen von Aufmerksamkeits- und exekutiven Funktionen auch auf medizinisch relevante Bereiche, wie die Einnahme von Medikamenten oder das Folgen anderer Behandlungen, negativ auswirken (Bassett, 1999; Marson & Harrell, 1999).

Die Fähigkeit von Patienten mit AD leichter bis mittelgradiger Demenzausprägung, *kognitive Schätzungen* abzugeben (etwa das Gewicht einer Brille einzuschätzen oder die Dauer, die eine morgendliche Dusche normalerweise einnimmt) wurde von Brand, Kalbe, Fujiwara, Huber und Markowitsch (2003) untersucht. Sie stellten den Patienten und gesunden Kontrollprobanden eine ganze Reihe von Schätzfragen und fanden nicht nur, dass AD-Patienten quantitativ signifikant in ihrer Schätzleistung beeinträchtigt waren; die Antworten der Patienten lagen auch zum Teil erheblich ober- oder unterhalb der Nennungen der Hirngesunden (zum Beispiel wurde von einzelnen AD-Patienten das Gewicht eines PKWs auf 20 kg geschätzt oder die Dauer für eine Zugfahrt von Hamburg nach München auf eine Woche eingeschätzt). Die Anzahl der Produktion solch bizarrer Schätzungen korrelierte bei den Patienten mit der Demenzausprägung und dem semantischen Gedächtnis (Allgemeinwissen) sowie mit Arbeitsgedächtnis- und exekutiven Teilleistungen (in denen die Patienten jeweils auch deutlich beeinträchtigt waren). Dies unterstreicht, dass bei der AD erstens multiple kognitive Defizite vorliegen, die miteinander kovariieren, und zweitens sich diese Defizite auch auf alltagsnahe Funktionen auswirken können.

In jüngerer Zeit wird auch diskutiert, ob und inwieweit bei AD-Patienten Schwierigkeiten der *Geruchsidentifikation* vorliegen. Einige Arbeiten (zum Beispiel Royet et al., 2001) berichten von olfaktorischen Einbußen bei AD, während andere Studien zeigen, dass dies vorrangig bei Patienten mit LBD vorkommt bzw. stärker mit der Verteilung von Lewy-Körperchen im Hirn kovariiert als mit der Ausbreitung neurofibrillärer Tangles (McShane et al., 2001).

Das *Bewusstsein für eigene Krankheitssymptome oder Beeinträchtigungen* kann bei AD-Patienten (ebenso auch bei anderen Demenzpatienten) bereits zu einem frühen Krankheitsstadium gemindert oder sogar vollständig gestört sein (vgl. Reiman & Caselli, 1999). Das als *Anosognosie* bezeichnete Erscheinungsbild kann differenzeirt werden hinsichtlich des Fehlens des Bewusstsein für kognitive und das Gedächtnis betreffende Symptome bzw. für nicht kognitive Domänen (zum Beispiel Verhaltens- und Stimmungsänderungen). Während eine Anosognosie für kognitive Symptome mit dem Schweregrad der Symptome einhergeht (Kotler-Cope & Camp, 1995; Starkstein, Sabe, Chemerinski, Jason & Leiguarda, 1996), scheinen anosognostische Tendenzen für nicht kognitive Bereiche eher mit dem Vorliegen einer Depression oder einem Enthemmungssyndrom zusammenzuhängen bzw. keine Korrelation mit den objektiv vorhandenen Symptomen aufzuweisen.

Auch wird ein Einfluss exekutiver Dysfunktionen auf das fehlende Bewusstsein für Beeinträchtigungen in kognitiven Domänen vermutet (Lopez, Becker, Somsak, Dew & DeKosky, 1994; Reed, Jagust & Coulter, 1993). Kalbe et al. (2005) untersuchten 82 Patienten mit wahrscheinlicher AD sehr leichter Ausprägung (MMST > 24) und 79 Patienten mit leichter kognitiver Störung (Mild Cognitive Impairment, MCI, vgl. unten). Die Patienten wurden gebeten, ihre eigenen Leistungen in verschiedenen kognitiven Domänen (zum Beispiel Gedächtnis, Problemlösen, Sprache, Umgang mit Zahlen) auf einer Skala von 1 bis 5 (1 = keine Beschwerden und 5 = sehr schwere Beeinträchtigungen) einzuschätzen. Gleiches taten auch ihre Angehörigen bzw. das sie betreuende Pflegepersonal. Die Ergebnisse zeigten in beeindruckender Weise, dass auch Patienten mit sehr leichter Demenzausprägung bereits eine deutliche Anosognosie haben können, d. h. dass die AD-Patienten im Durchschnitt ihre Leistungen deutlich überschätzten. Im Gegensatz hierzu zeigten die untersuchten MCI-Patienten im Durchschnitt eher eine Überschätzung der eigenen Defizite. Die Autoren interpretieren die Ergebnisse dahingehend, dass möglicherweise eine Anosognosie ein frühes Symptom der AD sein kann, das unabhängig von objektiven Leistungseinbußen auftritt, wohingegen dies bei Patienten mit MCI in der Regel nicht der Fall ist. Weitere Studien müssen nun zeigen, ob eine Subgruppe von Patienten mit MCI, die ebenso wie die Patienten mit AD ihre Einbußen unterschätzten, eher in Richtung AD konvertieren.

Zusammenfassend kann man schlussfolgern, dass erstens eine Anosognosie ein frühes Symptom der AD (nicht aber der MCI) sein kann, und dass deswegen zweitens bei der Untersuchung von Patienten mit Demenzverdacht grundsätzlich neben der Selbstbeurteilung der eigenen Leistungen im Rahmen eines Anamnesegespräches auch die Einschätzung der Leistungen des Patienten durch die Angehörigen (zum Beispiel durch ein Angehörigengespräch, besser noch durch einen objektiven Fremdbeurteilungsfragebogen) erfasst werden sollten.

4.2 Vaskuläre Demenzen

Unter dem Begriff «vaskuläre Demenzen» werden – wie oben bereits ausgeführt – eine Reihe demenzieller Erscheinungsbilder subsummiert, deren Ursache eine durch pathologische Änderungen der Blutversorgung bedingte Hirnschädigung ist. Als zweithäufigste Demenzform ist die VD als Entität von hoher klinischer Relevanz, wenngleich eine Abgrenzung von der Alzheimerschen Erkrankung nicht immer einfach ist und häufig Mischformen von Demenzen vaskulärer Genese und der des Alzheimer Typs vorliegen.

Neuropsychologisch stellen sich vaskuläre Demenzen als recht heterogen dar (Überblick über Symptome bei Patienten mit VD im Vergleich zu anderen Demenzformen in Lindeboom & Weinstein, 2004). Je nach Ort der Hirnschädigung können sowohl einzelne kognitive oder mnestische Defizite die Kardinalsymptome bilden als auch globale neuropsychologische Funktionseinbußen vorliegen. Nicht selten sind – vorrangig bei Patienten mit strategischem Infarkt – Aphasien zu beobachten. Hierbei können, entsprechend der Einteilungen der Aphasien bei vaskulären Erkrankungen und in Abhängigkeit der Läsionslokalisation, primär das Sprachverständnis (Wernicke-Aphasie) oder die Sprachproduktion (Broca-Aphasie) betroffen sein. Ebenso können sich eine amnestische, eine Leitungs- oder eine globale Aphasie manifestieren (Überblick in Kessler, Kalbe & Heiss, 2003). Neben Sprachstörungen gehören jedoch Amnesien, Apraxien und Störungen exekutiver Funktionen zu häufigen Symptomen einer VD. **Tabelle 4** gibt einen Überblick über vorrangige neuropsychologische Einbußen bei unterschiedlichen Demenzen vaskulärer Genese.

Ein Vergleich neuropsychologischer Leistungen von Patienten mit VD und Patienten mit der Alzheimerschen Erkrankung ist nicht ganz einfach, da erstens innerhalb beider Gruppen eine teils recht hohe Heterogenität der Symptomausprägung existiert und zweitens die Symptome in beiden Gruppen abhängig sind von einer Reihe Faktoren wie beispielsweise Demenzausprägung und Dauer der klinischen Symptomatik, prämorbides intellektuelles Niveau usw. Aus diesem Grund sind vor allem Studien von Interesse, die mit recht großen Stichproben arbeiten und relativ gut in der Lage sind, die beiden Demenzgruppen hinsichtlich Alter, Geschlecht, prämorbide Bildung und Demenzausprägung zu parallelisieren.

Ein solches Vorgehen wurde beispielsweise von Baillon et al. (2003) gewählt. Sie untersuchten insgesamt 103 Patienten, die die ICD 10 Kriterien für eine AD erfüllten und 68 Patienten, die nach ICD 10 eine VD aufwiesen. Die Patienten mit VD schnitten in spezifischen Teilleistungen im Durchschnitt besser ab als die Patienten mit der Alzheimerschen Erkrankung und dies auch nach Angleichung der oben genannten Faktoren. So waren sie in den Bereichen Benennen, kurz- und langfristiges figurales Gedächtnis und der kognitiven Flexibilität den AD-Patienten bei gleicher Demenzausprägung überlegen. Auch gibt es deutliche Hinweise auf eine stärkere Beeinträchtigung des episodischen Gedächtnisses bei Patienten

Tabelle 4: Überblick über neuropsychologische Beeinträchtigungen bei Demenzen vaskulärer Genese

Form der vaskulären Demenz	Neuropsychologische und andere Symptome
Multiinfarktdemenz	Aphasie, Amnesie, Apraxie, Agnosie, exekutive Dysfunktionen
Demenz nach strategischen Infarkten	
• Gyrus angularis	Benennstörungen, Alexie und Agraphie, visuokonstruktive Störungen, Gerstmann Syndrom
• Nucleus caudatus	Gedächtnisstörungen, Defizite der Handlungsplanung und -durchführung, Aufmerksamkeitsdefizite, Beeinträchtigungen der kognitiven Flexibilität
• Globus pallidus	Gedächtnisstörungen, reduzierte kognitive Flexibilität
• Thalamus	Gedächtnisstörungen, sensorische und motorische Defizite, Störungen der Informationsverarbeitungsgeschwindigkeit und der kognitiven Flexibilität
Small-vessel-Erkrankung	
• Morbus Binswanger	Gedächtnisstörungen, Defizite der Aufmerksamkeit und exekutive Dysfunktionen, Haltungs-, Gangs-, und Koordinationsstörungen, motorische Einbußen
• Status lacunaris	Störungen der kognitiven Flexibilität, Aufmerksamkeits- und Abstraktionsdefizite

mit AD, wohingegen Patienten mit (subkortikaler) VD deutlicher bei semantischen Gedächtnisaufgaben beeinträchtigt zu sein scheinen (Graham, Emery & Hodges, 2004). Andererseits werden auch – vorrangig für die sehr frühen Stadien der Erkrankungen – sehr ähnliche kognitive Profile beschrieben (vgl. Laukka, Jones, Small, Fratiglioni & Bäckman, 2004).

Mögliche Unterschiede zwischen Patienten mit AD und solchen mit VD im Bereich exekutiver Funktionen und deren Einfluss auf Gedächtnisleistungen wurden von Yuspeh, Vanderploeg, Crowell und Mullan (2002) untersucht. Die Autoren berichten zunächst, dass beide Patientengruppen in allen eingesetzten Verfahren zur Messung von Exekutivfunktionen im Vergleich zur hirngesunden Kontrollgruppe beeinträchtigt waren. Zwischen beiden Demenzgruppen ergab sich jedoch ein differenziertes Bild: Die untersuchten AD-Patienten machten bei einer episodischen Gedächtnisaufgabe mehr Fehler als die VD-Patienten und wiesen auch deutlich mehr Defizite bei einer Rekognitionsaufgabe auf. Hingegen zeigten beide Gruppen vergleichbare Einbußen bei einer Gedächtnisaufgabe mit freiem Abruf. Die Autoren schlussfolgern, dass AD-Patienten stärkere Defizite im Bereich der Aufgabenüberwachung und selbstbezogenen monitorings aufweisen, während VD-Patienten deutlicher im Bereich des Abrufs von Informationen aus dem Gedächtnis und damit verbundenen Suchstrategien gemindert sind.

Gestörte Exekutivfunktionen sowohl bei AD als auch bei VD Patienten zeigen sich beispielsweise auch bei einer gestörten Zahlenverarbeitung und hier insbesondere beim Transkodieren von Zahlen, d. h. dem Überführen einer Zahl von einem Kode (zum Beispiel geschriebenes Zahlwort «drei») in einen anderen (zum Beispiel zur geschriebenen arabischen Ziffer «3»). Bei solchen Aufgaben sind sowohl AD als auch VD Patienten deutlich beeinträchtigt im Vergleich zu hirngesunden Kontrollprobanden (Kalbe & Kessler, 2002). Auch produzieren beide Patientengruppen Fehlertypen, die bislang nur für Demenzpatienten beschrieben sind, so genannte «Shift-Fehler» (vgl. Kessler & Kalbe, 1996).

4.3 Demenz mit Lewy-Körperchen

Die Demenz mit Lewy-Körperchen (LBD, vgl. Abschnitt 2) findet erst seit einigen Jahren vermehrt Beachtung und Diagnosekriterien sind bislang noch wenig etabliert bzw. vorhandene Kriterien (zum Beispiel die von McKeith et al., 1996) sind nicht unumstritten. Jedoch wird die LBD in jüngerer Zeit vermehrt diagnostiziert; möglicherweise nimmt sie sogar einen Anteil von 30 Prozent aller Demenzerkrankungen ein (Zaudig, 1997).

Die als Lewy-Körperchen bezeichneten Zytoplasmaeinschnürungen von Hirnnervenzellen kommen zwar auch im Hirn gesunder älterer Personen vor, hierbei dann allerdings nicht in dem Ausmaß, wie sie bei Patienten mit LBD vorliegen. Lewy-Körperchen sind darüber hinaus nicht nur bei Patienten mit LBD zu finden. Auch bei Patienten mit AD oder mit Morbus Parkinson werden post mortem zumeist Lewy-Körperchen gefunden; bei Patienten mit Parkinson vorrangig in der Substantia nigra, deren Degeneration (insbesondere der Pars compacta der Substantia nigra) bei Patienten mit Parkinson für deren dopaminergen Mangel und die daraus resultierenden motorischen, kognitiven und nicht kognitiven Verhaltensänderungen verantwortlich ist.

Bei Patienten mit LBD sind Lewy-Körperchen ebenfalls gehäuft in der Substantia nigra und telenzephalen Basalganglien zu finden (ein Vergleich der Demenz bei Parkinson und der LBD ist in McKeith & Mosimann, 2004, zu finden). Darüber hinaus kommen sie jedoch auch vermehrt in weiten Teilen des Hirnstammes (zum Beispiel im noradrenergen Locus coeruleus) und im Großhirn vor (hier vor allem in limbischen Strukturen sowie im Stirnhirn und temporalen Regionen). Neurochemisch sind vorrangig monoaminerge (genauer gesagt dopaminerge und noradrenerge) Systeme betroffen (zum Beispiel Gilman et al., 2004).

Entsprechend der bereits berichteten Überlappung neuropathologischer Charakteristika zwischen der AD, der LBD und Morbus Parkinson, ist nicht eindeutig geklärt, ob die LBD eine eigene Entität darstellt oder vielmehr Varianten der AD bzw. anderer Erkrankungen bedeutet. Neuropsychologisch lassen sich jedoch einige Hinweise auf differenzierte Funktionseinbußen und erhaltene Leistungen bei Patienten mit der Diagnose «LBD» finden, die sich vom neuropsychologischen Profil von «typischen» Patienten mit AD unterscheiden.

Anders als bei der AD sind Gedächtnisdefizite nicht die Kardinalsymptome von Patienten mit LBD; sie zeigen sich im direkten Vergleich in diversen Tests auch als geringer ausgeprägt in Relation zu den anterograden Gedächtnisminderungen bei Patienten mit AD (Hamilton et al., 2004; Simard et al., 2002). Bei Patienten mit LBD stehen eher *Aufmerksamkeits- und exekutive Defizite sowie visuokonstruktive Störungen* im Vordergrund der klinischen Symptomatik. Die Unterschiede bezüglich der Gedächtnisleistungen und visuokonstruktiven Fertigkeiten zwischen Patienten mit AD bzw. mit LBD zeigen sich insbesondere in den leichten bis moderaten Stadien der Demenzausprägung, während sich die Symp-

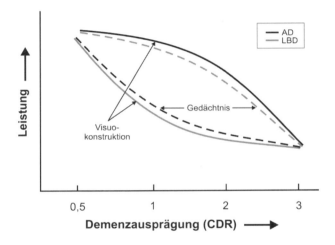

Abbildung 6: Vergleich der Gedächtnis- und der visuokonstruktiven Leistungen von Patienten mit AD bzw. LBD. Erkennbar ist, dass zu Beginn der Erkrankungen die Leistungen der Patienten in der Regel vergleichbar sind, und deswegen eine Differentialdiagnose häufig schwer ist. Im Verlauf (Demenzschwere angezeigt durch die verschiedenen CDR-Stufen, vgl. Beschreibung der CDR im Text) lassen sich jedoch differenzierte Profile feststellen: Während bei Patienten mit AD (schwarze Linien) Gedächtnisschwierigkeiten im Vordergrund stehen und visuokonstruktive Leistungen länger erhalten bleiben bzw. der Abbau hier langsamer voranschreitet, ist bei Patienten mit LBD (graue Linien) das gegenteilige Profil erkennbar. Hier erfahren visuokonstruktive Störungen, die auch das Kardinalsymptom der LBD sind, eine deutlichere Progression. Gedächtnisstörungen treten im Vergleich hierzu in den Hintergrund. In der Endphase der Erkrankungen gleichen sich die verschiedenen Demenzformen wieder an; hier zeigen sich bei beiden Formen in nahezu allen kognitiven Bereichen Defizite (für die freundliche Überlassung der Abbildung danken wir Frau PD Dr. Elke Kalbe, Max-Planck-Institut für neurologische Forschung, Köln).

tome zu Beginn der Erkrankung und in der Schlussphase weitgehend überlappen (vgl. **Abb. 6**). Zudem weisen die Symptome im Verlauf stärkere Fluktuationen auf, als dies bei Patienten mit AD im Allgemeinen zu verzeichnen ist.

Hinzu kommen bei Patienten mit LBD deutliche *psychiatrische Symptome*, etwa Halluzinationen und andere psychotische Merkmale (vgl. Ballard et al., 2004), weswegen Patienten mit LBD auch nicht selten zunächst in psychiatrischen Abteilungen behandelt werden. (Die Fallbeschreibung von de Brito-Marques, de Mello & Montenegro, 2003, lässt vermuten, dass bei Patienten mit LBD bestimmte psychische Symptome – hier ausgeprägte Albträume des Patienten – die frühen und frühesten Manifestationen der Demenz sein können).

4.4 Demenzen bei frontotemporaler Lappendegeneration

Eine mit Atrophien, die vorrangig das Stirnhirn betreffen, einhergehende Demenz ist die des *Morbus Pick* (auch Picksche Erkrankung genannt). Diese Erkrankung ist primär durch Persönlichkeits- und Verhaltensauffälligkeiten (zum Beispiel «Witzelsucht», enthemmtes Verhalten) gekennzeichnet. Kognitive Einbußen treten meist erst im Erkrankungsverlauf auf. Wenngleich das Alter zum Krankheitsbeginn bzw. bei Auftreten klinisch relevanter Symptome meist zwischen dem 50. und 60. Lebensjahr liegt, weist die Fallbeschreibung von Markowitsch und Kessler (2000) darauf hin, dass sich eine solche Erkrankung auch bereits in sehr jungen Jahren entwickeln kann.

Wenngleich lange Zeit in den Diagnosekriterien (DSM und ICD) keine weitere Differenzierung von Demenzen mit vorwiegend frontaler Beteiligung vorgenommen wurde, werden in jüngerer Zeit einzelne Demenzen bei frontotemporaler Lappendegeneration als eigene Entitäten aufgefasst (zum Konzept des Morbus Pick aus heutiger Sicht vgl. Kertesz, 2003). Dazu zählen die *Frontotemporale Demenz (FTD)*, die *progressive nicht flüssige Aphasie (PA)* und die *semantische Demenz (SD)*.

Die FTD ist charakterisiert durch Änderungen der Persönlichkeit und des Verhaltens. Diese Änderungen äußern sich beispielsweise in Apathie oder Disinhibitionstendenzen. Störungen des Gedächtnisses liegen zwar auch bei Patienten mit FTD nicht selten vor, sie sind jedoch weniger prominent. Persönlichkeitsänderungen und Störungen des Sozialverhaltens nach Stirnhirnschädigungen sind seit langem bekannt.

Bereits die ausführliche Beschreibung des 25jährigen Patienten *Phineas Gage* (vgl. Harlow, 1848, 1869), dessen Kopf im Jahre 1848 bei einer Explosion von einer Eisenstange durchbohrt wurde, zeigte, dass trotz dieser massiven Kopfverletzung sprachliche und intellektuelle Fähigkeiten weitgehend erhalten waren. Sein Sozialverhalten und seine Persönlichkeit änderten sich jedoch nach Angaben seiner Angehörigen und Freunde deutlich. Phineas Gage war nicht mehr in der Lage,

Pläne für zukünftige Handlungen zu kreieren oder Konsequenzen von Entscheidungen vorauszusehen. Spätere Analysen (Damasio, Grabowski, Frank, Galaburda & Damasio, 1994) der Ein- und Austrittsstellen der Eisenstange am Schädel von Phineas Gage in Kombination mit einer Rekonstruktion des Gehirns mittels moderner bildgebender Verfahren zeigten, dass Teile des Stirnhirns (vorrangig der orbitofrontale Kortex) geschädigt worden waren. Wenngleich bei Patienten mit FTD nicht von solch umgrenzten Schäden auszugehen ist, bilden vergleichbare Verhaltensmuster meist die ersten Manifestationen der Erkrankung.

Histopathologisch gibt es keine einheitlichen Hirnänderungen. Am ehesten lassen sich so genannte Pick-Komplexe im Hirn von Patienten mit FTD finden, die jedoch auch bei der PA und bei der SD zum neuropathologischen Erscheinungsbild zählen. Strukturelle und funktionelle Hirnänderungen zeigen sich besonders im Bereich des Stirnhirns und in temporalen Regionen. Hinweise auf eine thalamische Mitbeteiligung an der Symptomatik der Patienten mit FTD gibt die Fallbeschreibung von Radanovic et al. (2003).

Die Abgrenzung einer FTD von einer AD ist zwar in der klinischen Praxis aufgrund der primären Verhaltensänderungen als Leitsymptom der FTD (im Gegensatz zu Gedächtnisbeeinträchtigungen, die das Kardinalsymptom der AD sind, vgl. Abschnitt 4.1), nicht sehr problematisch. Jedoch werden die Symptome einer FTD häufig erst spät erkannt und die Diagnose entsprechend verzögert gestellt.

Neuropsychologisch weisen Patienten mit FTD zumeist Aufmerksamkeitsstörungen auf (hier vor allem so genannte höhere Aufmerksamkeitsfunktionen wie selektive und geteilte Aufmerksamkeit) und Defizite exekutiver Funktionen (vorrangig kognitive Flexibilität, Handlungsplanung und -überwachung). Kramer et al. (2003) verglichen beispielsweise die Leistungen von Patienten mit AD, mit SD und mit FTD in verschiedenen neuropsychologischen Domänen und fanden stärkere Gedächtnisdefizite (insbesondere das verbale Gedächtnis betreffend) bei Patienten mit AD und SD, wohingegen die Patienten mit FTD vor allem in Arbeitsgedächtnisleistungen und anderen exekutiven Teilkomponenten größere Defizite zeigten.

Im Gegensatz zur FTD stehen bei der PA und der SD nicht Verhaltens- und Persönlichkeitsänderungen im Vordergrund der Symptomatik, sondern Sprachstörungen. Diese zeigen sich bei Patienten mit PA vor allem in expressiven Sprachfunktionen (erhöhte Sprachanstrengung, phonologische und semantische Fehler, Wortfindungsstörungen) und bei Patienten mit SD in semantisch-konzeptuellen Schwierigkeiten (zum Beispiel beim Benennen, vgl. Kramer et al., 2003) und starken Wortfindungsstörungen (Überblick in Hodges, Patterson, Oxbury & Funnell, 1992).

Abbildung 7 veranschaulicht typische neuropsychologische Profile verschiedener demenzieller Erkrankungen (modifiziert nach Kalbe, 2001, unveröffentlichtes Manuskript).

Symptome \ Demenzen	AD	LBD	FTD	SD/PA	VD
Gedächtnis	+++	+	o	(+)	?
Sprache	++	+	o	+++	?
Exekutive Funktionen	++	+++	+++	o	?
Aufmerksamkeit	++	+++	+	o	?
Visuoperzeption/-konstruktion	++	+++	o	o	?
Praxie	+	+	o	o	?
Verhalten/Persönlichkeit	(+)	++	+++	(+)	?
Affekt	(+)	(+)	(+)	(+)	?
Andere	(+)	- Halluz. - kog. Flukt.	(+)	(+)	?

o = keine Beeinträchtigung ++ = mittlere Beeinträchtigung Halluz. = Halluzination
+ = leichte Beeinträchtigung +++ = schwere Beeinträchtigung kog. Flukt. = kognitive Fluktuation

Abbildung 7: Ein Vergleich der neuropsychologischen Hauptsymptome verschiedener demenzieller Erkrankungen (für die freundliche Überlassung der Abbildung danken wir Frau PD Dr. Elke Kalbe, Max-Planck-Institut für neurologische Forschung, Köln).

4.5 Demenz bei Morbus Parkinson

Die zur Gruppe der subkortikalen Demenzen zählende Demenz beim *Morbus Parkinson* (wie auch die Demenz bei *Chorea Huntington*) ist primär durch eine Verstärkung der neuropsychologischen Symptome, die bei der Grunderkrankung das klinische Bild prägen, gekennzeichnet (vgl. McKeith, 2004). Hierzu zählen bei Morbus Parkinson insbesondere eine Reduktion der Denkgeschwindigkeit (Press, Mechanic, Tarsy & Monoach, 2002) sowie exekutive Dysfunktionen (zum Beispiel Heyder, Suchan & Daum, 2004; Uekermann et al., 2003) – wahrscheinlich bedingt durch einen Abbau dopaminerger Neurone der Substantia nigra (pars compacta) und damit einhergehender funktioneller Reduktion frontostriataler Schaltkreise (vgl. Brand et al., 2004). Patienten mit Morbus Parkinson weisen darüber hinaus deutliche Gedächtnisschwierigkeiten auf, insbesondere dann, wenn zum Beispiel der Abruf von Informationen Suchstrategien oder die Generierung interner Abrufhilfen erfordert (Ashby, Noble, Filoteo, Waldron & Ell, 2003).

Aphasien, Agnosien und Apraxien gehören in der Regel nicht zum Symptomkomplex bei Patienten mit einer Demenz im Rahmen des Morbus Parkinson. Ähnliches lässt sich auch für die Demenz bei Chorea Huntington konstatieren, die – ähnlich wie die Demenz bei Parkinson – primär gekennzeichnet ist durch exekutive Dysfunktionen und Gedächtnisminderungen (Brandt, Leroi, O'Hearn, Rosenblatt & Margolis, 2004; Lemiere, Decruyenaere, Evers-Kiebooms, Vandenbussche & Dom, 2004).

5. Nicht kognitive Änderungen bei demenziellen Erkrankungen

Die Persönlichkeit und das Verhalten betreffende Änderungen im Rahmen einer Demenz wurden bereits mehrfach bei der Darstellung einzelner Demenztypen beschrieben (vgl. zum Beispiel Abschnitt 2 und Abschnitte 4.3 und 4.). Wenngleich solche nicht kognitiven Änderungen für einzelne Demenzen (zum Beispiel die LBD oder die FTD) charakteristischer sind als für andere Demenzen (etwa die AD), und sie folgerichtig auch nicht bei allen Demenzformen in den entsprechenden Diagnosekriterien als obligat aufgeführt werden, ist festzustellen, dass bei mehr oder weniger allen Demenzen nicht kognitive Änderungen zum Symptomkomplex gehören können.

So sind beispielsweise auch bei Patienten mit AD deutliche Änderungen der Persönlichkeit beschrieben, die sich insbesondere durch eine höhere Rigidität und zunehmende Initiativelosigkeit ausdrücken (Bózzola, Gorelick & Freels, 1992). Die Verhaltensänderungen scheinen abhängig von prämorbiden Persönlichkeitszügen (wie zum Beispiel Neurotizismus und Extraversion) zu sein (Dawson, Welsh-Bohmer & Siegler, 2000) und nehmen mit stärker werdenden kognitiven Dysfunktionen zu.

Auch psychiatrische Symptome werden für die AD beschrieben, beispielsweise Wahnideen, wenngleich dies seltener zu beobachten ist und insbesondere für eine Abgrenzung von der LBD relevant ist (so könnte es sein, dass Patienten mit der Diagnose AD und Wahnideen nicht selten auch Halluzinationen aufweisen und möglicherweise eher als Patienten mit LBD zu klassifizieren wären). Depressive Tendenzen werden häufig bei AD-Patienten berichtet, ebenso wie Störungen des Essverhaltens.

Ähnliche Erlebens- und Verhaltensänderungen lassen sich auch für die VD konstatieren, wenngleich es auch hier – analog zu den beschriebenen heterogenen neuropsychologischen Profilen von VD-Patienten – erhebliche Abweichungen gibt, d. h. das prototypische nicht kognitive Änderungen bei VD-Patienten noch schwieriger zu eruieren sind als bei der AD. Nicht selten entwickeln Patienten mit einer VD eine Depression, was jedoch nicht VD-spezifisch zu sein scheint, da ebenso bei Patienten nach einem Schlaganfall ohne Demenz das Erleben depressiv gefärbt sein kann (vgl. Khan, 2004).

Auf Persönlichkeitsänderungen und abnormes Verhalten im Rahmen einer LBD sind wir bereits eingegangen. Gerade Enthemmungstendenzen, teilweise auch aggressive oder situationsunangemessene Verhaltensweisen bilden häufig die vorrangigen Symptome zu Beginn der Erkrankung. Ähnliches – jedoch zumeist stärker ausgebildet inklusive weiterer Symptome wie unangemessenes Lachen oder Weinen, Stimmungslabilität etc. – lässt sich auch für Patienten mit FTD feststellen, was oftmals zu Beginn der Erkrankung eine große Belastung für die Betroffenen und – meist noch ausgeprägter – für die Angehörigen bedeutet (vgl. Diehl, Förstl, Jansen & Kurz, 2004).

6. Abgrenzung Demenz, leichte kognitive Störung und «normale» altersbedingte kognitive Einbußen

Altern geht mit vielfältigen körperlichen und geistigen Änderungen einher. Neuropsychologisch können sowohl Bereiche, die einem deutlichen Abbauprozess im Alter unterliegen, als auch solche, die bis ins hohe Alter erhalten bleiben oder sogar einen Leistungszuwachs erfahren, benannt werden. Verschiedene Gedächtnisleistungen, insbesondere die des episodischen Neugedächtnisses sowie andere Teilfunktionen (zum Beispiel das prospektive Gedächtnis) sind früh und ausgeprägt betroffen. Andere Domänen (zum Beispiel das allgemeine Weltwissen) bleiben recht lange unbeeinträchtigt (Überblick über neuropsychologische Aspekte des Alterns in Brand & Markowitsch, 2004; Markowitsch, Brand & Reinkemeier, 2004).

Subjektiv empfundene Gedächtnisschwierigkeiten im Alter sind häufig der Grund für die Betroffenen, in einer neurologischen Klinik oder bei einem niedergelassenen Neurologen vorstellig zu werden bzw. eine Gedächtnisambulanz aufzusuchen. Die Ärzte und Neuropsychologen stehen dann vor der nicht einfachen Aufgabe, normale altersbedingte Gedächtniseinbußen von pathologischen Erscheinungen zu differenzieren. Das heißt, es geht zumeist um die Frage, ob die subjektiven Leistungsminderungen «normal» sind oder als erste Manifestationen einer Demenz angesehen werden müssen. Diese Aufgabe ist insofern schwierig, weil erstens frühe Symptome einer Demenz nicht ganz einfach zu entdecken sind, da sie sich bei verschiedenen Patienten auch in unterschiedlicher Art und Weise darstellen können. Zweitens ist bei Betroffenen und Angehörigen die Frage, ob möglicherweise eine demenzielle Erkrankung vorliegt, aufgrund der damit verbundenen Lebensänderungen naheliegenderweise zumeist angstbesetzt. Andererseits ist eine frühe Diagnose insofern wichtig, als therapeutische Interventionen (seien es pharmakologische oder verhaltensorientierte und viele andere mehr) umso besser greifen können, je früher sie eingesetzt werden. Aus diesen Gründen verlangt die Diagnose einer Demenz bzw. die Abgrenzung von altersbedingten benignen kognitiven Änderungen und pathologischen Abbauprozessen Expertise auf diesem Gebiet und etwas Fingerspitzengefühl und Erfahrung im Umgang mit älteren Personen und Demenzkranken.

Für «normale» altersbedingte kognitiv-mnestische Einbußen wurden in der Vergangenheit vielfältige Bezeichnungen gefunden, so zum Beispiel im DSM IV «altersbezogener kognitiver Abbau», oder im ICD 10 «leichte kognitive Störung».

Der am deutlichsten auf die Gedächtnisdefizite im Alter abzielende Begriff, «altersassoziierte Gedächtnisbeeinträchtigungen» (Age Associated Memory Impairments, AAMI), wurde von Crook et al. 1986 eingeführt. Das Konzept der AAMI und dessen Güte werden jedoch nach wie vor kontrovers diskutiert (zur kritischen Auseinandersetzung siehe Kessler & Kalbe, 1997). Die AAMI-Kriterien werden von einigen Autoren als vage, willkürlich und nicht reliabel bezeichnet, und sie implizierten auch, dass es sich bei AAMI um eine Erkrankung handle, was bislang nicht bestätigt werden konnte (Rosen, 1990).

Eines der mittlerweile bekanntesten Konzepte altersbedingter Änderungen ist das der «leichten kognitiven Beeinträchtigung» (Mild Cognitive Impairment, MCI von Petersen et al., 1999). Wurde hierbei zunächst noch vorrangig auf Gedächtnisminderungen älterer Personen das Augenmerk gerichtet, werden heutzutage folgende Bereiche differenziert: (1) MCI mit Gedächtnisbeeinträchtigungen, (2) MCI mit leichter Beeinträchtigung multipler Domänen und (3) MCI mit Beeinträchtigungen einer nicht mnestischen Domäne (Petersen et al., 2001). Bislang ist jedoch unklar, ob MCI wirklich als eigene Entität gelten kann, oder ob es eher die Vorstufe einer demenziellen Erkrankung ist (Überblick zum MCI-Konzept und dessen klinischer Relevanz in Davis & Rockwood, 2004). Entsprechend sind die Angaben bezüglich des Risikos von MCI-Patienten, an einer Demenz zu erkranken, widersprüchlich und variieren stark in Abhängigkeit der Studiendauer und der Diagnosekriterien. Petersen et al. (1999) berichten eine demenzielle Entwicklung innerhalb eines Jahres bei 10 bis 15 Prozent der MCI-Patienten, andere Autoren berichten zum Beispiel von 40 Prozent innerhalb von zwei Jahren (Johnson et al., 1998), 20 Prozent (Wolf et al., 1998) bzw. 30 Prozent (Black, 1999) oder sogar 53 Prozent (McKelvey et al., 1999) innerhalb von drei Jahren und Krasuski et al. (1998) gehen von 100 Prozent innerhalb von vier bis fünf Jahren aus.

Auch die Frage, ob sich Patienten, die über subjektive Gedächtnisbeeinträchtigungen klagen bzw. solche, die die Kriterien für MCI erfüllen und die innerhalb einer bestimmten Zeit zu Patienten mit Demenz konvertieren, bereits zu Beginn der Symptome von solchen Patienten unterscheiden, bei denen die leichten Gedächtnisdefizite stabil bleiben, wird kontrovers diskutiert. Eine aktuelle Arbeit von Guarch, Marcos, Salamero und Blesa (2004) weist darauf hin, dass einzelne kognitive Domänen und spezifische Gedächtnisleistungen (hier erfasst mittels der oben vorgestellten WMS-R) als neuropsychologische Marker angesehen werden können, die eine Prognose der Symptomentwicklung unterstützen könnten. Sie untersuchten Patienten mit Gedächtnisminderungen, die zum ersten Untersuchungszeitpunkt nicht die Kriterien für eine demenzielle Erkrankung erfüllten und überprüften zwei Jahre später, welche dieser Patienten eine Demenz (wahrscheinliche AD entsprechend der oben dargestellten NINCSD-ADRDA-Kriterien) entwickelten und worin diese sich bereits zum Zeitpunkt der Erstuntersuchung von denjenigen Patienten, bei denen die Defizite stabil blieben, unterschieden. Guarch et al. fanden, dass sich diejenigen Patienten, die innerhalb von zwei Jahren eine AD entwickelten, bereits bei der Erstuntersuchung in einzelnen Domänen der WMS-R, des Wechsler-Intelligenztests (*Wechsler Adult Intelligence Scale*, Wechsler, 1981) und verschiedenen exekutiven Funktionen unterschieden. Gerade leichte Einbußen in kognitiven Domänen über Gedächtnisdefizite hinausgehend, die jedoch nicht klinisch relevant sind, könnten als Prädiktoren der Entwicklung einer Demenz angesehen werden.

Allerdings sind Studien, wie die hier exemplarisch genannte von Guarch et al. (2004) und vergleichbare Arbeiten, nicht ohne Kritik (vgl. Lindeboom & Weinstein, 2004; Luis, Loewenstein, Acevedo, Barker & Duara, 2003). Dies schon alleine deshalb, weil häufig klinisch relevante Parameter und Lebenszeitrisikofaktoren für die Entwicklung einer Demenz (soziodemographischer Hintergrund, Alltagsgestaltung, Ernährung, Vorliegen anderer neurologischer oder psychiatrischer Erkrankungen etc.) nicht kontrolliert werden können. Folglich sollte die Aussagekraft von entsprechenden Studien nicht überschätzt werden, solange keine einheitlichen Kriterien vorliegen. Ungeklärt ist zudem, in welchem Ausmaß und aufgrund welcher Bedingungsgefüge Patienten mit MCI im Verlauf eine AD oder eine andere Demenzform (zum Beispiel FTD, LBD) entwickeln.

Die Frage, ob es sich bei Gedächtnisdefiziten im Alter um Phänomene des gesunden Alterungsprozesses handelt, oder ob sie erste Anzeichen einer Demenz sind, ist für die neuropsychologische Diagnostik nach wie vor schwirig zu beantworten. Gleichzeitig ist sie klinisch höchst relevant, um eine Demenzdiagnose möglichst früh stellen zu können. Nicht zuletzt hierin liegt ein Grund für die steigende Aufmerksamkeit, die in jüngerer Zeit der neuropsychologischen (Gedächtnis-)Diagnostik und den funktionell bildgebenden Verfahren zuteil wird.

7. Abgrenzung Demenz und kognitive Einbußen im Rahmen depressiver Erkrankungen

Patienten mit Depressionen, vorrangig solche mit einer schweren unipolaren Depression (Major Depression, vgl. DSM IV), berichten häufig von subjektiven kognitiven und das Gedächtnis betreffenden Defiziten, die sich in neuropsychologischen Untersuchungen auch oftmals objektivieren und quantifizieren lassen. Dies führte nicht zuletzt dazu, dass man lange Zeit von einer «depressiven Pseudodemenz» sprach, um zu betonen, dass demenzähnliche Zustände bei Patienten mit Depressionen auftreten können, für die es kein hirnorganisches Korrelat gäbe.

Mittlerweile werden neuropsychologische Änderungen depressiver Patienten differenzierter betrachtet, und es wird auch hier ein Profil beeinträchtigter und erhaltener Leistungen erstellt. Ebenso weiß man heutzutage, insbesondere durch den Einsatz moderner bildgebender Verfahren, dass auch eine schwere Depression mit strukturellen und funktionellen Hirnänderungen einhergehen kann, die sich vorrangig in limbischen und präfrontalen Regionen demonstrieren lassen (zum Beispiel Bremner et al., 2002; Campbell, Marriott, Nahmias & MacQueen, 2004; Hastings, Parsey, Oquendo, Arango & Mann, 2004; Liotti & Mayberg, 2001).

Die Depression geht insbesondere mit Einbußen anterograder Gedächtnisleistungen sowie mit Aufmerksamkeitsdefiziten und exekutiven Dysfunktionen einher (Beblo & Herrmann, 2000). Eine Reihe von Arbeiten belegen sowohl Einspeicherungs- als auch Abrufdefizite bei Patienten mit Depressionen, wobei der freie Abruf und Rekognitionsleistungen gemindert sind (zum Beispiel Brand, Jolles & Gispen-de Wied, 1992; Bussmann, Sauer, Kessler, Hautzinger & Markowitsch, 1988).

Was den Abruf von Informationen des autobiografisch-episodischen Gedächtnisses betrifft, ist bei Patienten mit Depressionen eine Übergeneralisierung zu konstatieren. Im Gegensatz zu Normalprobanden, die in der Regel kontextbezogene und detailreiche distinkte Episoden ihrer eigenen Vergangenheit erzählen, berichten Patienten mit Depression häufig von allgemeinen und überdauernden Begebenheiten, die zudem meist negativ gefärbt sind (zum Beispiel Barnhofer, de Jong-Meyer, Kleinpass & Nikesch, 2002; de Decker, Hermans, Raes & Eelen, 2003; Williams, 1996).

Exekutive Funktionen sind ebenfalls bei Patienten mit Depression betroffen. Insbesondere bei Teilleistungen, die ein schnelles Arbeiten erfordern, bei denen also

Aufmerksamkeits- und Arbeitsgedächtnisleistungen wesentlich sind, sind deutliche Einbußen zu verzeichnen (Naismith et al., 2003). Defizite in den genannten Teilfunktionen (plus eine reduzierte allgemeine Informationsverarbeitungsgeschwindigkeit) stellen nicht selten die neuropsychologischen Leitsymptome bei Patienten mit Depression dar.

Lern- und Gedächtnisleistungen sind zwar (wie oben berichtet) auch gemindert, sie fallen aber im Allgemeinen deutlich schwächer aus als dies bei Patienten mit einer AD der Fall ist. Das bedeutet, dass gerade die Dissoziation von erhaltenen oder leicht geminderten anterograden (das Neugedächtnis betreffenden) Gedächtnisleistungen bei gleichzeitig deutlich reduzierten Aufmerksamkeitsleistungen und exekutiven Dysfunktionen bei depressiven Patienten ein differenzialdiagnostisch relevantes Charakteristikum darstellt.

Als im Zusammenhang mit den berichteten kognitiven Minderungen Depressiver stehenden neurochemischen Abnormitäten werden vorrangig Defizite monoaminerger Transmissionen gesehen. Besonders das serotonerge System ist betroffen, wobei auch dopaminerge und noradrenerge Dysfunktionen vorliegen. Entsprechend werden kognitive Einbußen der Patienten häufig mit dysfunktionalen serotonergen und dopaminergen frontostriatalen Schaltkreisen in Verbindung gebracht (Beblo & Herrmann, 2000), ähnlich wie dies auch für Parkinsonpatienten angenommen wird, bei denen ein ausgeprägtes Dopamindefizit ebenfalls mit exekutiven Defiziten und Gedächtnisstörungen einhergeht.

Im Gegensatz zu den kognitiven Einbußen bei Patienten mit Demenz (etwa bei AD-Patienten) sind die Leistungsminderungen bei Patienten mit Depression häufig reversibel. Bei Reduktion der depressiven Symptome (etwa durch psychopharmakologische oder psychotherapeutische Interventionen) lässt sich häufig auch eine Verbesserung der kognitiven Funktionen beobachten.

8. Verlauf demenzieller Erkrankungen

Ähnlich der ätiologischen und symptomatologischen Vielfalt demenzieller Erkrankungen variiert auch der Verlauf des Syndroms über die verschiedenen Demenztypen gravierend. Auch innerhalb einer Demenzform sind teilweise sehr unterschiedliche Verlaufsformen zu konstatieren. So ist beispielsweise bei der Alzheimerschen Erkrankung der Verlauf im Grundsatz progressiv; die Geschwindigkeit des Fortschreitens des kognitiven Abbaus wird jedoch durch diverse Faktoren beeinflusst. Zunächst ist hier das Alter der Patienten bei Manifestation der Symptome zu nennen. Häufig wird bei der AD eine Trennung in eine «präsenile» oder «early onset» Erkrankungsform (Alter der Erkrankung vor dem 65. Lebensjahr) und eine «late onset»-AD (Erkrankungsalter über 65 Jahre) vorgenommen. Die «early onset»-Form ist durch einen schnelleren Verlauf mit zumeist gravierenden kognitiven und nicht kognitiven Einbußen gekennzeichnet. Hingegen verläuft die «late onset»-AD langsamer. Sie kann sich – von den ersten deutlichen Symptomen bis zur völligen Unselbständigkeit – über mehr als zehn Jahre hinziehen (Kurz, 1997).

Im Grundsatz verläuft die AD neuropathologisch in sechs Stadien (Braak & Braak, 1997). Stadien eins und zwei sind präklinische Phasen, klinische Symptome treten erst ab dem dritten Stadium auf, die Diagnose wird meist im vierten Stadium gestellt. Der Verlauf der Erkrankung ist gekennzeichnet durch zunehmende Unselbständigkeit und kognitive Einbußen der Patienten bis zur völligen Abhängigkeit von anderen Personen (Stadien fünf und sechs).

Die Lebenserwartung von AD-Patienten ist verkürzt. Häufigste Todesursache sind Broncho-Pneunomien, die bei der im Endstadium obligatorischen Bettlägerigkeit auftreten können. Die Krankheitsdauer der AD von der Latenzphase bis zum Tod wird auf bis zu 30 Jahre geschätzt. **Abbildung 8** veranschaulicht den Verlauf der Symptome von der ersten Manifestation bis hin zum Tod. Erste klinisch relevante neuropsychologische Beeinträchtigungen zeigen sich bei AD-Patienten häufig in Gedächtnisfunktionen, wobei insbesondere die Aufnahme neuer Informationen betroffen ist (vgl. Abschnitt 4.1). Die Entwicklung der Symptome variiert zwischen Patienten erheblich, wobei im Allgemeinen ein «von posterior nach anterior»-Verlauf zu beobachten ist. Das bedeutet, dass entsprechend der kortikalen Schädigung zunächst Funktionen beeinträchtigt sind, die in der Regel mit weiter posterioren Hirngebieten in Verbindung gebracht werden und erst im weiteren Verlauf auch Funktionen, die man üblicherweise mit Teilen des Stirnhins assoziiert, betroffen sind (Robbins, Elliott & Sahakian, 1996).

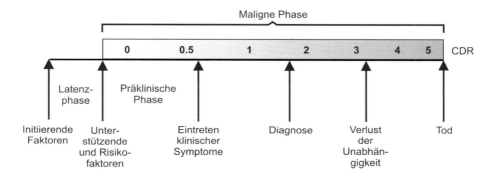

Abbildung 8: Verlauf der AD angegeben in den Stadien der CDR (Beschreibung der CDR-Stadien im Text) (modifiziert nach Katzman, 1993 bzw. Kessler & Kalbe, 1998).

Die verschiedenen vaskulären Demenzformen sind durch sehr unterschiedliche Verläufe gekennzeichnet, bei denen nicht immer eine Progredienz ersichtlich ist; vielmehr können die Defizite über die Zeit stabil bleiben oder es werden «stufenförmige» Verläufe berichtet, was der bereits beschriebenen Fluktuation der Symptome entspricht. Allerdings kann man auch hier festhalten, dass – in Abhängigkeit verschiedener Faktoren wie Geschlecht und Alter der Erstmanifestation – die Symptome mit der Zeit zunehmen bzw. sich die kognitiven Störungen ausdehnen. Die Mortalität ist insgesamt erheblich höher als bei hirngesunden älteren Personen (Skoog, Nilsson, Palmertz, Andreasson & Svanborg, 1993). Auch stellen pathologische vaskuläre Prozesse einen Risikofaktor für die Entwicklung einer AD dar, weswegen im Verlauf einer VD nicht selten zu einem späteren Zeitpunkt die Diagnose einer AD zusätzlich gestellt wird.

9. Zusammenfassung

Demenzielle Erkrankungen gehen mit den Alltag der Betroffenen gravierend einschränkenden kognitiven und das Gedächtnis betreffenden Einbußen einher. Zudem sind Auffälligkeiten in Persönlichkeit und Verhalten keine seltenen Symptome bei Demenzpatienten. Das klinische Bild einzelner Demenzformen kann deutlich variieren. Auch stellen sich die Symptome bei Patienten mit gleicher Diagnose zum Teil sehr heterogen dar. Eine differenzialdiagnostische Abklärung ist entsprechend diffizil. Sie erfordert ein multimethodisches Vorgehen, bei dem diverse körperliche Untersuchungsmethoden (zum Beispiel Blutanalysen) und bildgebende Verfahren zum Einsatz kommen, auch um andere Ursachen der kognitiven Defizite auszuschließen. Die Erstellung eines differenzierten neuropsychologischen Profils liefert ebenfalls wertvolle Hinweise zur Beantwortung differenzialdiagnostischer Fragestellungen, wobei grundsätzlich Faktoren wie zum Beispiel Alter, prämorbides intellektuelles Niveau und Dauer der Symptome berücksichtigt werden müssen, da sie nicht unerheblich die Leistungen in neuropsychologischen Testverfahren beeinflussen.

Trotz der das kognitive Profil betreffenden interindividuellen Unterschiede können einzelne Charakteristika verschiedener Demenzformen heraus gestellt werden.

Bei der AD stehen Gedächtnisminderungen im Vordergrund sowie weitere Defizite in den Bereichen exekutive Funktionen, Aufmerksamkeit, Sprache und visuell-räumliche Fertigkeiten.

Patienten mit LBD haben vorrangig exekutive Einbußen sowie visuokonstruktive und Aufmerksamkeitsstörungen. Hinzu kommen bei der LBD auch visuelle Halluzinationen und Änderungen des Verhaltens/der Persönlichkeit. Die FTD ist primär gekennzeichnet durch exekutive Leistungsminderungen und Persönlichkeitsabweichungen, während bei der SD oder der PA sprachliche Defizite die Kardinalsymptome bilden. Bei Patienten mit Demenz vaskulärer Genese ist die größte Varianz hinsichtlich kognitiver und nicht kognitiver Symptome zu verzeichnen. In Abhängigkeit der Art bzw. des Ortes der Schädigung (zum Beispiel Multiinfarktdemenz, Demenz nach strategischem Infarkt) können globale Einbußen mit oder ohne hohe Fluktuation oder ganz spezifische Defizite auftreten.

Differenzialdiagnostisch sind nicht nur einzelne Demenzformen voneinander abzugrenzen, auch die Unterscheidung von altersadäquaten kognitiven Abbauerscheinungen/leichten kognitiven Störungen und einer demenziellen Erkrankung ist von hoher klinischer Relevanz. Das gleiche betrifft die Abgrenzung von demenziell bedingten Leistungsminderungen von kognitiven Störungen psychiatrischer Ätiologie, von denen die unipolare Depression eine der häufigsten Erkrankungen ist, die zu neuropsychologischen Defiziten führen kann.

10. Literatur

Alzheimer, A. (1906). Über eine eigenartige Erkrankung der Hirnrinde. Paper presented at the 37. Versammlung südwestdeutscher Irrenärzte, Tübingen.

Alzheimer, A. (1907). Über eine eigenartige Erkrankung der Hirnrinde. Allgemeine Zeitschrift für Psychiatrie, 64, 146–148.

American Psychiatric Association (1994). Diagnostic and Statistical Manual of Mental Disorders (4 ed.). Washington DC: Author.

Ashby, F. G., Noble, S., Filoteo, J. V., Waldron, E. M. & Ell, S. W. (2003). Category learning deficits in patients with Parkinson's disease. Neuropsychology, 17, 115–124.

Au, A., Chan, A. S. & Chiu, H. (2003a). Conceptual organization in Alzheimer's dementia. Journal of Clinical and Experimental Neuropsychology, 25, 737–750.

Au, A., Chan, A. S. & Chiu, H. (2003b). Verbal learning in Alzheimer's dementia. Journal of the International Neuropsychological Society, 9, 363–375.

Baillon, S., Muhommad, S., Marudkar, M., Suribhatla, S., Dennis, M., Spreadbury, C., Munro, D. & Lindesay, J. (2003). Neuropsychological performance in Alzheimer's disease and vascular dementia: comparisons in a memory clinic population. International Journal of Geriatric Psychiatry, 18, 602–608.

Ballard, C. G., Jacoby, R., Del Ser, T., Khan, M. N., Munoz, D. G., Holmes, C., Nagy, Z., Perry, E. K., Joachim, C., Jaros, E., O'Brien, J. T., Perry, R. H. & McKeith, I. G. (2004). Neuropathological substrates of psychiatric symptoms in prospectively studied patients with autopsy-confirmed dementia with lewy bodies. American Journal of Psychiatry, 161, 843–849.

Balota, D. A., Cortese, M. J., Duchek, J. M., Adams, D., Roediger, H. L. I., McDermott, K. B. & Yerys, B. E. (1999). Veridical and false memories in healthy older adults and in dementia of the Alzheimer's type. Cognitive Neuropsychology, 16, 361–384.

Barnhofer, T., de Jong-Meyer, R., Kleinpass, A. & Nikesch, S. (2002). Specificity of autobiographical memories in depression: an analysis of retrieval processes in a think-aloud task. British Journal of Clinical Psychology, 41, 411–416.

Bassett, S. S. (1999). Attention: Neuropsychological predictor of competency in Alzheimer's disease. Journal of Geriatric Psychiatry and Neurology, 12, 200–205.

Bayles, K. A. (2003). Effects of working memory deficits on the communicative functioning of Alzheimer's dementia patients. Journal of Communication Disorders, 36, 209–219.

Beatty, W. W., Salmon, D. P., Butters, N., Heindel, W. C. & Granholm, E. L. (1988). Retrograde amnesia in patients with Alzheimer's disease or Huntington's disease. Neurobiology of Aging, 8, 181–186.

Beblo, T. & Herrmann, M. (2000). Neuropsychologische Defizite bei depressiven Störungen. Fortschritte in Neurologie und Psychiatrie, 68, 1–11.

Berg, L. & Morris, J. C. (1994). Diagnosis. In R. D. Terry, R. Katzman & K. L. Bick (Eds.), Alzheimer disease (pp. 9–25). New York: Raven Press.

Bickel, H. (1999). Epidemiologie der Demenzen. In H. Förstl, H. Bickel & A. Kurz (Eds.), Alzheimer Demenz – Grundlagen, Klinik, Therapie (pp. 9–32). Heidelberg: Springer.

Black, S. E. (1999). Can SPECT predict the future for mild cognitive impairment? Canadian Journal of Neurological Sciences, 26, 4–6.
Bondi, M. W., Salmon, D. P. & Butters, N. (1994). Neuropsychological features of memory disorders in Alzheimer disease. In R. D. Terry, R. Katzman & K. L. Bick (Eds.), Alzheimer disease (pp. 41–63). New York: Raven Press.
Bózzola, F. G., Gorelick, P. B. & Freels, S. (1992). Personality changes in Alzheimer's disease. Archives of Neurology, 49, 297–300.
Braak, H. & Braak, E. (1997). Frequency of stages of Alzheimer-related lesions in different age categories. Neurobiology of Aging, 18, 351–357.
Brand, A. N., Jolles, J. & Gispen-de Wied, C. (1992). Recall and recognition memory deficits in depression. Journal of Affective Disorders, 25, 77–86.
Brand, M., Kalbe, E., Fujiwara, E., Huber, M. & Markowitsch, H. J. (2003). Cognitive estimation in patients with probable Alzheimer's disease and alcoholic Korsakoff patients. Neuropsychologia, 41, 575–584.
Brand, M., Labudda, K., Kalbe, E., Hilker, R., Emmans, D., Fuchs, G., Kessler, J. & Markowitsch, H. J. (2004). Decision-making impairments in patients with Parkinson's disease. Behavioural Neurology, 15, 77–85.
Brand, M. & Markowitsch, H. J. (2004). Frontalhirn und Gedächtnis im Alter. Neurogeriatrie, 1, 9–20.
Brandt, J., Leroi, I., O'Hearn, E., Rosenblatt, A. & Margolis, R. L. (2004). Cognitive impairments in cerebellar degeneration: a comparison with Huntington's disease. Journal of Neuropsychiatry and Clinical Neurosciences, 16, 176–184.
Bremner, J. D., Vythilingam, M., Vermetten, E., Nazeer, A., Adil, J., Khan, S., Staib, L. H. & Charney, D. S. (2002). Reduced volume of orbitofrontal cortex in major depression. Biological Psychiatry, 51, 273–279.
Bussmann, C., Sauer, M., Kessler, J., Hautzinger, M. & Markowitsch, H. J. (1988). Wiedererkennensleistung und Funktionsrestitution bei abklingenden depressiven Erkrankungen. Eine Studie mit visueller unilateraler Exposition affektiv getönten Reizmaterials. Zeitschrift für klinische Psychologie, 17, 307–318.
Campbell, S., Marriott, M., Nahmias, C. & MacQueen, G. M. (2004). Lower hippocampal volume in patients suffering from depression: a meta-analysis. American Journal of Psychiatry, 161, 598–607.
Chertkow, H. & Bub, D. (1990). Semantic memory loss in dementia of Alzheimer's type. What do various measures measure? Brain, 113, 397–417.
Chui, H. & Zhang, Q. (1997). Evaluation of dementia: A systematic study of the usefulness of the American Academy of Neurology's practice parameters. Neurology, 49, 925–935.
Crook, T. H., Bartus, R., Ferris, S. H., Whitehouse, P., Cohen, D. D. & Gershon, S. (1986). Age-associated memory impairment: Proposed diagnostic criteria and measures of change. Developmental Neuropsychology, 2, 261–276.
Damasio, H., Grabowski, T., Frank, R., Galaburda, A. M. & Damasio, A. R. (1994). The return of Phineas Gage: Clues about the brain from the skull of a famous patient. Science, 264, 1102–1105.
Darvesh, S. & Freedman, M. (1996). Subcortical dementia: a neurobehavioral approach. Brain and Cognition, 31, 230–249.
Davis, H. S. & Rockwood, K. (2004). Conceptualization of mild cognitive impairment: a review. International Journal of Geriatric Psychiatry, 19, 313–319.
Dawson, D. V., Welsh-Bohmer, K. A. & Siegler, I. C. (2000). Premorbid personality predicts level of rated personality change in patients with Alzheimer disease. Alzheimer Disease and Associated Disorders, 14, 11–19.

de Brito-Marques, P. R., de Mello, R. V. & Montenegro, L. (2003). Nightmares without atonia as an early symptom of diffuse Lewy bodies disease. Arquivos de Neuro-Psiquiatria, 61, 936–941.

de Decker, A., Hermans, D., Raes, F. & Eelen, P. (2003). Autobiographical memory specificity and trauma in inpatient adolescents. Journal of Clinical Child and Adolescent Psychology, 32, 22–31.

Deese, J. (1959). On the prediction of occurence of particular verbal intrusions in immediate recall. Journal of Experimental Psychology, 58, 17–22.

Deweer, B., Ergis, A. M., Fossati, P., Pillon, B., Boller, F., Agid, Y. & Dubois, B. (1994). Explicit memory, procedural learning and lexical priming in Alzheimer's disease. Cortex, 30, 113–126.

Diehl, J., Förstl, H., Jansen, S. & Kurz, A. (2004). Frontotemporale Demenz: Besondere Probleme für die Angehörigen. Zeitschrift für Gerontologie und Geriatrie, 37, 301–306.

Done, D. J. & Hajilou, B. B. (2005). Loss of high-level perceptual knowledge of object structure in DAT. Neuropsychologia, 43, 60–68.

Eustache, F., Piolino, P., Giffard, B., Viader, F., De La Sayette, V., Baron, J. C. & Desgranges, B. (2004).'In the course of time': a PET study of the cerebral substrates of autobiographical amnesia in Alzheimer's disease. Brain, 127, 1549–1560.

Faust, M. E., Balota, D. A. & Multhaup, K. S. (2004). Phonological blocking during picture naming in dementia of the Alzheimer type. Neuropsychology, 18, 526–536.

Folstein, M. F., Folstein, S. E. & McHugh, P. R. (1975).'Mini-Mental-State' – A practical method for grading the cognitive state of patients for the clinician. Journal of Psychiatric Research, 12, 189–198.

Förstl, H. (2004). Altersdemenz. Was gibt's Neues? Extracta Psychiatrica/Neurologica, 11, 10–16.

Garrad, P., Patterson, K., Watson, P. C. & Hodges, J. R. (1998). Category specific semantic loss in dementia of Alzheimer's type. Brain, 121, 633–646.

Gifford, D. R. & Cummings, J. L. (1999). Evaluating dementia screening tests: methodologic standards to rate their performance. Neurology, 52, 224–227.

Gilman, S., Koeppe, R. A., Little, R., An, H., Junck, L., Giordani, B., Persad, C., Heumann, M. & Wernette, K. (2004). Striatal monoamine terminals in Lewy body dementia and Alzheimer's disease. Annals of Neuology, 55, 774–780.

Goldstein, F. C., Green, J., Presley, R. M. & Green, R. C. (1992). Dysnomia in Alzheimer's disease: An evaluation of neurobehavioral subtypes. Brain and Language, 43, 308–322.

Graham, N. L., Emery, T. & Hodges, J. R. (2004). Distinctive cognitive profiles in Alzheimer's disease and subcortical vascular dementia. Journal of Neurology, Neurosurgery, and Psychiatry, 75, 61–71.

Gron, G. & Riepe, M. W. (2004). Neural basis for the cognitive continuum in episodic memory from health to Alzheimer disease. American Journal of Geriatric Psychiatry, 12, 648–652.

Guarch, J., Marcos, T., Salamero, M. & Blesa, R. (2004). Neuropsychological markers of dementia in patients with memory complaints. International Journal of Geriatric Psychiatry, 19, 352–358.

Hamilton, J. M., Salmon, D. P., Galasko, D., Delis, D. C., Hansen, L. A., Masliah, E., Thomas, R. G. & Thal, L. J. (2004). A comparison of episodic memory deficits in neuropathologically-confirmed dementia with Lewy bodies and Alzheimer's disease. Journal of the International Neuropsychological Society, 10, 689–697.

Harlow, J. M. (1848). Passage of an iron rod through the head. Boston Medical and Surgical Journal, 39, 389–393.

Harlow, J. M. (1869). Recovery from the passage of an iron bar through the head. Boston: D. Clapp and Son.

Härting, C., Markowitsch, H. J., Neufeld, H., Calabrese, P., Deisinger, K. & Kessler, J. (2000). Wechsler Gedächtnistest – revidierte Fassung: WMS-R; deutsche Adaptation der revidierten Fassung der Wechsler Memory Scale. Göttingen: Hogrefe.

Hastings, R. S., Parsey, R. V., Oquendo, M. A., Arango, V. & Mann, J. J. (2004). Volumetric analysis of the prefrontal cortex, amygdala, and hippocampus in major depression. Neuropsychology, 29, 952–959.

Heaton, R. K., Chelune, G. J., Talley, J. L., Kay, G. G. & Curtiss, G. (1993). Wisconsin Card Sorting Test manual, revised and expanded. Odessa, FL.: Psychological Assessment Resources, Inc.

Henry, J. D., Crawford, J. R. & Phillips, L. H. (2004). Verbal fluency performance in dementia of the Alzheimer's type: a meta-analysis. Neuropsychologia, 42, 1212–1222.

Herholz, K. (1995). FDG-PET and differential diagnosis of dementia. Alzheimer's Disease and Associated Disorders, 9, 6–16.

Herholz, K. (1997). Diagnostic imaging of dementia in the elderly. Archives of Gerontology and Geriatrics, 25, 5–12.

Herholz, K. (2003). PET studies in dementia. Annals of Nuclear Medicine, 17, 79–89.

Herholz, K., Bauer, B., Wienhard, K., Kracht, L., Mielke, R., Lenz, M. O., Strotmann, T. & Heiss, W. D. (2000). In-vivo measurements of regional acetylcholine esterase activity in degenerative dementia: comparison with blood flow and glucose metabolism. Journal of Neural Transmission, 107, 1457–1468.

Herholz, K. & Heindel, W. (1996). Bildgebende Verfahren. In H. J. Markowitsch (Ed.), Enzyklopädie der Psychologie, Themenbereich C Theorie und Forschung, Serie 1 Biologische Psychologie, Bd. 1 Grundlagen der Neuropsychologie. Göttingen: Hogrefe.

Herholz, K., Salmon, E., Perani, D., Baron, J. C., Holthoff, V., Frolich, L., Schonknecht, P., Ito, K., Mielke, R., Kalbe, E., Zundorf, G., Delbeuck, X., Pelati, O., Anchisi, D., Fazio, F., Kerrouche, N., Desgranges, B., Eustache, F., Beuthien-Baumann, B., Menzel, C., Schroder, J., Kato, T., Arahata, Y., Henze, M. & Heiss, W. D. (2002). Discrimination between Alzheimer dementia and controls by automated analysis of multicenter FDG PET. Neuroimage, 17, 302–316.

Heyder, K., Suchan, B. & Daum, I. (2004). Cortico-subcortical contributions to executive control. Acta Psychologica (Amst), 115, 271–289.

Hirono, N., Mori, E., Ikejiri, Y., Imamura, T., Shimomura, T., Ikeda, M., Yamashita, H., Takatsuki, Y., Tokimasa, A. & Yamadori, A. (1997). Procedural memory in patients with mild Alzheimer's disease. Dementia and Geriatric Cognitive Disorders, 8, 210–216.

Hock, C. & Nitsch, R. M. (2000). Die Alzheimer-Demenz. Praxis, 89, 529–540.

Hodges, J. R., Patterson, K., Oxbury, S. & Funnell, E. (1992). Semantic dementia. Brain, 115, 1783–1806.

Hodges, J. R., Salmon, D. P. & Butters, N. (1991). The nature of naming deficit in Alzheimer's and Huntington's disease. Brain, 114, 1547–1558.

Hodges, J. R., Salmon, D. P. & Butters, N. (1992). Semantic memory impairment in Alzheimer's disease: Failure of access of degraded knowledge. Neuropsychologia, 30, 301–304.

Hughes, C. P., Berg, L., Danziger, W. L., Coben, L. A. & Martin, R. L. (1982). A new clinical scale for the staging of dementia. British Journal of Psychiatry, 140, 566–572.

Ihl, R. & Grass-Kapanke, B. (2000). Test zur Früherkennung von Demenzen mit Depressionsabgrenzung (TFDD). Manual. Norderstedt: BoD GmbH.

Ivanoiu, A., Cooper, J. M., Shanks, M. F. & Venneri, A. (2004). Retrieval of episodic and semantic autobiographical memories in early Alzheimer's disease and semantic dementia. Cortex, 40, 173–175.

Johnson, K. A., Jones, K., Holman, B. L., Becker, J. A., Spiers, P. A., Satlin, A. & Albert, M. S. (1998). Preclinical prediction of Alzheimer's disease using SPECT. Neurology, 50, 1563–1571.

Kalbe, E. & Kessler, J. (2002). Zahlenverarbeitung und Rechenstörungen bei Demenzen. Zeitschrift für Gerontologie und Geriatrie, 35, 88–101.
Kalbe, E., Kessler, J., Calabrese, P., Smith, B., Passmore, P., Brand, M. & Bullock, R. (2004). DemTect: A new sensitive cognitive screening test to support the diagnosis of mild cognitive impairment and early dementia. International Journal of Geriatric Psychiatry, 19, 136–143.
Kalbe, E., Salmon, E., Perani, D., Holthoff, V., Sorbi, S., Elsner, A., Weisenbach, S., Brand, M., Kessler, J., Luedecke, S., Ortelli, P. & Herholz, K. (2005). Anosognosia in very mild Alzheimer's disease but not in mild cognitive impairment. Dementia and Geriatric Cognitive Disorders 19, 349–356.
Kanne, S. M., Balota, D. A., Storandt, M., McKeel, D. W. & Morris, J. C. (1998). Relating anatomy to function in Alzheimer's disease. Neurology, 50, 979–985.
Katzman, R. (1993). Education and the prevalence of dementia and Alzheimer's disease. Neurology, 43, 13–20.
Kazui, H., Hashimoto, M., Hirono, N. & Mori, E. (2003). Nature of personal semantic memory: evidence from Alzheimer's disease. Neuropsychologia, 41, 981–988.
Kern, R. S., van Gorp, W. G., Cummings, J. L., Brown, W. S. & Osato, S. S. (1992). Confabulation in Alzheimer's disease. Brain and Cognition, 19, 172–182.
Kertesz, A. (2003). Pick Complex: an integrative approach to frontotemporal dementia: primary progressive aphasia, corticobasal degeneration, and progressive supranuclear palsy. Neurologist, 9, 311–317.
Kessler, J., Calabrese, P., Kalbe, E. & Berger, F. (2000). DemTect: Ein neues Screening-Verfahren zur Unterstützung der Demenzdiagnostik. Psycho, 26, 343–347.
Kessler, J., Denzler, P. & Markowitsch, H. J. (1999). Demenz-Test (2. Aufl.). Weinheim: Beltz Test GmbH.
Kessler, J. & Kalbe, E. (1996). Written numeral transcoding in patients with Alzheimer's disease. Cortex, 32, 755–761.
Kessler, J. & Kalbe, E. (1997). Gedächtnisstörungen im Alter: Prodrom einer Demenz? In S. Weis & G. Weber (Eds.), Handbuch Morbus Alzheimer. Weinheim: Psychologie Verlags Union.
Kessler, J. & Kalbe, E. (1998). Neuropsychologische und bildgebende Verfahren in der frühen Demenzdiagnostik. Psycho, 24, 732–738.
Kessler, J., Kalbe, E. & Heiss, W.-D. (2003). Sprachstörungen – Phänomenologie, Diagnostik und Therapie der Aphasie. Bremen: Uni-Med.
Kessler, J., Markowitsch, H. J. & Denzler, P. (1990). Der Mini Mental Status Test. Weinheim: Beltz-Test-Verlag.
Khan, F. (2004). Poststroke depression. Australian Family Physician, 33, 831–834.
Kotler-Cope, S. & Camp, C. J. (1995). Anosognosia in Alzheimer disease. Alzheimer Disease and Associated Disorders, 9, 52–56.
Kraepelin, E. (1910). Psychiatrie: Ein Lehrbuch für Studierende und Ärzte. Leipzig: Barth.
Kramer, J. H., Jurik, J., Sha, S. J., Rankin, K. P., Rosen, H. J., Johnson, J. K. & Miller, B. L. (2003). Distinctive neuropsychological patterns in frontotemporal dementia, semantic dementia, and Alzheimer disease. Cognitive and Behavioral Neurology, 16, 211–218.
Krasuski, J. S., Alexander, G. E., Horwitz, B., Daly, E. M., Murphy, D. G., Rapoport, S. I. & Schapiro, M. B. (1998). Volumes of medial temporal lobe structures in patients with Alzheimer's disease and mild cognitive impairment (and in healthy controls). Biological Psychiatry, 43, 60–68.
Kurz, A. (1997). Verlauf der kognitiven Störungen. In S. Weis & G. Weber (Eds.), Handbuch Morbus Alzheimer. Weinheim: Beltz.
Laukka, E. J., Jones, S., Small, B. J., Fratiglioni, L. & Bäckman, L. (2004). Similar patterns of cognitive deficits in the preclinical phases of vascular dementia and Alzheimer's disease. Journal of the International Neuropsychological Society, 10, 382–391.

Lekeu, F., Wojtasik, V., Van der Linden, M. & Salmon, E. (2002). Training early Alzheimer patients to use a mobile phone. Acta Neurologica Belgica, 102, 114–121.

Lemiere, J., Decruyenaere, M., Evers-Kiebooms, G., Vandenbussche, E. & Dom, R. (2004). Cognitive changes in patients with Huntington's disease (HD) and asymptomatic carriers of the HD mutation – a longitudinal follow-up study. Journal of Neurology, 251, 935–942.

Lezak, M. D. (1995). Neuropsychological assessment (3rd ed.). New York: Oxford University Press.

Lezak, M. D., Howieson, D. B. & Loring, D. W. (2004). Neuropsychological assessment (4th ed.). New York: Oxford University Press.

Lindeboom, J. & Weinstein, H. (2004). Neuropsychology of cognitive ageing, minimal cognitive impairment, Alzheimer's disease, and vascular cognitive impairment. European Journal of Pharmacology, 490, 83–86.

Liotti, M. & Mayberg, H. S. (2001). The role of functional neuroimaging in the neuropsychology of depression. Journal of Clinical and Experimental Neuropsychology, 23, 121–136.

Lopez, O. L., Becker, J. T., Somsak, D., Dew, M. A. & DeKosky, S. T. (1994). Awareness of cognitive deficits and anosognosia in probable Alzheimer's disease. European Neurology, 34, 277–282.

Luis, C. A., Loewenstein, D. A., Acevedo, A., Barker, W. W. & Duara, R. (2003). Mild cognitive impairment: directions for future research. Neurology, 61, 438–444.

Markowitsch, H. J. (2000). Memory and amnesia. In M.-M. Mesulam (Ed.), Principles of behavioral and cognitive neurology (pp. 257–293). New York: Oxford University Press.

Markowitsch, H. J. (2002). Dem Gedächtnis auf der Spur: Vom Erinnern und Vergessen. Darmstadt: PRIMUS-Verlag.

Markowitsch, H. J. (2003). Psychogenic amnesia. NeuroImage, 20, S132-S138.

Markowitsch, H. J., Brand, M. & Reinkemeier, M. (2004). Neuropsychologische Aspekte des Alterns. In S.-H. Fillip & U. M. Staudinger (Eds.), Enzyklopädie der Psychologie: Themenbereich C/V/6, Entwicklungspsychologie des mittleren und höheren Erwachsenenalters (pp. 79–122). Göttingen: Hogrefe.

Markowitsch, H. J. & Kessler, J. (2000). Massive impairment in executive functions with partial preservation of other cognitive functions: the case of a young patient with severe degeneration of the prefrontal cortex. Experimental Brain Research, 133, 94–102.

Marson, D. & Harrell, L. (1999). Executive dysfunction and loss of capacity to consent to medical treatment in patients with Alzheimer's disease. Seminars in Clinical Neuropsychiatry, 4, 41–49.

McKeith, I. G. (2004). Dementia in Parkinson's disease: common and treatable. Lancet Neurology, 16, 456.

McKeith, I. G., Galasko, D., Kosaka, K., Perry, E. K., Dickson, D. W., Hansen, L. A., Salmon, D. P., Lowe, J., Mirra, S. S., Byrne, E. J., Lennox, G., Quinn, N. P., Edwardson, J. A., Ince, P. G., Bergeron, C., Burns, A., Miller, B. L., Lovestone, S., Collerton, D., Jansen, E. N., Ballard, C., de Vos, R. A., Wilcock, G. K., Jellinger, K. A. & Perry, R. H. (1996). Consensus guidelines for the clinical and pathologic diagnosis of dementia with Lewy bodies (DLB): report of the consortium on DLB international workshop. Neurology, 47, 1113–1124.

McKeith, I. G. & Mosimann, U. P. (2004). Dementia with Lewy bodies and Parkinson's disease. Parkinsonism and Related Disorders, 10 (Suppl. 1), S15-S18.

McKelvey, R., Bergman, H., Stern, J., Rush, C., Zahirney, G. & Chertkow, H. (1999). Lack of prognostic significance of SPECT abnormalities in non-demented elderly subjects with memory loss. Canadian Journal of Neurological Sciences, 26, 23–28.

McKhann, G., Drachman, D., Folstein, M., Katzman, R., Price, D. & Stadlan, E. M. (1984). Clinical diagnosis of Alzheimer's disease: Report of the NINCDS-ADRDA work group under the auspices of department of health and human services task force on Alzheimer's diesease. Neurology, 34, 939–944.

McPherson, S. E. & Cummings, J. L. (1996). Neuropsychological aspects of vascular dementia. Brain, 31, 269–282.

McShane, R. H., Nagy, Z., Esiri, M. M., King, E., Joachim, C., Sullivan, N. & Smith, A. D. (2001). Anosmia in dementia is associated with Lewy bodies rather than Alzheimer's pathology. Journal of Neurology, Neurosurgery, and Psychiatry, 70, 739–743.

Mielke, R., Herholz, K., Grond, M., Kessler, J. & Heiss, W. D. (1994). Clinical deterioration in probable Alzheimer's disease correlates with progressive metabolic impairment of association areas. Dementia, 5, 36–41.

Mielke, R. & Kessler, J. (1997). Alterskorrelierte und genetisch basierte Hirnkrankheiten. In H. J. Markowitsch (Ed.), Enzyklopädie der Psychologie: Themenbereich C Theorie und Forschung, Serie I Biologische Psychologie, Band 2 Klinische Neuropsychologie (pp. 897–967). Göttingen: Hogrefe.

Mielke, R., Strohmeier, M., Nekic, M., Bamborschke, S., Behrendt, J. & Heiss, W. D. (2000). Improved diagnostic discrimination of patients with Alzheimer's disease and vascular dementia using Tau and Beta-Amyloid (1–42) levels in CSF. Neurobiology of Aging, 21 (Suppl. 1), S227.

Monsch, A. U. & Thalmann, B. (1997). The Consortium to Establish a Registry for Alzheimer's Disease (CERAD). Testbatterie. Basel: Eigendruck.

Morris, R. G. (1996). The cognitive neuropsychology of Alzheimer type dementia. Oxford: Oxford University Press.

Naismith, S. L., Hickie, I. B., Turner, K., Little, C. L., Winter, V., Ward, P. B., Wilhelm, K., Mitchell, P. & Parker, G. (2003). Neuropsychological performance in patients with depression is associated with clinical, etiological and genetic risk factors. Journal of Clinical and Experimental Neuropsychology, 25, 866–877.

Neary, D., Snowden, J. S., Gustafson, L., Passant, U., Stuss, D., Black, S., Freedman, M., Kertesz, A., Robert, P. H., Albert, M., Boone, K., Miller, B. L., Cummings, J. & Benson, D. F. (1998). Frontotemporal lobar degeneration: a consensus on clinical diagnostic criteria. Neurology, 51, 1546–1554.

Nedjam, Z., Dalla Barba, G. & Pillon, B. (2000). Confabulation in a patient with fronto-temporal dementia and a patient with Alzheimer's disease. Cortex, 36, 561–577.

Nelson, H. E. (1976). A modified card sorting test sensitive to frontal lobe defects. Cortex, 12, 313–324.

Oswald, W. D. & Fleischmann, U. M. (1997). Das Nürnberger-Alters-Inventar. Göttingen: Hogrefe.

Paolo, A. M., Axelrod, B. N., Troster, A. I., Blackwell, K. T. & Koller, W. C. (1996). Utility of a Wisconsin Card Sorting Test short form in persons with Alzheimer's and Parkinson's disease. Journal of Clinical and Experimental Neuropsychology, 18, 892–897.

Parasuraman, R. & Martin, A. (1994). Cognition in Alzheimer's disease: Disorders of attention and semantic knowledge. Current Opinion in Neurobiology, 4, 237–244.

Perry, R. J. & Hodges, J. R. (1999). Attention and executive deficits in Alzheimer's disease. A critical review. Brain, 122, 383–404.

Perry, R. J., Watson, P. & Hodges, J. R. (2000). The nature and staging of attention dysfunction in early (minimal an mild) Alzheimer's disease: Relationship to episodic and semantic memory impairment. Neuropsychologia, 38, 252–271.

Petersen, R. C., Doody, R., Kurz, A., Mohs, R. C., Morris, J. C., Rabins, P. V., Ritchie, K., Rossor, M., Thal, L. & Winblad, B. (2001). Current concepts in mild cognitive impairment. Archives of Neurology, 58, 1985–1992.

Petersen, R. C., Smith, G. E., Waring, S. C., Ivnik, R. J., Tangalos, E. G. & Kokmen, E. (1999). Mild cognitive impairment: Clinical characterization and outcome. Archives of Neurology, 56, 303–308.
Piolino, P., Desgranges, B., Belliard, S., Matuszewski, V., Lalevee, C., De la Sayette, V. & Eustache, F. (2003). Autobiographical memory and autonoetic consciousness: triple dissociation in neurodegenerative diseases. Brain, 126, 2203–2219.
Press, D. Z., Mechanic, D. J., Tarsy, D. & Monoach, D. S. (2002). Cognitive slowing in Parkinson's disease resolves after practice. Journal of Neurology, Neurosurgery, and Psychiatry, 73, 524–528.
Radanovic, M., Rosemberg, S., Adas, R., Miranda, S. C., Caramelli, P., Caixeta, L. & Nitrini, R. (2003). Frontotemporal dementia with severe thalamic involvement: a clinical and neuropathological study. Arquivos de Neuro-Psiquiatria, 61, 930–935.
Reed, B. R., Jagust, W. J. & Coulter, L. (1993). Anosognosia in Alzheimer's disease: Relationship to depression, cognitive function, and cerebral perfusion. Journal of Clinical and Experimental Neuropsychology, 15, 231–244.
Reiman, E. M. & Caselli, R. J. (1999). Alzheimer's disease. Maturitas, 31, 185–200.
Reisberg, B., Ferris, S. H., de Leon, M. J. & Crook, T. (1982). The global deterioration scale for assessment of primary degenerative dementia. American Journal of Psychiatry, 139, 1136–1139.
Ribot, T. (1892). Diseases of memory. New York: D. Appleton and Co.
Rickert, E. J., Duke, L. W., Putzke, J. D., Marson, D. C. & Graham, K. (1998). Early stage Alzheimer's disease disrupts encoding of contextual information. Aging, Neuropsychology, and Cognition, 5, 73–81.
Ridderinkhof, K. R., Span, M. M. & van der Molen, M. W. (2002). Perseverative behavior and adaptive control in older adults: performance monitoring, rule induction, and set shifting. Brain and Cognition, 49, 382–401.
Robbins, T. W., Elliott, R. & Sahakian, B. J. (1996). Neuropsychology – dementia and affective disorders. British Medical Bulletin, 52, 627–643.
Rockwood, K. (2002). Vascular cognitive impairment and vascular dementia. Journal of the Neurological Sciences, 203–204, 23–27.
Roman, G. C., Tatemichi, T. K., Erkinjuntti, T., Cummings, J. L., Masdeu, J. C., Garcia, J. H., Amaducci, L., Brun, A., Hofman, A., Moody, D. M., O'Brien, M. D., Yamaguchi, T., Grafman, J., Drayer, B. P., Bennett, D. A., Fisher, M., Ogata, J., Kokmen, E., Bermejo, F., Wolf, P. A., Gorelick, P. B., Bick, K. L., Pajeau, A. K., Bell, M. A., DeCarli, C., Culebras, A., Korczyn, A. D., Bogousslavsky, J., Hartmann, A. & Scheinberg, P. (1993). Vascular dementia: diagnostic criteria for research studies. Report of the NINDS-AIREN International Workshop. Neurology, 43, 250–260.
Rosen, J. T. (1990). 'Age-associated memory impairment': A critique. European Journal of Cognitive Psychology, 2, 275–287.
Rosen, W. G., Mohs, R. C. & Davis, K. L. (1984). A new rating scale for Alzheimer's disease. American Journal of Psychiatry, 141, 1356–1364.
Rosen, W. G., Terry, R. D., Fuld, P. A., Katzman, R. & Peck, A. (1980). Pathological verification of ischemic score in differentiation of dementias. Annals of Neuology, 7, 486–488.
Rosenstein, L. D. (1998). Differential diagnosis of the major progressive dementias and depression in middle and late adulthood: a summary of the literature of the early 1990s. Neuropsychology Review, 8, 109–167.
Royet, J. P., Croisile, B., Williamson-Vasta, R., Hibert, O., Serclerat, D. & Guerin, J. (2001). Rating of different olfactory judgements in Alzheimer's disease. Chemical Senses, 26, 409–417.
Schnider, A. (2001). Spontaneous confabulation, reality monitoring, and the limbic system–a review. Brain Research Reviews, 36, 150–160.

Schnider, A., Ptak, R., von Daniken, C. & Remonda, L. (2000). Recovery from spontaneous confabulations parallels recovery of temporal confusion in memory. Neurology, 55, 74–83.

Simard, M., van Reekum, R., Myran, D., Panisset, M., Cohen, T., Freedman, M., Black, S. & Suvajac, B. (2002). Differential memory impairment in dementia with Lewy bodies and Alzheimer's disease. Brain and Cognition, 49, 244–249.

Skoog, I., Nilsson, L., Palmertz, B., Andreasson, L. A. & Svanborg, A. (1993). A population-based study of dementia in 85-year-olds. New England Journal of Medicine, 328, 153–158.

Snowdon, D. A., Greiner, L. H., Mortimer, J. A., Riley, K. P., Greiner, P. A. & Markesbery, W. R. (1997). Brain infarction and the clinical expression of Alzheimer disease. The Nun Study. Journal of the American Medical Association, 277, 813–817.

Solomon, P. R., Hirschoff, A., Kelly, B., Relin, M., Brush, M., DeVeaux, R. D. & Pendlebury, W. W. (1998). A 7 minute neurocognitive screening battery highly sensitive to Alzheimer's disease. Archives of Neurology, 55, 349–355.

Sommers, M. S. & Huff, L. M. (2003). The effects of age and dementia of the Alzheimer's type on phonological false memories. Psychology and Aging, 18, 791–806.

Spaan, P. E., Raaijmakers, J. G. & Jonker, C. (2003). Alzheimer's disease versus normal ageing: a review of the efficiency of clinical and experimental memory measures. Journal of Clinical and Experimental Neuropsychology, 25, 216–233.

Spreen, O. & Strauss, E. (1998). A compendium of neuropsychological tests (2nd ed.). New York: Oxford University Press.

Starkstein, S. E., Sabe, L., Chemerinski, E., Jason, L. & Leiguarda, R. (1996). Two domains of anosognosia in Alzheimer's disease. Journal of Neurology, Neurosurgery, and Psychiatry, 61, 485–490.

Starkstein, S. E., Sabe, L., Cuerva, A. G., Kuzis, G. & Leiguarda, R. (1997). Anosognosia and procedural learning in Alzheimer's disease. Neuropsychiatry, Neuropsychology, and Behavioral Neurology, 10, 96–101.

Tallberg, I. M. & Almkvist, O. (2001). Confabulation and memory in patients with Alzheimer's disease. Journal of Clinical and Experimental Neuropsychology, 23, 172–184.

Terry, R. D., Masliah, E., Salmon, D. P., Butters, N., Deteresa, R., Hill, R., Hansen, L. A. & Katzman, R. (1991). Physical basis of cognitive alterations in Alzheimer's disease – synapse loss is the major correlate of cognitive impairment. Annals of Neurology, 30, 572–580.

Thöne-Otto, A. & Markowitsch, H. J. (2004). Gedächtnisstörungen nach Hirnschäden. Göttingen: Hogrefe.

Uekermann, J., Daum, I., Peters, S., Wiebel, B., Przuntek, H. & Muller, T. (2003). Depressed mood and executive dysfunction in early Parkinson's disease. Acta Neurologica Scandinavica, 107, 341–348.

von Stockert, F. G. (1932). Subcorticale Demenz. Archives of Psychiatry, 97, 77–100.

Wallin, A. & Blennow, K. (1996). Clinical subgroups of the Alzheimer syndrome. Acta Neurologica Scandinavica, 93(Suppl. 165), 51–57.

Watson, J. M., Balota, D. A. & Sergent-Marshall, S. D. (2001). Semantic, phonological, and hybrid veridical and false memories in healthy older adults and in individuals with dementia of the Alzheimer type. Neuropsychology, 15, 254–267.

Wechsler, D. (1981). Wechsler Adult Intelligence Scale-Revised. San Antonio: The Psychological Corporation.

Welsh, K., Butters, N., Hughes, J., Mohs, R. & Heyman, A. (1991). Detection of abnormal memory decline in mild cases of Alzheimer's disease using CERAD neuropsychological measures. Archives of Neurology, 48, 278–281.

Welsh, K., Butters, N., Hughes, J., Mohs, R. & Heyman, A. (1992). Detection and staging of dementia in Alzheimer's disease: Use of the neuropsychological measures developed for the

Consortium to Establish a Registry for Alzheimer's Disease (CERAD). Archives of Neurology, 49, 448–452.

White, D. A. & Murphy, C. F. (1998). Working memory for nonverbal auditory information in dementia of the Alzheimer type. Archives of Clinical Neuropsychology, 13, 339–347.

Williams, J. M. G. (1996). Depression and the specificity of autobiographcial memory. In D. C. Rubin (Ed.), Remembering our past (pp. 244–267). New York, NY: Cambridge University Press.

Willis, S. L., Allen-Burge, R., Dolan, M. M., Bertrand, R. M., Yesavage, J. & Taylor, J. L. (1998). Everyday problem solving among individuals with Alzheimer's disease. Gerontologist, 38, 569–577.

Wolf, H., Grunwald, M., Ecke, G. M., Zedlick, D., Bettin, S., Dannenberg, C., Dietrich, J., Eschrich, K., Arendt, T. & Gertz, H. J. (1998). The prognosis of mild cognitive impairment in the elderly. Journal of Neural Transmission, 54 (Suppl.), 31–50.

World-Health-Organization. (1994). International Statistical Classification of Diseases and Health Related Problems, Tenth Version (ICD-10) (Vol. 3). Geneva: Author.

Yuspeh, R. L., Vanderploeg, R. D., Crowell, T. A. & Mullan, M. (2002). Differences in executive functioning between Alzheimer's disease and subcortical ischemic vascular dementia. Journal of Clinical and Experimental Neuropsychology, 24, 745–754.

Zaudig, M. (1997). Die 'Senile Demenz vom Lewy-Körperchen-Typ' (SDLT). Psycho, 23, 84–93.

Anhang

Gängige Screeningverfahren, Testbatterien, Funktionstests und Beurteilungsskalen zur Demenzdiagnose (aus Platzgründen wird auf die jeweiligen Quellenangaben verzichtet. Übersichten und genauere Beschreibungen der Testverfahren finden sich z. B. in Lezak, 1995; Lezak, Howieson & Loring, 2004; Mielke & Kessler, 1997; Spreen & Strauss, 1998).

Screeningverfahren Kurzbezeichnung	Name	Inhalt	Interpretation
MMST	Mini-Mental-Status-Test	Zur Erfassung von • Orientierung zu Raum, Zeit und Person • Nachsprechen/Kurzzeitgedächtnis • Kopfrechnen/Arbeitsgedächtnis • Merkfähigkeit • Benennen • Handlungsanweisungen folgen • Praxie • Lesen und Schreiben • Visuokonstruktion	Maximale Punktzahl: 30 Je nach intellektuellem Ausgangsniveau Demenzverdacht ab $\leq$ 24 bzw. 26 Punkte
DemTect		Zur Erfassung von • kurz- und mittelfristigem verbalem Gedächtnis • Sprache • Zahlenverarbeitung • Verbaler Flüssigkeit • Arbeitsgedächtnis	Alterskorrigierte transformierte Gesamtwerte (maximal 18 Punkte). > 12 Punkte = altersgemäße kognitive Leistung 8–12 Punkte = kognitive Beeinträchtigung < 8 Punkte = Demenzverdacht
KMS	Kognitives Minimal Screening	Eine reduzierte Version des MMST und zwei weiteren Items zur Merk- und Erinnerungsfähigkeit sowie eine Wortflüssigkeitsaufgabe.	Maximale Punktzahl: >26 (abhängig von der Leistung in der Wortflüssigkeitsaufgabe) Demenzverdacht: Punkte zwischen 13–17 > 18 Punkte = kein Demenzverdacht
TFDD	Test zur Früherkennung von Demenzen mit Depressionsabgrenzung	Zur Abgrenzung von Depression und Demenz. Besteht aus einem Demenz- und einem Depressionsteil mit je 11 Fragen.	Maximale Punktzahl: 50 im Demenzscreening, 20 im Depressionsscreening Demenzverdacht: $\geq$ 35 Punkte Depressionsverdacht: > 8 Punkte
AKT	Alters-Konzentrations-Test	An Personen höheren Lebensalters adaptierter Durchstreichtest zur Beobachtung des kurzfristigen und längerfristigen Konzentrationsverlaufs, zur Beurteilung von Therapieeffekten und zur Diagnose von Abbausyndromen.	Altersabhängige Auswertung für Zeit, richtige Antworten und Fehlerprozente.

Screeningverfahren Kurzbezeichnung	Name	Inhalt	Interpretation
Testbatterien zur Demenzdiagnostik			
NAI	Nürnberger Altersinventar	Verschiedene Ratingskalen zur Erfassung der Persönlichkeit, täglicher Aktivitäten und Verrichtungen, der subjektiven somatischen, psychologischen und kognitiven Selbsteinschätzung sowie des subjektiv -erlebten Alterns. Zur Erfassung kognitiver Fähigkeiten liegen folgende Subtests vor: Zahlennachsprechen, Zahlensymboltest, Mosaiktest, Labyrinthtest, Benton-Test und eine modifizierte Form des Trail Making Tests (vgl. TMT).	Auswertung der Subtests in C-Werten und Prozenträngen (teilweise in verschiedenen Altersgruppen).
MDRS	Mattis Dementia Rating Scale	Enthält hierarchisch geordnete Items zu den Subskalen Aufmerksamkeit, Antrieb und Perseveration, Begriffsbildung und Gedächtnis.	Maximaler Punktwert: 144 Demenzverdacht: 123 Punkte
ADAS-cog	Alzheimer's Disease Assessment Scale – Cognitive Subscale	11 Items zu folgenden Bereichen • Orientierung • Sprache • Merkfähigkeit • Auffassungsgabe • Visuomotorik • praktische Fähigkeiten	Maximale Fehlerpunkte: 70
CAMDEX	Cambridge Examination for Mental Disorders	Klinisches Interview mit dem Patienten, Interview mit Angehörigen und kognitive Testbatterie (CAMCOG). CAMCOG enthält 14 Items aus dem MMST und 43 weitere Items zu verschiedenen anderen kognitiven Funktionen.	Maximale Punktzahl bei CAMCOG: 106 Demenzverdacht: $\leq$ 80 Punkte
CERAD	Consortium to Establish a Registry for Alzheimer's Disease	Zur Erfassung kognitiver Defizite bei Dementen. Bestehend aus 7 Untertests (MMST, Wortflüssigkeit, Modified Boston Naming Test, konstruktive Praxis, Lernen, Wiedergabe und Wiedererkennen einer Wortliste)	Rohwerte der einzelnen Untertests können in alters- und bildungskorrigierte z-Werte transformiert werden.
D-T	Demenztest	Zur Erfassung alterskorrelierter Abbauerscheinungen und zur Differenzierung dementieller Erkrankungen. Enthält ein Screening zur prämorbiden Intelligenzeinschätzung, den	Auswertung auf Skalenebene, Vergleich mit Referenzkollektiv.

Screeningverfahren Kurzbezeichnung	Name	Inhalt	Interpretation
		MMST, einen Gedächtnistest, die Supermarktaufgabe, Fragen zur ideatorischen und ideomotorischen Apraxie sowie zur Orientierung. Zusätzlich steht für nicht testbare Probanden eine Fremdbeurteilungsskala für verschiedene kognitive und mnestische Leistungen zur Verfügung.	

Funktionstests

GEDÄCHTNIS: WMS-R	Wechsler-Memory-Scale – Revised	14 Untertests zur Erfassung • des verbalen Gedächtnisses • des visuellen Gedächtnisses • der verzögerten Gedächtnisleistung • der Aufmerksamkeit/Konzentration	Wie bei IQ-Werten (Mittelwert = 100, Standardabweichung = 15) wird ein allgemeiner Gedächtnisindex gebildet, der sich aus den Indices der Subtests zusammensetzt.
Memo-Test		Zur Erfassung der verbalen Lern- und Merkfähigkeit. In 5 Durchgängen müssen 10 unzusammenhängende Worte reproduziert werden. Nicht wiedergegebene Worte werden in einem weiteren Versuchsdurchgang selektiv wiederholt. Nach 15 Minuten erfolgt ein verzögerter Abruf	Unterdurchschnittliche Werte in der direkten Abfrage: Mittelwert aller Durchgänge < 6 Unterdurchschnittliche Werte in der verzögerten Abfrage < 5
CVLT	California Verbal Learning Test	Zur Erfassung der verbalen Lern- und Merkfähigkeit. Eine Liste mit 16 Worten, die vier Kategorien zugeordnet werden können, soll wiedergegeben werden (fünf Lerndurchgänge). Zur Erfassung der Interferenzanfälligkeit wird eine Interferenzliste zum Lernen vorgegeben. Verschiedene Gedächtnisparameter können ausgewertet werden (z. B. Lernleistung, freier Abruf, Abruf mit Hinweisreizen, Verzögerter Abruf).	Bildungs- und alterskorrigierte Auswertung in Prozenträngen und T-Werten.
VLMT	Verbaler Lern- und Merkfähigkeitstest	Zur Erfassung der verbalen Lern- und Merkfähigkeit. Eine Liste mit 15 semantisch unabhängigen Worten soll wiedergegeben werden (5 Lerndurchgänge).	Leistungs- und Fehlerscores werden alterskorrigiert in Prozentränge transformiert.

Screeningverfahren Kurzbezeichnung	Name	Inhalt	Interpretation
		Zur Erfassung der Interferenzanfälligkeit wird eine Interferenzliste zum Lernen vorgegeben. Verschiedene Gedächtnisparameter können ausgewertet werden (z. B. Lernleistung, Wiedererkennensleistung, direkter und verzögerter Abruf).	
CFT	Complex Figure Test	Zur Erfassung visuokonstruktiver Leistungen und des figuralen Gedächtnisses. Dem Probanden wird im ersten Durchgang eine komplexe geometrische Figur vorgelegt, die er abzeichnen soll. Nach 30 Minuten soll der Proband die Figur ohne vorherige Ankündigung frei aus dem Gedächtnis abzeichnen.	Maximale Punktzahl: 36 Anhand der Mittelwerte und Standardabweichungen einer Normierungsgruppe erfolgt die Interpretation des Rohwerts in Abhängigkeit des Alters.
SPRACHE: AAT	Aachener Aphasie Test	Besteht aus Aufgaben zur Erfassung von Störungen beim • Nachsprechen • Lesen und Schreiben • Benennen • Sprachverständnis Zur Abgrenzung von nicht-aphasischen Störungen wird der Token-Test verwendet.	Differenzierung der Störung in globale, Wernicke-, Broca- und amnestische Aphasie. Identifizierung von modalitätsspezifischen Sprachstörungen, Schweregradbestimmung und Beschreibung der Störung auf verschiedenen Verarbeitungsebenen (Phonologie, Lexikon, Syntax, Semantik).
ACL	Aphasie Check Liste	Zur Erfassung verschiedener sprachlicher Leistungen • automatische Sprache • Sprachverständnis • Benennen/Wortgenerierung • Schriftsprache • Nachsprechen • Rating der Kommunikationsfähigkeit • Verarbeitung von Pseudowörtern • Zahlenverarbeitung Zusätzlich enthält die ACL ein neuropsychologisches Screening.	Maximale Punktzahl: 148 Punkte < 135 deuten auf eine aphasische Störung hin. Keine Syndromzuordnung, aber Profil mit Schweregradeinteilung bei allen untersuchten Leistungen.
FAS-Test		Zur Erfassung der formal-lexikalischen Wortflüssigkeit.	Umrechnung der Rohwerte in alters- und bildungskorrigierte Prozentränge.

Screeningverfahren Kurzbezeichnung	Name	Inhalt	Interpretation
		Der Patient soll jeweils eine Minute lang Wörter nennen, die mit den Buchstaben F, A und S beginnen.	
EXEKUTIVE FUNKTIONEN: UT	Uhrentest	Zur Erfassung von problemlösendem Denken und visuokonstruktiven Leistungen Der Patient wird aufgefordert, Uhren, die bestimmte Uhrzeiten anzeigen, zu zeichnen.	Keine einheitlichen objektiven Kriterien; Verhaltensbeobachtung ist wichtig.
TMT	Trail Making Test	Der TMT besteht aus zwei Teilen; in Teil A soll der Patient Zahlen, die sich ungeordnet auf einem Blatt befinden, der Reihe nach miteinander verbinden (zur Erfassung der Informationsverabeitungsgeschwindigkeit). In Teil B, sollen Zahlen und Buchstaben alternierend miteinander verbunden werden (zur Erfassung der kognitiven Flexibilität).	Auswertung der Bearbeitungszeit erfolgt in alterskorrigierte Prozentränge.
TKS	Test zum kognitiven Schätzen	Zur Erfassung der Fähigkeit, numerische Schätzungen auf den Dimensionen Größe, Gewicht, Anzahl und Zeit vorzunehmen.	Maximale Punktzahl: 16 ≥ 11 Punkte = keine Beeinträchtigung 8–10 Punkte = leichte Beeinträchtigung 0–7 Punkte = deutliche Beeinträchtigung
Affekt- und Verhaltensskalen			
ADAS-noncog		Beurteilung 10 nicht-kognitiver Merkmale (Tremor, Umherlaufen, motorische Unruhe, Weinen, Depression, Wahn, Halluzinationen, Appetit, Konzentration und Kooperation).	Maximale Punktzahl: 50
BDI	Beck-Depressions-Inventar	Zur Erfassung von Depressionstendenzen. Dem Patienten werden 21 Aussagen zu verschiedenen Depressionssymptomen vorgelegt, anhand derer er sich selbst einschätzen soll.	Maximale Punktzahl: 63 < 12 Punkte = keine Depression 12–18 Punkte = Depressionsverdacht
HAMD	Hamilton-Depressions-Skala	Fremdbeurteilungsskala zur quantifizierten Beurteilung depressiver	Maximale Punktzahl: 61 ≤ 17 Punkte = keine Depression

Screeningverfahren Kurzbezeichnung	Name	Inhalt	Interpretation
		Symptomatik anhand 21 Symptomen.	> 17 Punkte = leichte Depression
GDS	Geriatric Depression-Scale	Standardversion mit 30 Fragen zu depressiven Symptomen.	Maximale Punktzahl: 30 $\geq$ 11 Punkte sprechen für Depression
EVA	Explorationsmodul Verhaltensanalyse	Screeningtest mit 6 Items zur Frühdiagnose von Verhaltensauffälligkeiten bei über 60-Jährigen.	Antwortet der Patient auf mindestens 2 Fragen mit Ja, liegt wahrscheinlich eine relevante Verhaltensstörung vor.
NOSGER	Nurses' Observation Scale for Geriatric Patients	Fremdbeurteilungsbogen mit 30 Fragen für Angehörige von Demenzpatienten über • Alltagsaktivitäten • Fähigkeiten zur Selbstversorgung • Gedächtnisleistung • Stimmung • Sozialverhalten	Cutoff-Werte für Subskalen Totalwertbestimmung: Gesunde/zuhause < 60 Punkte = nicht pathologisch; Gesunde/im Heim < 75 = nicht pathologisch.

Teil 2: Demenz als Krankheit und Diagnose: Mentale Repräsentationen und Einstellungen

Hans Rudolf Schelling

1. Einleitung

Demenzkrankheiten haben nicht nur biologische, medizinische, pflegewissenschaftliche, neuro- und kognitionspsychologische, sondern auch sozialpsychologische Bezüge. Im Folgenden sollen mentale Repräsentationen von und Einstellungen zu Demenzkrankheiten im Allgemeinen, Menschen mit Demenz und diversen Aspekten der Diagnose, Therapie und Pflege dargestellt werden. Einstellungen zur Krankheit und zu den davon betroffenen Menschen haben Ursachen und Folgen, deren Feststellung praktische Konsequenzen bezüglich Information über Demenz und Interventionen zur Verbesserung der Lebensqualität mit Demenz nach sich ziehen können.

Unter mentalen Repräsentationen verstehen wir subjektive, interne «Bilder» und «Modelle» einer Person, einer Gruppe, eines Gegenstands, Sachverhalts oder Ereignisses (vgl. Johnson-Laird, 1983). Solche Repräsentationen sind zu einem erheblichen Teil sozial «konstruiert», hängen also von früheren oder aktuellen Erfahrungen, Wahrnehmungen und Einflussnahmen im sozialen und kulturellen Kontext ab (für einen Überblick zu sozialer Kognition im und zum Alter siehe Blanchard-Fields, 1996).

Einstellungen sind überdauernde positive oder negative Bewertungen dieser mental repräsentierten Objekte. Häufig werden Einstellungen in eine kognitive (Überzeugungen), affektive (bewertende Emotionen) und konative (verhaltensbezogene) Komponente unterteilt. Die praktische Bedeutung, die Einstellungen zugemessen wird, ergibt sich aus der Tatsache, dass sie das Verhalten beeinflussen (Stahlberg & Frey, 1996). Die Verknüpfung zwischen Einstellungen und (geplantem) Verhalten erfolgt über die Verhaltensabsicht, die zudem von subjektiven Normen, sozialen Erwartungen und spezifischen Kontrollüberzeugungen hinsichtlich des Verhaltens abhängig ist (Ajzen, 1988, 1991).

In diesem Kapitel werden folgende Fragen behandelt:

- Welche Vorstellungen und Einstellungen haben die allgemeine Öffentlichkeit, Menschen mit Demenz, Angehörige, medizinisches und Pflegepersonal zu Demenzkrankheiten?
- Wie werden betroffene Personen wahrgenommen, bewertet und behandelt, findet eine Stigmatisierung statt?

- Welche Auswirkungen haben Selbst- und Fremdbilder auf den Krankheitsverlauf, die kognitive Leistung, das emotionale Wohlbefinden, die Lebensqualität und die Suizidgefährdung?
- Wie denken Fachpersonen, pflegende Angehörigen und Menschen mit Demenz über die Offenlegung der Demenzdiagnose? Welche Argumente für oder gegen die Offenlegung gibt es? Welche Wirkungen werden ihr zugeschrieben?

2. Generelle Repräsentationen und Einstellungen: Alter(n) und Demenz

Einstellungen – insbesondere negativ gefärbte Vorurteile – gegenüber alten Menschen werden in der Gerontologie seit längerem diskutiert und untersucht. Robert Butler führte 1969 den Begriff «Ageism» für eine generalisierte negative Sichtweise des Alternsprozesses und alter Menschen ein (Butler, 1969), Ursula Lehr beschrieb in ihrem 1972 erstmals erschienenen Lehrbuch der Psychologie des Alterns ein angeblich dominantes «Defizitmodell» des Alterns (Lehr, 2003). Seither hat sich der Begriff – im deutschen Sprachraum meist neutraler als «Altersbild» gefasst – differenziert, wurde aber weit weniger als etwa Rassismus und Sexismus zum Ausgangspunkt einer politisch gestützten Forschungstradition (Nelson, 2002a). Neuere Studien zeigen, dass das «Ageism»-Konzept nicht nur theoretisch inkonsistent ist, sondern auch empirisch im Sinne gesellschaftlich vorherrschender Vorurteile gegenüber alten Menschen, verbunden mit sozialer Diskriminierung und benachteiligenden politischen und institutionellen Praktiken, als widerlegt gelten kann (Schmitt, 2004b). Gleichwohl gibt es falsche stereotype Überzeugungen und darauf basierende negative Einstellungen zum Alter und zum Altern, die unerwünschte Folgen nach sich ziehen (für eine aktuelle Übersicht siehe Nelson, 2002b). Während in Befragungsstudien sowohl alte als auch junge Menschen überwiegend differenzierte Meinungen über das Altern und alte Menschen äussern (Roux, Gobet, Clémence & Höpflinger, 1996; Schmitt, 2004b), scheinen insbesondere implizite Altersstereotypen einen erheblichen Einfluss auf den Verlauf des eigenen Alterns bezüglich kognitiver, psychischer und physischer Leistungsfähigkeit zu haben: Implizite Altersstereotypen werden mit dem eigenen Altern vermehrt auf sich selber bezogen und wirken sich als «self-fulfilling prophecy» auf die Entstehung funktionaler Defizite, sogar auf den Zeitpunkt des Todes aus (Levy, 2003; Levy & Banaji, 2002). Umgekehrt kann sich eine negative Entwicklung der Gesundheit und der Leistungsfähigkeit in einer – mit zunehmendem Alter forcierten – negativen Veränderung der Einstellungen zum (eigenen) Altern niederschlagen (Schelling & Martin, 2004; Schmitt, 2004a). Beide Prozesse zusammen ergeben einen gefährlichen Teufelskreis, der eine Einflussnahme auf Altersbilder geraten erscheinen lässt, auch wenn alte Menschen nicht generell gesellschaftlich diskriminiert werden.

Obwohl kognitive «Defizite» zentrale Bestandteile negativer Altersbilder sind und, kulturgeschichtlich belegt, seit jeher mit dem Alter verbunden werden (vgl.

Kap. Wettstein in diesem Band), liegen bisher kaum zuverlässige empirische Befunde über die Wahrnehmung von und die Einstellungen zu Demenz in der allgemeinen Bevölkerung vor, schon gar nicht dazu, ob sich Überzeugungen und Kenntnisse bezüglich der Verbreitung, der Symptome und Ursachen demenzieller Erkrankungen auf das individuelle Altersbild auswirken, und umgekehrt. Im Sinne des sozialpsychologischen «Elaboration Likelihood Model» (Petty & Cacioppo, 1986) wäre dies zu vermuten: Die Involviertheit und Auseinandersetzung mit einem Thema stimuliert eine systematische und differenziertere Verarbeitung von Informationen; stereotype Überzeugungen und Einstellungen werden dadurch unwahrscheinlicher. Menschen mit geringer Involviertheit und Motivation tendieren stärker zu Generalisierungen, also zur Gleichsetzung von Alternsprozessen und kognitivem Abbau.

Auch Kitwood (2004, S. 32–34) kann sich nicht auf eindeutige empirische Studien abstützen, wenn er schreibt, Menschen mit Demenz seien oft einer Diskriminierung älterer Menschen in ihrer schärfsten Form ausgesetzt, sie zögen «eine in ihren Auswirkungen maligne, bösartige Sozialpsychologie» auf sich, die durchaus auch von wohlmeinenden Menschen ausgehen könne. Er interpretiert dies als Abwehrreaktion auf teilweise unbewusste Ängste, selber gebrechlich, abhängig, wahnsinnig zu werden, und plädiert dafür, nicht die Menschen mit Demenz zu verändern, sondern diese eigenen Ängste und Abwehrformen zu überwinden, damit wahre Begegnung eintreten und lebenspendende Beziehungen wachsen könnten.

3. Wissen und Vorstellungen über Demenz im gesellschaftlichen Kontext

Vor kurzem wurde in sechs europäischen Ländern (Frankreich, Deutschland, Italien, Polen, Spanien und Großbritannien) eine Umfrage bei über 2500 Personen zu Wissen und Vorstellungen über die Alzheimer'sche Krankheit in der allgemeinen Öffentlichkeit (1200 Personen), bei 618 pflegenden Angehörigen, 605 Hausärzten und Spezialisten, 96 Menschen mit leichter bis mittlerer Demenz und 60 politischen Entscheidungsträgern im Gesundheitswesen durchgeführt (Alzheimer's Disease International, 2004). Noch liegt keine ausführliche Publikation der Studie vor, erste Ergebnisse zu den Gründen verspäteter Diagnose, zu gesundheitspolitischen Aspekten und zur Einschätzung der Wirksamkeit von Behandlung sind aber bereits verfügbar.

3.1 Gründe später Diagnosestellung

Die große Mehrheit der Befragten, auch der Ärzte, glaubt, dass es den meisten Menschen schwer falle, frühe Anzeichen der Alzheimer'schen Krankheit von Symptomen «normalen Alterns» zu unterscheiden. Rund zwei Drittel der Angehörigen und der Ärzte selbst denken, dass auch für Hausärzte die Unterscheidung in einem frühen Stadium schwirig sei. Diese Schwierigkeit, zusammen mit Verleugnung und Angst vor Demenz (vgl. Kap. Wettstein in diesem Band), führt dazu, dass laut den Angehörigen von der Feststellung erster Anzeichen bis zur Diagnose durchschnittlich fast zwei Jahre vergehen, fast ein Jahr nur schon bis zum ersten Kontakt mit einer ärztlichen Fachperson. Dies steht in augenscheinlichem Kontrast zur Auffassung der meisten Ärzte, dass eine frühe Intervention das Fortschreiten der Krankheit wesentlich verzögern könne und eine Behandlung möglichst sofort nach der Diagnose beginnen sollte. Rund drei Viertel der Fachpersonen sind denn auch der Auffassung, dass die Alzheimer'sche Demenz in ihrem Land unterdiagnostiziert sei.

3.2 Bedeutung der Alzheimer'schen Krankheit und Gesundheitspolitik

Die befragten politischen Entscheidungsträger halten die Alzheimer'sche Demenz für eine schwierige Anforderung an betroffene Familien und die Gesellschaft, die nicht nur an epidemiologischen Daten zu messen sei, glauben aber bei den Regierungen die Auffassung festzustellen, Alzheimer betreffe die produktivsten Mitglieder der Gesellschaft nicht, weshalb wenig Aufmerksamkeit und finanzielle Mittel für die Forschung und Behandlung aufgebracht würden. Eine überwiegende Mehrheit der Angehörigen und Ärzte teilt die Auffassung, die Regierung investiere zu wenig in die Behandlung und Unterstützung der Kranken; fast die Hälfte der Angehörigen glaubt gar, die Regierung stehe der Entwicklung angemessener Medikamente im Weg.

93 Prozent der befragten allgemeinen Bevölkerung, die weder als Kranke noch als Pflegende betroffen sind, schreiben der Demenz verheerende Auswirkungen auf die Familien der Kranken zu. Pflegende Angehörige pflichten dem in gleicher Grössenordnung zu, indem die Pflege ihr Leben verändert habe und erschöpfend, oft nervtötend sei. Einschränkungen des sozialen Lebens und der Verzicht auf Ferien und Freizeit sind für sie die stärksten Folgen ihrer Pflegetätigkeit.

3.3 Einschätzung der Wirksamkeit von Behandlung und Interventionen

Ärztliche Fachpersonen sind am häufigsten (a) von der Wichtigkeit und Möglichkeit einer frühen Behandlung zur Verzögerung der Krankheitsentwicklung überzeugt (87 Prozent) und (b) über eine Vielfalt möglicher Behandlungen informiert (70 Prozent), gefolgt von den pflegenden Angehörigen (75 bzw. 46 Prozent) und der allgemeinen Bevölkerung (62 bzw. 36 Prozent). Nur eine Minderheit aller drei Gruppen glaubt aber, dass heute eine effektive Behandlung möglich sei (41 Prozent der Ärzte, 30 Prozent der Angehörigen und 24 Prozent der Bevölkerung). Leider geht aus der vorliegenden Dokumentation nicht hervor, wie die Befragten «Effektivität» verstanden – als nachhaltige Heilung oder etwa auch als längerfristigen Erhalt der Lebensqualität – und ob «Behandlung» psychosoziale Interventionen einschließt. Jedenfalls beklagen die Autoren einen Mangel an Verständnis und Konsens darüber, dass etwas getan werden könne, um wirksam mit der Krankheit umzugehen. Darüber hinaus wurde festgestellt, dass die meisten Alzheimerkranken selbst nichts über die bestehenden lokalen und nationalen Alzheimer-Organisationen wissen; diejenigen, die davon wissen, schätzen sie aber als wertvolle Quellen praktischer Hilfe und emotionaler und psychologischer Unterstützung ein.

3.4 Ergänzende Befunde

Eine repräsentative Umfrage bei tausend Erwachsenen in Schottland (Alzheimer Scotland, 2002) bestätigt einige dieser Befunde, berücksichtigt aber in stärkerem Maße auch Einstellungsaspekte:

- Ungefähr ein Drittel der Befragten macht sich Sorgen, dass sich die Krankheit bei ihnen selber entwickeln könnte, mit zunehmendem Anteil bei älteren Befragten.
- Je etwa ein Drittel hat falsche Vorstellungen über Demenz, etwa, dass die Krankheit ein normaler Bestandteil des Alterns sei, dass nichts getan werden könne, um Menschen mit Demenz zu helfen, dass die Krankheit «in der Familie liege» und dass Demenzkranke mehrheitlich in Pflegeinstitutionen lebten.
- Zwei Drittel glauben, dass andere Menschen Demenzkranke mit Verständnis und Sympathie sähen, ein Drittel, insbesondere jüngere Personen, glaubt hingegen, Demenzkranke würden als Witzfiguren wahrgenommen.

3.5 Gesellschaftliche Veränderungen der Wahrnehmung und der Einstellungen

Tinker (2000) postuliert – allerdings ohne empirischen Beleg –, dass sich die Einstellungen zu Demenz in der Bevölkerung veränderten und das Wissen darüber zunehme. Er weist darauf hin, dass zunehmend offen über Demenz gesprochen werde, da bekannte Persönlichkeiten sich öffentlich als Betroffene (zum Beispiel Ronald Reagan) oder als pflegende Angehörige zu ihren Erfahrungen äusserten. Dies führe zu mehr Verständnis, das sich auch in einer Zunahme der Spenden für Alzheimer-Vereinigungen ausdrücke. Mehr Wissen und mehr Involviertheit – zusammen mit dem Generationenwechsel – können andererseits zu erhöhten Ansprüchen an die Partizipation in Entscheidungen und an die Pflege führen. Die Sichtweise von Menschen mit Demenz wird stärker zu berücksichtigen sein. Wenn sich darauf basierend die Pflegestandards in Institutionen verbessern und diese mehr zu Hotels an Stelle «totaler Institutionen» (vgl. Gebert & Kneubühler, 2001, S. 79–87; Goffman, 1973) werden, verändern sich auch die Einstellungen zur institutionellen Pflege; sie wird möglicherweise vermehrt der heute vorherrschenden häuslichen Pflege vorgezogen werden.

4. Einstellungen und Verhalten gegenüber Menschen mit Demenz

4.1 «Bösartige Sozialpsychologie»

Der Umgang mit Menschen mit Demenz ist laut Tom Kitwood (2004, S. 73 ff.) häufig von einer «malignen, bösartigen Sozialpsychologie» (malignant social psychology) geprägt. Er notierte im Alltag besondere Vorkommnisse, die er beobachtet hatte, und klassifizierte diese dann in einer Liste von insgesamt 17 Verhaltensweisen gegenüber demenzkranken Menschen. Da die deutschen Übersetzungen der Verhaltensweisen den Sinn nicht immer genügend deutlich machen, sind im folgenden die englischen Begriffe in Klammer ergänzt:

Betrug (treachery), zur Machtlosigkeit verurteilen (disempowerment), infantilisieren (infantilization), einschüchtern (intimidation), etikettieren (labeling), stigmatisieren (stigmatization), überholen (outpacing), entwerten (invalidation), verbannen (banishment), zum Objekt erklären (objectification), ignorieren (ignoring), Zwang (imposition), vorenthalten (withholding), anklagen (accusation), unterbrechen (disruption), lästern (mockery) und herabwürdigen (disparagement).

Die beobachteten Verhaltensweisen bezeichnet Kitwood als bösartig, weil sie die Person tief verletzten und möglicherweise sogar ihr körperliches Wohlbefinden untergrüben, nicht etwa weil er den Akteuren schlechte Absichten unterstellen würde; verantwortlich sei vielmehr ein bestimmtes kulturelles Erbe. Die Liste hat deskriptiven Charakter und wird an Fallbeispielen erläutert, eine ausformulierte Theorie, warum und unter welchen spezifischen Umständen ein spezifisches Verhalten auftritt, existiert nicht. Kitwood nennt aber Angst, Anonymität und Machtgefälle als fördernde Voraussetzungen, die im Kontext von Demenz besonders dominant seien und unter denen diese Prozesse gehäuft in Erscheinung träten. In theoretischer Hinsicht beruft er sich auf das – gegenüber seiner expliziten Nennung von «Stigmatisierung» auf der Liste – allgemeinere Konzept des »Stigmas» nach Goffman (1974).

4.2 Stigmatisierung

«Stigma» meint eine diskreditierende Eigenschaft oder ein negativ bewertetes Merkmal einer Person. Es bezieht sich auf gesellschaftliche Diskriminierungs- und Ausgliederungsprozesse und bildet die Grundlage sozialer Vorurteile gegenüber Personen, denen auf Grund des Merkmals negative Eigenschaften zugeschrieben werden. Stigmatisierung ist ein verbales oder nonverbales Verhalten, das jemandem auf Grund eines Stigmas entgegengebracht wird. Stigmatisierungen knüpfen häufig bei Merkmalen von Personen an, die von denen einer Majorität abweichen, wie etwa körperliche Besonderheiten, Zugehörigkeit zu einer Minderheitsgruppe oder abweichendes Verhalten; Goffman (1973; 1974) erläuterte das Konzept beispielhaft an Patienten von psychiatrischen Kliniken und Gefängnisinsassen. Für Stigmata ist charakteristisch, dass über das negativ definierte Merkmal hinaus der Person weitere ebenfalls negative Eigenschaften zugeschrieben werden, die mit dem tatsächlich gegebenen Merkmal objektiv nichts zu tun haben. «Es findet eine Übertragung von einem Merkmal auf die gesamte Person, von den durch das Merkmal betroffenen Rollen auf andere Rollen der Person, den tatsächlich eingenommenen wie den potenziell einzunehmenden, statt. Diese Zuschreibung weiterer Eigenschaften kennzeichnen Stigmatisierungen als Generalisierungen, die sich auf die Gesamtperson in allen ihren sozialen Bezügen erstrecken» (Hohmeier, 1975, S. 8).

Zur Verbreitung der «malignen Sozialpsychologie» und zur Stigmatisierung von Menschen mit Demenz sind uns keine systematischen Untersuchungen bekannt, obwohl solche Prozesse sich zweifellos in starker Weise auf das Wohlbefinden auswirken und dadurch die praktische Relevanz unbestreitbar ist. Kitwood (2004, S. 78–79) nennt einige Studien, in denen einzelne Aspekte im privaten und institutionellen Umfeld untersucht wurden, meint aber auch, dass zumindest im Bereich der professionellen Pflege dieser Gefahr durch Training wirkungsvoll begegnet werden könne. Indessen kann die Verbindung der genannten Verhaltensweisen mit der Theorie der Stigmatisierung durchaus bezweifelt werden. Im Gegensatz zu einigen in der Frühphase beobachteten Phänomenen bezüglich HIV und AIDS (Hornung, Helminger & Hättich, 1994) ist es eher unwahrscheinlich, dass Demenzerkrankungen den betroffenen Personen negativ angerechnet, das heißt, sie für ihre Krankheit mit verantwortlich gemacht werden. Dies mag in Einzelfällen von Just-World-Denken vorkommen, wahrscheinlicher aber ist eine Erklärung dieser Verhaltensweisen durch Überforderung oder Burnout, die bei der häuslichen und institutionellen Pflege von Demenzkranken leicht auftreten können (vgl. Almberg, Grafström, Krichbaum & Winblad, 2000).

4.3 Diagnose «Demenz»: Stigma oder entlastende Attribution?

Etikettierung (Labeling) wird von Kitwood (2004) explizit als eine der zentralen Verhaltensweisen der «malignen Sozialpsychologie» genannt und ist ein untrennbar mit Stigmatisierung verbundener Prozess. Etiketten, Labels können zu einem Stigma werden und zu Resignation sowohl von Patientinnen/Patienten als auch von Familienangehörigen führen, wenn sie für die Krankheit (mit-)verantwortlich gemacht werden; auch Angehörige können dann auf Grund der gesellschaftlichen Ausgrenzung dazu neigen, sich von der kranken Person zu distanzieren (Wadley & Haley, 2001). Lyman (1989) vermutet, die Diagnose «Demenz», oder spezifischer «Alzheimer», bringe ein Stigma und die Ablehnung durch andere Menschen mit sich (zu anderen Gesichtspunkten der Diagnose vgl. die Ausführungen weiter hinten in diesem Kapitel). Im Gegensatz dazu nehmen Attributionstheoretiker/innen an, dass ein diagnostisches Etikett positiv und entlastend wirken könne, indem es die Schuldzuschreibung reduziere und das Verständnis für von der Norm abweichendes Verhalten fördere (Weiner, 1993). Unter Attribution verstehen wir die subjektive Zuschreibung von Ursachen für einen Sachverhalt oder ein Verhalten an eine Person oder an bestimmte Umstände.

Wadley und Haley (2001) führten ein Experiment mit 221 Studentinnen zur Wirkung unterschiedlicher diagnostischer Etiketten auf die emotionale Reaktion, die Attribution und das Hilfeverhalten durch. In einer Fallvignette wurde ein älterer Elternteil (Vater oder Mutter) beschrieben, der sich bei einer Essenseinladung unangemessen verhielt, indem er sich beklagte, nicht über die Einladung informiert worden zu sein, nichts aß und den Tisch vorzeitig verliess. Die Beschreibung variierte in der Zusatzinformation bezüglich Krankheitsdiagnose (Major Depression, Alzheimer, keine Information) und im Geschlecht des Elternteils. Anschliessend wurden die Studentinnen zu ihren (hypothetischen) Reaktionen befragt. Wenn keine Diagnose bekannt war, äusserten die Versuchspersonen signifikant mehr Ärger und weniger Sympathie, schrieben dem Elternteil mehr Verantwortung für und Kontrolle über sein Verhalten zu und waren weniger gewillt, mit dem Elternteil Ferien zu verbringen oder ihn vor dem Sterben bei sich aufzunehmen, als wenn eine Diagnose vorlag. In all diesen Punkten waren die Reaktionen nochmals deutlich positiver, mitfühlender und hilfsbereiter, wenn die Diagnose «Alzheimer» (statt Depression) lautete. Das Geschlecht des Elternteils spielte eine gemischte Rolle: «Väter» riefen generell mehr Ärger hervor und wurden für ihr Verhalten verantwortlicher gehalten als Mütter, doch wirkte sich das Geschlecht weder auf die Sympathie noch auf die Hilfsbereitschaft aus.

Auch wenn ein Experiment mit Fallvignetten und Fragebogen nicht mit entsprechenden realen Situationen verwechselt werden darf, gibt die Studie begründete Anhaltspunkte, dass die Diagnose «Alzheimer», in geringerem Maß auch «Depression» wenigstens bei potenziell pflegenden Töchtern nicht zur Stigmatisierung der Eltern, sondern zu einer Zunahme der positiven Zuwendung und

Hilfsbereitschaft führt. Als Empfehlung an die Praxis wird abgeleitet, dass die Aufklärung über Demenzen und eine klare Diagnosestellung Ursachenzuschreibungen verändern und dadurch helfen kann, mit der Pflegebelastung besser fertig zu werden.

5. Wohlbefinden und Lebensqualität mit Demenz

5.1 «Dialektik der Demenz»

Die eingangs erwähnten Befunde von Levy (2003) zu den gesundheitlichen Auswirkungen von impliziten Auto-Altersstereotypen legen nahe, dass soziale Abwertung, ein verringertes Selbstwert- und Selbstwirksamkeitsgefühl und Hoffnungslosigkeit nicht nur die subjektive Lebensqualität gefährden, sondern auch physische Verluste nach sich ziehen können. Diese physischen Verluste schwächen wiederum die psychischen Ressourcen. Eine solche Abwärtsspirale im Fortschreiten einer Demenzerkrankung beschreibt Kitwood (2004, S. 79 ff.) als «Dialektik der Demenz», indem neuropathologische Veränderungen und Effekte der vorher beschriebenen «malignen Sozialpsychologie», vermittelt durch objektive Ereignisse und deren emotionales Erleben, sich gegenseitig anstoßen und in einer «Involutionsspirale» zu einem immer schlechteren objektiven und subjektiven Befinden führen.

Das Ziel der person-zentrierten Pflege nach Kitwood (2004, vgl. auch Kap. Held & Ugolini in diesem Band) ist die Umkehr der sozialpsychologischen Faktoren in der «Dialektik der Demenz», das heißt der Erhalt des Wohlbefindens, der Lebensqualität und der «persönlichen Wesenheit» des Menschen mit Demenz durch eine pflegerische Kompensation der neurologischen Beeinträchtigung. Er vermutet, dass sich dadurch neurochemische Prozesse beeinflussen, vielleicht gar pathologische Prozesse verlangsamen und das Wachstum in den noch verbliebenen Neuronen verstärken lassen (Kitwood, 2004, S. 103). Kitwood kann auf eine Reihe von Studien hinweisen, in denen sich durch eine qualitativ hochstehende Pflege das Wohlbefinden und auch die kognitive Leistung stabilisieren liessen (S. 95 ff.).

5.2 Subjektive Gedächtnisbeschwerden als Prädiktoren von Demenz

Ob diese – positive oder negative – Dialektik psychischer und physischer Faktoren bezüglich der Entwicklung und des Fortschreitens einer Demenz tatsächlich existiert, ist trotzdem bisher nicht eindeutig bewiesen. Subjektive Gedächtnisbeschwerden könnten auch ohne vorheriges Vorliegen einer eindeutigen kognitiven

Beeinträchtigung bis zu einem gewissen Grad prädiktiv für die spätere Entwicklung einer ernsthaften kognitiven Beeinträchtigung (mit oder ohne klinische Demenzdiagnose) sein, wie eine Studie mit Messwiederholung nach fünf Jahren bei zufällig ausgewählten 1180 Personen ab 65 Jahren in Manitoba, Kanada, ergab (St John & Montgomery, 2002). Der Effekt der subjektiven Gedächtnisbeschwerden auf die Entwicklung von Demenz blieb bei Kontrolle von Geschlecht, Alter, Depression, selbstbeurteilter Gesundheit und Bildung bestehen, fiel aber bei Kontrolle des kognitiven Status' (im «Normalbereich») knapp unter die Signifikanzgrenze. Falls der Effekt auch bei anfangs unverminderter kognitiver Leistung bestünde, könnte dies ein Hinweis auf eine psychische Verstärkung der Entwicklung von Demenz sein, aber auch auf eine mangelnde Sensibilität der Messinstrumente zur Frühdiagnose kognitiver Beeinträchtigungen hindeuten (vgl. Kap. Brand & Markowitsch in diesem Band).

5.3 Einschätzung der Lebensqualität durch Menschen mit kognitiver Beeinträchtigung und Drittpersonen

Das durch nahestehende Drittpersonen eingeschätzte Wohlbefinden von Menschen mit Alzheimerdemenz ist signifikant geringer als das von Kontrollgruppen ohne Demenz (Kerner, Patterson, Grant & Kaplan, 1998). Zu Lebensqualität gehören mindestens das Erleben positiver Emotionen, ein Zugehörigkeitsgefühl und Freude als wichtige Komponenten, außerdem ein geringes Maß an negativen Emotionen wie Niedergeschlagenheit und Angst (Ready, Ott & Grace, 2004). Wenig ist bekannt über das Wohlbefinden und die Lebensqualität von Menschen mit milderen Beeinträchtigungen, darüber hinaus ist nicht klar, ob Fremd- und Selbstbeurteilungen miteinander vergleichbar sind. Patterson, Grant und Kaplan (2004) untersuchten daher in einer Studie an insgesamt 79 Menschen in drei Gruppen mit milder Alzheimerdemenz (AD), mit milden kognitiven Beeinträchtigungen (MCI) und ohne kognitive Beeinträchtigung, ob sich die eigene Einschätzung ihrer Lebensqualität untereinander und von der Fremdeinschätzung durch nahestende Personen unterschieden.

Die mittlere selbst eingeschätzte Lebensqualität der Menschen mit MCI oder AD ist tendenziell etwas geringer als diejenige der gesunden Kontrollgruppe, doch sind die Unterschiede sehr gering und nicht signifikant. Stärker unterschieden sich die Fremdeinschätzungen durch nahestehende Drittpersonen: Sie beurteilten die Lebensqualität der Menschen mit AD signifikant geringer als diejenige der Kontrollgruppe, insbesondere hinsichtlich Selbstwertgefühl, positivem Affekt, Zugehörigkeitsgefühl und allgemeiner Lebensqualität. Ebenfalls signifikante Unterschiede zeigten sich im Vergleich zwischen der AD- und der MCI-Gruppe bezüglich Selbstwertgefühl und allgemeiner Lebensqualität; die AD-Gruppe hatte in diesen zwei Maßen geringere Werte.

Es scheint also, dass die Schwere der kognitiven Beeinträchtigungen für die alten Menschen selbst keinen oder nur einen geringen Einfluss auf die Lebensqualität hat, weit weniger als aus der Sicht von Drittpersonen. Es bieten sich drei konkurrierende Erklärungen für diesen Befund an:

1. Die Patientinnen und Patienten haben zu wenig Einsicht in ihre Symptome und Einschränkungen. Eine Post-hoc-Analyse zeigte keine signifikante Korrelation der Einsicht mit der selbst eingeschätzten Lebensqualität, so dass diese Erklärung unwahrscheinlich wird.
2. Depressive Symptome der nahestehenden (pflegenden) Drittperson führen zu einer geringeren Fremdeinschätzung der Lebensqualität der Menschen mit AD oder MCI. Diese Annahme wird teilweise gestützt: Vier von sechs Subskalen der Lebensqualität der AD- und MCI-Gruppe korrelieren mit depressiven Symptomen der Informierenden. Ob dies wirklich auf eine verzerrte Wahrnehmung zurück zu führen ist, oder ob eine schwierige Betreuungssituation zu den depressiven Symptomen führt, die wiederum die Lebensqualität der kognitiv beeinträchtigten Menschen gefährden könnte, ist nicht zu klären.
3. Die Vergleichsmaßstäbe unterscheiden sich zwischen der Selbst- und Fremdbeurteilung. Herausforderungen mit dem Altern können adaptive und kompensatorischen Prozesse auslösen, indem das Anspruchsniveau reduziert und bereichsbezogene Umwertungen vorgenommen werden, um das Wohlbefinden aufrecht zu erhalten. Solche Prozesse können also «Wohlbefindens-Paradoxon» beschrieben werden (Staudinger, 2000). Angehörige interpretieren die Verluste aber stärker als stressauslösend; ihre Maßstäbe passen sich in geringerem Ausmaß an. Diese Erklärung passt in eine allgemeinere Theorie, kann aber an den hier vorliegenden Daten nicht geprüft werden.

Die Studie deutet darauf hin, dass Verluste der Lebensqualität durch eine milde Demenz geringer sind als vielfach angenommen, dass ein großes Potenzial an Resilienz besteht. Methodische Schwierigkeiten (geringe Stichprobengrösse, nicht standardisiertes Auswahlverfahren) machen die Befunde aber unsicher und rufen nach weiteren Untersuchungen in dieser Richtung.

5.4 Suizidalität und Demenz

Mit dem Alter nehmen sowohl demenzielle Erkrankungen als auch Suizide zu. Depression gehört zu den häufigsten Krankheiten im Alter (Schneider, Maurer & Fröhlich, 2001). Es liegt nahe, zwischen diesen Erscheinungen eine kausale Verbindung zu sehen: Eine Mehrheit von nicht demenzbetroffenen älteren Befragten gibt an, nicht weiterleben zu wollen, wenn bei ihnen eine Demenzerkrankung auftrete (Lawton et al., 1999). Setzen Menschen mit Demenz einen solchen hypothetischen Sterbewunsch tatsächlich um?

Eine Übersichtsarbeit von Schneider, Maurer & Fröhlich (2001) geht dieser Frage nach und kommt zu folgenden Befunden:
- Angaben über lebensüberdrüssige Gedanken und Todeswünsche bei Menschen mit Demenz schwanken zwischen neun und 30 Prozent, wobei (analog zu oben stehenden Ausführungen zur Lebensqualität) Angaben von Drittpersonen höher liegen als selbst geäusserte.
- Je nach Studie schwanken die Anteile der Menschen mit Demenz, die konkrete Suizidabsichten oder -pläne geäussert hatten, zwischen einem und 40 Prozent. Wiederum bewegen sich Fremdangaben eher im oberen, eigene eher im unteren Bereich.
- Die höchste Rate von Suizidgedanken weisen Menschen auf, bei denen sich eine Major Depression mit Demenz paart (ca. 45 Prozent).
- Die effektive Suizidrate bei Menschen mit Demenz ist gegenüber der nicht demenzbetroffenen Bevölkerung nicht erhöht; im Vergleich zu anderen psychischen Erkrankungen ist das Suizidrisiko bei Demenzen sehr gering. Auch Suizidversuche kommen äusserst selten vor.

Obwohl die Befunde uneinheitlich sind, scheinen Todeswünsche und Suizidgedanken bei Menschen mit Demenz weit seltener zu sein, als oben genannte Befragung (Lawton et al., 1999) erwarten lässt. Demenz ist kein Suizidrisiko; auch in der «Normalbevölkerung» sind Suizidgedanken weit häufiger als Suizidversuche, erst recht als vollzogene Suizide.

Als Erklärung für die geringe Suizidrate bieten sich – neben einem gar nicht generell geringen Wohlbefinden – zwei Erklärungen an: Die Demenzerkrankung selbst behindert die Planung, Vorbereitung und Ausführung des Suizids, und Menschen mit Demenz stehen, sowohl bei institutioneller als auch bei familiärer Betreuung, unter stärkerer Beobachtung als andere alte Menschen.

6. Offenlegung der Demenzdiagnose: Einstellungen und Praxis

In Fachkreisen wird seit langem intensiv diskutiert, ob, wann und in welcher Weise eine Demenzdiagnose den Kranken und den Angehörigen bekannt gegeben werden sollte. Einerseits ist die Offenlegung zu Gunsten autonomer und angemessener Entscheidungen der Betroffenen zu fordern – von Krebskranken ist bekannt, dass die meisten die Diagnose wissen möchten und sie zumeist auch erhalten –, andererseits kann auch für ein Recht auf Unwissen plädiert werden. Die Kenntnis der Diagnose kann sowohl negative (zum Beispiel Hoffnungslosigkeit, Angst) als auch positive Konsequenzen haben (besseres Verständnis, Anpassung).

Eine systematische Übersicht über die vorhandene Literatur zu Einstellungen gegenüber der Offenlegung, zur aktuellen Praxis, zu Einflussfaktoren auf die Offenlegung und zu den Auswirkungen auf die Menschen mit Demenz bestätigen diese Ambivalenz (Bamford et al., 2004). 59 Artikel, die auf neuen empirischen Daten beruhen und in englischer Sprache erschienen, wurden in der Übersicht berücksichtigt. Die meisten Studien basieren auf direkten, postalischen oder telefonischen Befragungen; die Repräsentativität der Stichproben wurde aber nur in wenigen Fällen überprüft. Auf Grund methodologischer und konzeptueller Mängel der Studien und der Publikationen sind klar quantifizierbare Aussagen kaum möglich. Die folgende Darstellung folgt der Arbeit von Bamford et al. (2004), ergänzt durch Befunde und Überlegungen einer zweiten Übersichtsarbeit von Carpenter und Dave (2004).

6.1 Einstellungen: Soll Menschen mit Demenz ihre Diagnose mitgeteilt werden?

Je nach Studie befürworteten 33 bis 96 Prozent der Menschen mit Demenz, 17 bis 100 Prozent der Pflegenden und rund die Hälfte der Ärztinnen und Ärzte die Offenlegung der Diagnose. Die großen Unterschiede zwischen den Studien sind nur begrenzt mit spezifischen Merkmalen der Personen oder der konkreten Situation zu erklären. Menschen geringeren Alters mit Demenz und Menschen mit einer aktuellen Depression waren der Offenlegung gegenüber negativer eingestellt. Bei Pflegenden spielt eine Rolle, ob die Diagnose den von ihnen Betreuten tatsächlich mitgeteilt worden war, hingegen gibt es keine eindeutige Verknüpfung mit dem

Schweregrad oder dem Typus der Demenz. Ärztinnen und Ärzte scheinen sich mit je rund der Hälfte für und gegen die Offenlegung über alle Studien hinweg am konsistentesten uneins zu sein, wobei auch keine klaren Unterschiede nach Spezialisierung (Allgemeinmediziner/innen versus Geriater/innen) gefunden wurden. Die geteilte Haltung der Fachpersonen steht in deutlichem Widerspruch zu den meisten Richtlinien professioneller Organisationen, die im Prinzip eine Offenlegung fordern (Carpenter & Dave, 2004).

Einige Studien weisen auf einen «doppelten Standard» der Befragten hin, indem sie für sich selbst die Offenlegung in höherem Maße wünschten als für andere. Diese Diskrepanz könnte darauf zurück zu führen sein, dass in Bezug auf andere Personen das Motiv der Fürsorge, in Bezug auf sich selbst die Selbstbestimmung höher gewichtet wird. In einer Studie legte ein Drittel Wert darauf, die Diagnose vor anderen Personen zu erfahren (Erde, Nadal & Scholl, 1988). Entgegen der vorherrschenden unterschiedlichen Praxis scheint es keinen Unterschied zwischen den Einstellungen zur Offenlegung der Diagnosen unterschiedlicher Krankheiten (z. B. Krebs oder Demenz) zu geben.

6.2 Schwierigkeiten der Bekanntgabe und Entgegennahme der Diagnose

Zwischen 28 und 58 Prozent der praktischen Ärztinnen und Ärzte empfinden die Bekanntgabe der Diagnose gegenüber Menschen mit Demenz, fast ebenso viele (20 bis 53 Prozent) gegenüber den pflegenden Angehörigen als schwierig. Frauen gaben häufiger Schwierigkeiten an als Männer. Ein Drittel schätzte zudem die Vermittlung der Diagnose «Demenz» als schwieriger ein als andere Diagnosen.

Zum Verständnis der Diagnose bei Menschen mit Demenz existieren nur wenige Studien. Gemäß diesen haben zwischen 30 und 61 Prozent der Betroffenen Einsicht gegenüber ihrer Krankheit, sind bereit, über die Diagnose zu sprechen oder können sich korrekt an den Arztbesuch erinnern, an dem sie die Diagnose erfuhren. Während in einer Studie 62 Prozent der Menschen mit Demenz angaben, einen schriftlichen Bericht über ihre Diagnose gut zu verstehen (Jha, Tabet & Orell, 2001), glaubten in einer anderen nur 39 Prozent der pflegenden Angehörigen, dass die demenzbetroffene Person ihre Diagnose verstünde (Holroyd, Turnbull & Wolf, 2002). Wiederum eine andere Untersuchung weist indessen darauf hin, dass auch ein Viertel der Angehörigen eine starke Tendenz zur Verleugnung der Diagnose aufweise (Pucci, Belardinelli, Borsetti & Giuliani, 2003).

6.3 Praxis der Offenlegung

Sowohl Bamford et al. (2004) als auch Carpenter und Dave (2004) beklagen die fehlende Systematik bisheriger Forschung beziehungsweise der professionellen Richtlinien zur Praxis, insbesondere zum genauen Ablauf der Bekanntgabe und zum Inhalt der Diagnose. Wenn Richtlinien zum Ablauf Stellung nehmen, bevorzugen sie eher ein gemeinsames Treffen mit den Demenzkranken und Angehörigen, in dem nach Bekanntgabe der Fakten zur Krankheit vorhandene Ressourcen und ein umfassender Pflegeplan diskutiert werden (z. B. Post & Whitehouse, 1995). Wenn das Verständnis durch die Person mit Demenz fraglich ist, können auch die Angehörigen zuerst informiert und der/die Kranke in späteren Gesprächen einbezogen werden (Alzheimer's Association, 2005).

Ärztinnen und Ärzte berichteten häufiger, dass sie gegenüber den Angehörigen als gegenüber der Person mit Demenz die Diagnose bekannt gaben (Bamford et al., 2004). Ein Drittel zieht es vor, Angehörige und Kranke separat aufzuklären. Auch werden Krebs oder andere psychiatrische Krankheiten signifikant häufiger offen diagnostiziert als Demenz. Allgemeinpraktiker/innen bevorzugen es häufiger als Gerontopsychiater/innen, die Diagnose nicht offen zu benennen, sondern sie mit Begriffen wie «Verwirrtheit» oder «Gedächtnisproblemen» zu umschreiben, insbesondere gegenüber den Menschen mit Demenz, mehr als gegenüber pflegenden Angehörigen.

Merkmale der Krankheit, der Person mit Demenz, der Angehörigen und der ärztlichen Fachperson können sich auf die Bekanntgabe auswirken. So scheint es, dass Personen mit leichter bis mittlerer Demenz, jüngeren Kranken und solchen mit jüngeren pflegenden Angehörigen die Diagnose eher mitgeteilt wird, insbesondere von jüngeren Ärztinnen und Ärzten mit weniger Praxisjahren und mit positiverer Einstellung gegenüber einer frühen Diagnosestellung.

6.4 Gründe für und gegen die Offenlegung der Diagnose

Die Studien, in denen nach Gründen für und gegen eine Bekanntgabe der Diagnose gefragt wurde, sind hinsichtlich des Frageformats und der Erhebungsmethode kaum vergleichbar, so dass eine Quantifizierung der Antworten kaum sinnvoll erscheint (für Details siehe Bamford et al., 2004; auch Carpenter & Dave, 2004).

Zu Gunsten der Offenlegung der Diagnose wurden genannt:

- Ermöglichung einer Zweitmeinung/Zweitdiagnose
- das Recht der betroffenen Person, die Diagnose zu kennen (vorwiegend von Angehörigen genannt)

- vorhandenes Problembewusstsein und Wille der Person mit Demenz, die Diagnose zu erfahren (vorwiegend von Angehörigen genannt)
- Erleichterung der Lebens- und Pflegeplanung
- psychologischer Vorteil für Person mit Demenz und/oder für Angehörige
- Maximierung der Behandlungsmöglichkeiten
- Ermöglichung von Reisen oder Ferien

Gegen die Offenlegung sprechen folgende Gründe:
- Mangel an Möglichkeiten der Heilung oder effektiven Behandlung
- das Risiko, emotionalen Stress zu verursachen (Angst, Depression, Suizidalität, sich als Last empfinden)
- Unfähigkeit der Person mit Demenz, die Diagnose zu verstehen und/oder zu behalten
- das mit der Demenz verbundene Stigma (vgl. dazu die Ausführungen zu Stigmatisierung und Attribution in diesem Kapitel)
- keine Vorteile; Aufwand oder Nachteile überwiegen

6.5 Einschätzung der Auswirkungen der Offenlegung auf die Menschen mit Demenz

Zwei Studien berichten, dass jede/r fünfte Allgemeinpraktiker/in die Bekanntgabe als eher nachteilig denn vorteilhaft sehen. Als negative Konsequenzen wurden in mehreren Publikationen Gefühle des Schocks, von Ärger und Angst genannt, die sich negativ auf das Selbstwertgefühl und Selbstvertrauen auswirkten und zu einer Reduktion der Aktivitäten sowie zu überhöhter Fokussierung auf weiteres kognitives Versagen führten. Indessen sind die Auswirkungen der Diagnose schwierig von den Auswirkungen zu unterscheiden, welche die Demenz sowieso, unabhängig von der Diagnose, mit sich bringt. So wird auch berichtet, dass je rund die Hälfte der Menschen mit Demenz gut beziehungsweise schlecht auf die Mitteilung der Diagnose reagierten. Auch das Zurückhalten oder vage Umschreiben der Diagnose kann als verwirrend, verunsichernd und schwer interpretierbar empfunden werden. Als positive Effekte der Bekanntgabe werden von Menschen mit Demenz genannt, dass dadurch die Unsicherheit ein Ende finde, ein schon bestehender Verdacht bestätigt werde, ein besseres Verständnis der Probleme und der Zugang zu sozialer Unterstützung sowie die Entwicklung positiver Copingstrategien und die Konzentration auf kurzfristige Ziele möglich werde.

6.6 Theoretische Überlegungen und Forschungsbedarf

Carpenter und Dave (2004) bezogen auch Texte in ihre Übersicht ein, die sich theoretisch mit den ethischen Gesichtspunkten der Offenlegung der Demenzdiagnose auseinandersetzten. Dort dominieren auf der einen Seite Pro-Argumente, die auf einer *deontologischen* ethischen Perspektive individueller Rechte und Autonomie basieren. Wissen soll den Kranken und ihren Angehörigen die selbstbestimmte Planung des künftigen Lebens und der Pflege ermöglichen. Die meisten professionellen Richtlinien unterstützen mit Hinweis auf moralische und legale Rechte die Offenlegung der Diagnose, gestehen aber auch – in der Regel nicht näher erläuterte – Ausnahmen zu. Auf der anderen Seite verweist eine *konsequenzialistische* Position darauf, dass die Information der Betroffenen diesen Schaden zufügen könne, indem sie gerade bei Menschen, welche die Diagnose verstehen, Hoffnungslosigkeit oder gar Suizidalität fördere. Diese Problematik verschärft sich durch die Tatsache, dass Fehldiagnosen nicht selten sind. Aus dieser Perspektive ist im Einzelfall nach der Wahrscheinlichkeit zu entscheiden, mit der die Person mit Demenz von der Offenlegung eher profitierte oder Schaden daraus zöge, ob und in welcher Weise die Diagnose offenbart werden soll.

Neben den bereits genannten Gesichtspunkten sind dabei auch individuelle und kulturelle Unterschiede in Betracht zu ziehen. So ist zu vermuten, dass die Kohortenzugehörigkeit einen Einfluss darauf hat, ob und in welchem Maß ein alter Mensch in medizinische oder pflegebezogene Entscheidungen einbezogen werden möchte. Auch hat sich das Wissen und die Praxis bezüglich Demenz in den letzten Jahren dramatisch verändert. Dies kann bedeuten, dass die Ergebnisse älterer Studien heute nicht mehr – erst recht nicht in der Zukunft – gültig sein müssen. Ein Vergleich der Anzahl Publikationen zum Thema «Offenlegung der Demenzdiagnose» zwischen verschiedenen Ländern im englischen Sprachraum weist zudem darauf hin, dass starke kulturelle Unterschiede in der Diskussion ethischer Aspekte der Demenz bestehen: Mehr als die Hälfte der von Carpenter und Dave (2004) ausgewerteten Publikationen erschien in Großbritannien, nur ein knappes Drittel in den Vereinigten Staaten.

Da eindeutige empirische Daten zu solchen Überlegungen bisher weitgehend fehlen oder unsystematisch erhoben wurden (vgl. oben zitierte Resultate, Bamford et al., 2004), schlagen Carpenter und Dave (2004) eine Forschungsagenda mit unter anderem folgenden Forschungsfragen vor:

- Welche allgemeinen Werte stehen hinter den Einstellungen von Menschen mit Demenz, Angehörigen und Professionellen zur Offenlegung der Diagnose?
- Können solche Einstellungen aus anderen Präferenzen, etwa von früheren Wünschen nach medizinischer Information, abgeleitet werden, oder sind sie spezifisch für das Thema Demenz?

- Wie gross sind individuelle, familiäre, kulturelle und nationale Unterschiede der Präferenzen bezüglich Offenlegung der Diagnose?
- Welche Gesichtspunkte beziehen Menschen mit Demenz, Angehörige und Professionelle in eine «Bilanz» von Nutzen und Risiken der Offenlegung ein, und wie werden diese Gesichtspunkte gewichtet?
- Kennen die Praktiker/innen die bestehenden professionellen Richtlinien? In welchen (Ausnahme-)Situationen halten sie das Zurückhalten der Diagnose-Information für legitim? Können objektive Kriterien zur Handhabung solcher Ausnahmen formuliert werden? Wie wirkt sich die persönliche Erfahrung mit Demenz auf die Einstellung und die Beachtung der Richtlinien aus?
- Wie ist der psychologische Status der Menschen mit Demenz vor, während und nach der Diagnosestellung? Welchen Einfluss haben emotionale und kognitive Merkmale aufeinander und auf das Verständnis der Information? Wie wirken sich Vermutungen und Erwartungen bezüglich der Diagnose aus, und kann emotionaler Stress die Aufnahme der oder die Erinnerung an die Information verzerren?
- In welcher Weise wirken sich die Emotionen und Kognitionen von Angehörigen auf ihre Interpretation der Reaktion der Patientin, des Patienten aus?
- Sind ausserfamiliäre interpersonelle Beziehungen der Menschen mit Demenz und der Angehörigen von der Offenlegung tangiert?
- Wirkt sich die Diagnose auf die soziale und gesellschaftliche Lage der Person mit Demenz aus (Beschäftigung, Versicherungsschutz, Fahrerlaubnis, usw.)?

Die Beantwortung dieser Fragen ist nicht nur für die Forschung interessant, sondern könnte praktisch tätigen Fachpersonen eine Grundlage für eine differenzierte Beurteilung anhand einer Checkliste bieten, die das Ob und Wie des Offenlegungsentscheids im Einzelfall begründungsfähig macht und legitimiert. Doch auch vor dem Vorliegen eindeutiger empirischer Befunde kann es hilfreich sein, sich solche Fragen im konkreten Fall vor Augen zu führen, um zu einer begründeten Entscheidung und einem angemessenen Verhalten zu gelangen.

Es dürfte klar geworden sein, dass kognitive Repräsentationen, Vorstellungen und Einstellungen im Bereich demenzieller Erkrankungen von enormer praktischer Relevanz für das Wohlbefinden der Menschen mit Demenz, der pflegenden Angehörigen und der professionellen Pflegenden sind. Vorstellungen und Einstellungen sind nicht einfach nur richtige oder falsche Abbildungen, positive oder negative Bewertungen von Menschen und Sachverhalten, sondern sie wirken auf diese Menschen und Sachverhalte zurück, indem sie unser Verhalten und Befinden prägen.

7. Literatur

Ajzen, I. (1988). *Attitudes, personality, and behavior*. Chicago, Ill.: Dorsey.
Ajzen, I. (1991). The theory of planned behavior. *Organizational Behavior and Human Decision Processes, 50*, 179–211.
Almberg, B., Grafström, M., Krichbaum, K. & Winblad, B. (2000). The interplay of institution and family caregiving: relations between patient hassles, nursing home hassles and caregivers' burnout. *International Journal of Geriatric Psychiatry, 15*, 931–939.
Alzheimer Scotland. (2002). *You're not alone: Dementia awareness in Scotland*. Edinburgh: Alzheimer Scotland.
Alzheimer's Association. (2005). *Diagnostic Disclosure*. Retrieved 6 Mar, 2005, from http://www.alz.org/Health/Diagnose/disclosures.asp
Alzheimer's Disease International. (2004, 20 Sep). *Facing Dementia Survey. Identifying Critical Barriers to Optimal Care*. Retrieved 25 Feb, 2005, from http://www.alz.co.uk/media/dementiasurvey.html
Bamford, C., Lamont, S., Eccles, M., Robinson, L., May, C. & Bond, J. (2004). Disclosing a diagnosis of dementia: a systematic review. *International Journal of Geriatric Psychiatry, 19*, 151–169.
Blanchard-Fields, F. (1996). Social cognitive development in adulthood and aging. In F. Blanchard-Fields & T. M. Hess (Eds.), *Perspectives on cognitive change in adulthood and aging* (pp. 454–487). Boston: McGraw Hill.
Butler, R. N. (1969). Age-ism: Another form of bigotry. *Gerontologist, 9*, 243–246.
Carpenter, B. & Dave, J. (2004). Disclosing a dementia diagnosis: A review of opinion and practice, and a proposed research agenda. *Gerontologist, 44*, 149–158.
Erde, E. L., Nadal, E. C. & Scholl, T. O. (1988). On truth telling and the diagnosis of Alzheimer's disease. *Journal of Family Practice, 26*, 401–406.
Gebert, A. & Kneubühler, H.-U. (2001). *Qualitätsbeurteilung und Evaluation der Qualitätssicherung in Pflegeheimen*. Bern: Hans Huber.
Goffman, E. (1973). *Asyle. Über die soziale Situation psychiatrischer Patienten und anderer Insassen*. Frankfurt a.M.: Suhrkamp.
Goffman, E. (1974). *Stigma: Notes on the management of spoiled identity*. Harmondsworth: Penguin.
Hohmeier, J. (1975). Stigmatisierung als sozialer Definitionsprozess. In M. Brusten & J. Hohmeier (Eds.), *Stigmatisierung. Zur Produktion gesellschaftlicher Randgruppen* (pp. 5–24). Darmstadt: Luchterhand.
Holroyd, S., Turnbull, Q. & Wolf, A. M. (2002). What are patients and their families told about the diagnosis of dementia? Results of a family survey. *International Journal of Geriatric Psychiatry, 17*, 218–221.
Hornung, R., Helminger, A. & Hättich, A. (1994). *Aids im Bewusstsein der Bevölkerung. Stigmatisierungs- und Diskriminierungstendenzen gegenüber Menschen mit HIV und Aids*. Bern: Stämpfli.

Jha, A., Tabet, N. & Orell, M. (2001). To tell or not to tell – Comparison of older patients' reactions to their diagnosis of dementia and depression. *International Journal of Geriatric Psychiatry, 16*, 879–885.
Johnson-Laird, P. N. (1983). *Mental Models.* Cambridge, MA: Cambridge University Press.
Kerner, D. N., Patterson, T. L., Grant, I. & Kaplan, R. M. (1998). Validity of the Quality of Wellbeing Scale for patients with Alzheimer's disease. *Journal of Aging and Health, 10*, 44–61.
Kitwood, T. (2004). *Demenz. Der person-zentrierte Ansatz im Umgang mit verwirrten Menschen* (3. erw. Aufl.). Bern: Hans Huber.
Lawton, M. P., Moss, M., Hoffman, C., Grant, R., Ten Have, T. & Kleban, M. H. (1999). Health, valuation of life, and the wish to live. *Gerontologist, 39*, 406–416.
Lehr, U. (2003). *Psychologie des Alterns* (10., korr. Aufl.). Wiebelsheim: Quelle & Meyer.
Levy, B. R. (2003). Mind matters: Cognitive and physical effects of aging self-stereotypes. *Journals of Gerontology: Series B: Psychological Sciences and Social Sciences, 58b*(4), 203–211.
Levy, B. R. & Banaji, M. R. (2002). Implicit ageism. In T. D. Nelson (Ed.), *Ageism: Stereotyping and Prejudice Against Older Persons* (pp. 49–75). Cambridge, MA: MIT Press.
Lyman, K. A. (1989). Bringing the social back in: A critique of the bio-medicalization of dementia. *Gerontologist, 29*, 597–605.
Nelson, T. D. (2002a). Preface. In T. D. Nelson (Ed.), *Ageism. Stereotyping and prejudice against older persons* (pp. IX-XIV). Cambridge, MA: MIT Press.
Nelson, T. D. (Ed.). (2002b). *Ageism. Stereotyping and prejudice against older persons.* Cambridge, MA: MIT Press.
Petty, R. E. & Cacioppo, J. T. (1986). *Communication and persuasion: Central and peripheral routes to attitude change.* New York: Springer.
Post, S. G. & Whitehouse, P. G. (1995). Fairhill guidelines on ethics of the care of people with Alzheimer's disease: A clinical summary. *Journal of the American Geriatrics Society, 43*, 1423–1429.
Pucci, E., Belardinelli, N., Borsetti, G. & Giuliani, G. (2003). Relatives' attitudes towards informing patients about the diagnosis of alzheimer's disease. *Journal of Medical Ethics, 29*, 51–54.
Ready, R. E., Ott, B. R. & Grace, J. (2004). Patient versus informant perspectives of Quality of Life in Mild Cognitive Impairment and Alzheimer's disease. *International Journal of Geriatric Psychiatry, 19*, 256–265.
Roux, P., Gobet, P., Clémence, A. & Höpflinger, F. (1996). *Generationenbeziehungen und Altersbilder. Ergebnisse einer empirischen Studie.* Lausanne/Zürich: Schweizerischer Nationalfonds, Nationales Forschungsprogramm 32 Alter/Vieillesse.
Schelling, H. R. & Martin, M. (2004). *Einstellungen zum eigenen Altern: Eine Alters- oder eine Ressourcenfrage?* Unpublished manuscript.
Schmitt, E. (2004a). Aktives Altern, Leistungseinbußen, soziale Ungleichheit und Altersbilder – ein Beitag zum Verständnis von Resilienz und Vulnerabilität im höheren Lebensalter. *Zeitschrift für Gerontologie und Geriatrie, 37*, 280–292.
Schmitt, E. (2004b). Altersbild – Begriff, Befunde und politische Implikationen. In A. Kruse & M. Martin (Eds.), *Enzyklopädie der Gerontologie* (pp. 135–147). Bern: Hans Huber.
Schneider, B., Maurer, K. & Fröhlich, L. (2001). Demenz und Suizid. *Fortschritte der Neurologie – Psychiatrie, 69*, 164–169.
St John, P. & Montgomery, P. (2002). Are cognitively intact seniors with subjective memory loss more likely to develop dementia? *International Journal of Geriatric Psychiatry, 17*, 814–820.
Stahlberg, D. & Frey, D. (1996). Einstellungen: Struktur, Messung und Funktion. In W. Stroebe, M. Hewstone & G. M. Stephenson (Eds.), *Sozialpsychologie. Eine Einführung* (pp. 219–252). Berlin: Springer.

Staudinger, U. M. (2000). Many reasons speak against it, yet many people feel good: The paradox of subjective well-being. *Psychologische Rundschau, 51*(4), 185–197.

Tinker, A. (2000). Population aspects of the dementias. *International Journal of Geriatric Psychiatry, 15,* 753–757.

Wadley, V. G. & Haley, W. E. (2001). Diagnostic attributions versus labeling: Impact of Alzheimer's disease and major depression diagnosis on emotions, beliefs, and helping intentions of familiy members. *Journal of Gerontology: Psychological Sciences, 56B,* 244–252.

Weiner, B. (1993). On sin versus sickness. A theory of perceived responsibility and social motivation. *American Psychologist, 48,* 957–965.

Teil 3 Umgang mit Demenzkranken und Angehörigen

Albert Wettstein

1. Angst vor Demenz

1.1 Historische Wurzeln

Seit es Kulturen gibt, in denen Menschen die Nähe ihres biologischen Lebensendes erreichen, ist bekannt, dass bei einzelnen Personen im Alter die Hirnleistung ungewöhnlich stark abnimmt. Die daraus resultierenden Schwierigkeiten sind seit Jahrtausenden bekannt und von Philosophen, Schriftstellern und gelegentlich auch Ärzten beschrieben und kommentiert worden. Die älteste schriftliche Schilderung der Demenz stammt aus dem alten Reich von Ägypten (3000–3155 v. Chr.). Aus dieser Zeit ist die Lebenslehre des Wesirs Ptahhotep auf einem Papyrus festgehalten. Unter anderem findet sich folgende Textpassage: «Die Glieder sind hinfällig, die Schwäche nimmt zu. Die Kraft schwindet dahin, wenn das Herz müde geworden ist. Der Mund ist stumm, er kann nicht mehr sprechen. Die Augen sind matt, die Ohren taub ... der Geist ist vergesslich, er kann sich nicht mehr an gestern erinnern. Was einmal gut war, ist schlecht geworden. Was das Alter aus den Menschen macht, ist der Übel Ärgstes» (Brunner-Traut, 1974). Ptahhotep ist die Demenz und ihr Hauptsymptom, die schwere Gedächtnisstörung, vertraut, und er ist der Meinung, dass es sich dabei um einen normalen Bestandteil des Alterns handelt. Er bezeichnet das Alter deshalb als das ärgste Übel. Die Angst vor Demenz ist also bereits im alten Ägypten dokumentiert.

Die älteste griechische Schilderung der Demenz findet sich im «homerischen» Aphrodite-Hymnus aus dem 8. Jahrhundert v. Chr. In diesem Hymnus wird der Mythos der Göttin Eos geschildert, die es versäumt hat, ihrem Geliebten Tithonos neben der Unsterblichkeit auch ewige Jugend zu verschaffen. So kommt es zum fortschreitenden körperlichen Verfall von Tithonos. Eos muss ihn fortan hegen und ihm Essen eingeben wie einem Kind. Schliesslich kann er die Glieder nicht mehr bewegen und als Zeichen der senilen Demenz nur noch unablässig schwatzen. Der homerische Dichter verliert zwar keine Verse über das Leiden des dementen Tithonos, dafür umso mehr über die Belastung der Eos. Sie hält diese nicht mehr aus, ihre Angst und Trauer kippt in Wut, und sie verwandelt den zwar unsterblich, aber dement gewordenen Geliebten in eine andauernd zirpende Zikade. Das nervige Zirpen der Zikaden erinnerte seither gebildete Griechen und später Römer an das Leid, das hohes Alter und die damit verbundene Demenz mit sich bringt. Die Angst vor Demenz als Begleiterscheinung des hohen Alters ist also seit der homerischen Zeit als Teil unserer Kultur präsent. Es erstaunt deshalb nicht, wenn der ionische Lyriker Mimnermos von Kolophon im 6. Jahrhundert v. Chr. schreibt: «So schwebt das Alter über dem Haupt wie der Thantalusstein: arg, hässlich, widerwärtig, gestaltlos, sorgenvoll, Siechtum mit geblendeten Augen und mit Schwachsinn». Er schliesst sein Gedicht mit den Worten, dass er lieber tot sein möchte als alt, und wählt einen Tod mit sechzig Jahren, wobei er sich wünscht, auf der Stelle zu sterben. Mimnermos kennt neben den äusserlichen Erscheinungen des Alters, den Sinnestrübungen, auch die senile Demenz und schreibt als erster den noch heute verbreiteten Satz: «Lieber tot als alt und dement».

Das Judentum kennt seit jeher die Demenz. Das Sündengebet, das seit dem 10. Jahrhundert die Gemeinde am Neujahrsgottesdienst laut spricht, lautet entsprechend: «Wirf uns nicht fort von Dir in der Zeit des Alters, und den Geist Deines Heiligen, den nimm uns doch nicht fort». Dabei wird für Geist das Wort «Ruach» verwendet, das sowohl Gottes Odem, als auch Vernunft meint. Das Gebet bittet also durchaus um zweierlei: Ein demenzfreies Alter, aber auch um göttliche Weisheit und dadurch Gottes Nähe im Alter.

Ähnlich denkt im vorchristlichen Indien der Buddhaschüler Buddhagosa. Im Visuddhi-Magga, seinem grossen Kommentarwerk der Reden Buddhas aus dem 5. Jahrhundert v. Chr., berichtet er über das Buddhawort vom Alter als einem Leiden: «Altern ist Leiden. Leidvoll ist das Altern insofern, als es das Leiden der Daseinsgebilde ausmacht und dadurch seine Grundlage bildet. Aus der Abhängigkeit von zahlreichen körperlichen und geistigen Bedingungen gehen Leiden hervor wie Schlaffheit aller Gliedmassen, Störungen der Sinnesorgane, Verlust der Jugend, Kräfteverfall, Gedächtnisschwäche und Gedankenlosigkeiten, Verhöhnung durch andere.» (Buddhagosa, 1952).

Das klassische Rom kennt nicht nur die Angst vor Demenz im Alter, sondern postuliert auch gezielte präventive Strategien gegen Alterserscheinungen wie senile Demenz. So schreibt Marcus Tullius Cicero das erste lateinische Werk über das Greisenalter: «de senectute». Er übernimmt dabei die platonische Grundhaltung, dass Beschwerden des Alters Folgen eines tugendlosen Lebenswandels seien. Als 62-Jähriger schrieb Cicero dieses Werk und lässt darin Cato den Älteren als 80-Jährigen in Dialogform auftreten. Er lässt Cato sagen: «Das Alter hat einen schlechten Ruf, aber das ist die Folge von Vorurteilen.» Der Alte behalte seine geistigen Fähigkeiten, sofern er nicht darauf verzichte, sie zu üben und zu bereichern. Er fährt fort: «Viele Greise sind aber doch so hinfällig, dass sie weder eine Berufsaufgabe noch eine Lebenspflicht ausführen können. Das ist aber keine besondere Schwäche des Alterns, sondern das hängt allgemein mit der Gesundheit zusammen. Darf man sich da wundern, dass Greise hie und da einmal schwach sind, wenn sogar junge Männer diesem Übel nicht entgehen können? Im Greisenalter muss man sich wehren und seine Schwächen behutsam ausgleichen, wie gegen eine Krankheit, so muss man auch gegen das Altern ankämpfen und auf die Erhaltung der Gesundheit acht geben.» Er rät dann zur Mässigkeit mit Leibesübungen und fährt fort: «Auch die Geisteskräfte erlöschen nämlich im Alter, wenn man nicht immer wieder, wie bei einer Leuchte, Öl nachgiesst. Der Körper wird durch ermüdende Übungen belastet, der Geist aber durch Betätigung beschwingt.»

Zum ersten Mal gebraucht der römische Satirendichter Juvenal das Wort Demenz im heutigen Sinn und verbindet es mit Angst. In der zehnten Satire, geschrieben zur Blütezeit des römischen Kaisertums zu Anfang des zweiten Jahrhunderts nach Christus, schreibt er ein ironisches und gesellschaftskritisches Essay in Gedichtform. Darin geht er der Frage nach, ob es sinnvoll sei, sich ein hohes Alter zu wünschen. Dazu schreibt er: «Doch welche Kette von schrecklichen Übeln befällt die Greise, füllet das Alter». Er schildert dann die Entstellung des Gesichtes durch das Alter, die Runzeln, das Zittern der Stimme und der Glieder, das Abstumpfen des Gaumens, die Impotenz, die Gehörschwierigkeiten, allgemeine Polymorbidität und fährt dann fort: «sed omni membrorum damno maior dementia.» «Aber noch schlimmer als sämtlicher Glieder Gebrechen ist die Demenz, die selbst die Namen des Sklaven, die Miene des Freundes nicht mehr kennet, der in vergangener Nacht mit ihm speiste, nicht mehr die Kinder, die er gezeugt und erzogen, die Seinen schliesst ohne Rücksicht er im Testament vor der Erbschaft aus». Er fährt weiter mit den Worten: «Nichts also sollen die Menschen sich wünschen? Damit Du wenigstens etwas Sinnvolles erflehst, wenn Du es nicht lassen kannst, musst um gesunden Geist und gesunden Körper Du beten.» (sit mens sana in corpore sano). Juvenal stellt die Demenz als weit schlimmer dar als die Gebrechen der Glieder und nennt als Hauptsymptom der Demenz, dass selbst die Namen der vertrauten Diener oder der eigenen Kinder vergessen werden. Ebenso bekannt ist die damit verbundene verminderte Urteilsfähigkeit, die von Erbschleichern ausgenützt werden kann. Im Gegensatz zum Moralisten Cicero hingegen hütet sich Juvenal, Rezepte abzugeben, wie dieses Leiden vermieden werden könne. Senile Demenz scheint ihm vielmehr ein Schicksal zu sein, nach vorherrschender römischer Auffassung von den Göttern bestimmt. Als Stoiker spottet er über diejenigen, die zu den Göttern beten. Doch trotz seiner Vorbehalte gegenüber dem Beten gibt er ihnen den durchaus ernst gemeinten Rat, wenigstens vernünftigerweise um einen gesunden Geist in einem gesunden Körper zu beten.

Juvenal gebraucht also nicht nur als erster das Wort Demenz im gleichen Sinne wie wir es heute gebrauchen, sondern er konstatiert auch, dass dies meist unabhängig vom Lebenswandel den Menschen schicksalhaft trifft. Dessen ungeachtet weiss er um die Lebensweisheit, die sich heute selbst bei hochgradiger Demenz häufig bestätigt findet: Die Krankheit verunmöglicht eine subjektive Lebenszufriedenheit nicht, wenn eine solche während des Lebens vorgeherrscht hat. Er beendet seine Satire mit den Worten: «Dort, wo die Weisheit regiert, braucht es keinen Gott, wir sind selber, die Dich vergöttern, oh Glück, die zum Himmel hinauf Dich versetzen.» Juvenals Worte wurden von unseren Turnvätern aufgenommen und zieren zum Beispiel die Wand der Turnhalle einer Zürcher Kantonsschule aus dem 19. Jahrhundert. So diente die Angst vor Demenz bis heute dazu, die Bevölkerung zu Fitness aufzurufen, ein Rezept, das Juvenal selbst so nicht formuliert hat.

Die Gedanken der antiken Philosophen über das Altern und die Angst vor Demenz haben auch Eingang in die europäische Kultur gefunden. So schreibt Shakespeare im Jahre 1599 in seinem Stück «Wie es euch gefällt» im letzten Akt, mit der die seltsam wechselnde Geschichte schliesst: «Ist zweite Kindheit gänzliches Vergessen, und Aug und Zahn, Geschmack und alles.» Im «König Lear» beschreibt er noch deutlicher die Ängste bei beginnender seniler Demenz. Lear sagt von sich selber: «Spottet meiner nicht! Ich bin ein schwacher kind'scher, alter Mann, achtzig und drüber; keine Stunde mehr noch weniger, und grad heraus, ich fürchte fast, ich bin nicht recht bei Sinnen. Mich dünkt, ich kenn Euch, kenn auch diesen Mann, doch zweifl ich noch: denn ich begreif es nicht, an welchem Ort ich bin. All mein Verstand entsinnt sich dieser Kleider nicht, noch weiss ich, wo ich die ich Nacht schlief. Lacht nicht über mich.»

1.2 Demenzangst heute

Nicht nur bei Betroffenen, sondern auch bei vielen Angehörigen, Ärztinnen und Ärzten und bei Pflegenden herrschen Ängste vor einer Demenzdiagnose. Dies zeigen die Resultate mehrerer wissenschaftlicher Studien. Darin wurden zu Hause lebende Betagte im Hinblick auf eine mögliche Demenz untersucht und die Resultate mit den Unterlagen der behandelnden Hausärztinnen- und -ärzte verglichen (s. Kapitel Schelling in diesem Band). So wurde zum Beispiel in Holland in 33 Prozent der Fälle (1991), und in Schottland in 87 Prozent der Fälle (1964) die Diagnose von den behandelnden Hausärztinnen und -ärzten nicht gestellt. Bei 60 Prozent der Familienangehörigen war die Demenz eines in derselben Familie lebenden Angehörigen nicht bekannt. Bildung, Anzahl Begleitkrankheiten und Intensität der Sozialunterstützung beeinflussten die Erkennung der Demenz nicht signifikant (Sternberg, Wolfson & Baumgarten, 2000).

Wird jedoch Demenz in einer Gesellschaft enttabuisiert, wie beispielsweise in der Kongregation, in der alle Nonnen an einer prospektiven Demenzstudie (so genannte «Nonnenstudie») teilnahmen und deshalb halbjährlich untersucht wurden, sind die Mitglieder dieser Gesellschaft sehr wohl in der Lage und willens, Demenzkranke als solche zu erkennen. So beurteilten die betreuenden Nonnen nur drei Prozent der Personen mit gutem Gedächtnis und fehlender Pflegebedürftigkeit als dement, aber 76 Prozent der als dement Diagnostizierten wurden auch von diesen als dement bezeichnet (Riley, Snowdon & Markesbery, 2002).

Schweizer Hausärztinnen und -ärzte stimmten an Fortbildungsveranstaltungen dem Satz «Demenz wird von Hausärzten und Familien meistens verdrängt» häufig zu. Sie begründen dies mit den Konsequenzen einer Demenzdiagnose: der damit verbundenen Infragestellung der Urteilsfähigkeit oder des Menschseins an sich, oder mit den schlechten therapeutischen Optionen und völlig fehlenden kurativen Möglichkeiten in fast allen Fällen (diese Erkenntnisse beruhen auf persönlichen Feststellungen in den Jahren 2002/2003 bei zwölf Fortbildungsveranstaltungen mit jeweils zehn bis fünfzehn Hausärztinnen und -ärzten aller Regionen der Deutschschweiz).

Gefragt nach Gedächtnisproblemen wollen auch viele Betagte ihre diesbezüglichen Schwierigkeiten nicht wahrhaben oder schreiben sie dem normalen Altern zu: 5444 zu Hause lebende Betagte wurden in den USA im Laufe von zwei Jahren über ihre Gedächtnisleistungen befragt, die entsprechend gemessen wurden. 57 Prozent der Personen mit schlechtem Gedächtnis gaben an, ihr Gedächtnis funktioniere gut bis exzellent. Von den 549 Personen, deren Gedächtnis sich von der ersten zur zweiten Untersuchung massiv verschlechterte, schätzten 398 Personen ihr Gedächtnis als stabil ein, vor allem wenn sie nicht depressiv oder pflegebedürftig waren (Turvey, Schultz, Arndt, Wallace & Herzog, 2000).

Wie wir gesehen haben, ist die Angst vor Demenz auch heute noch sehr verbreitet: Alle wollen alt werden, niemand möchte alt sein. Bei den heute weit verbreiteten Überlegungen über die Grenzen der Medizin und insbesondere über den Abbruch von lebensverlängernden Massnahmen steht explizit oder implizit meist die Angst vor Demenz und insbesondere die Angst davor, nicht mehr handlungsfähig, über lange Zeit der Betreuung von Dritten ausgeliefert zu sein, im Vordergrund der Motive, die in diesem Fall ein Weiterleben als nicht mehr wünschenswert erscheinen lassen. Doch im Gegensatz zu den Verhältnissen in Seniorensiedlungen in den USA, wo die Mehrheit der dort wohnenden Betagten Patientenverfügungen, einen so genannten «Living Will» ausgefüllt haben, herrschen in Mitteleuropa noch meist andere Zustände. Nur wenige Betagte, die in ein Krankenhaus oder eine Pflegeeinrichtung eintreten, bringen eine Patientenverfügung mit. Wenn eine solche abgegeben wird, wird sie meist weder von den Betroffenen noch von deren Angehörigen ausgefüllt, wie eine Erhebung in einem Pflegezentrum in Zürich bei 112 Betagten, die im Jahre 2003 eingetreten sind, ergeben hat. 56 Betroffene respektive verantwortliche Angehörige erhielten die Broschüre «Was mir wichtig ist: Vereinbarungen/Verfügungen» (Amt für Krankenheime der Stadt Zürich, 2002), aber nur elf, dies entspricht 20 Prozent, wählten eine der vorgedruckten Verfügungsvarianten aus und brachten sie zurück.

1.3 Wohlbefinden von Demenzkranken

Während also Gesunde mehr oder weniger ausgesprochene Angst vor Demenz haben, wird bei Demenzkranken selbst ein ganz anderes Bild sichtbar: Mittels Befragung konnte festgestellt werden, dass das allgemeine Wohlbefinden von Demenzkranken sich nicht signifikant von dem gleichaltriger kognitiv Gesunder unterscheidet (Smith et al, 1996). Demenzkranke werden nicht selten, besonders in frühen Stadien, ihrer schwindenden geistigen Fähigkeiten gewahr und versuchen, diese Defizite zu vertuschen. Oft leiden sie darunter. Es gibt jedoch auch Demenzkranke, deren Wohlbefinden sich durch die Demenz positiv verändert hat. Kitwood hatte dies als erster nachgewiesen (Kitwood, 1995). Er fand, dass bei zirka zehn Prozent der Dementen geistige Eigenschaften verschwunden sind, welche die Lebensqualität negativ beeinträchtigen. Er nennt zum Beispiel den Hang zu Pedanterie, Prüderie, Hemmungen, Misstrauen, die Unfähigkeit, sich etwas zu wünschen und diese Wünsche vorzubringen und Verstimmung. Aufgrund der Demenz können gewisse Patientinnen und Patienten bisweilen leichter Vertrauen fassen, Wärme und Zuneigung zeigen oder empfangen, eigene Wünsche ausdrücken, spontaner werden, den Ausweg aus chronischen Verstimmungen finden oder falsche Scham überwinden.

2. Veränderungen in der Folge von Demenzkrankheit und ihr Erleben

2.1 Demenzentwicklung objektiv

Für die meist progressiv verlaufende Demenzkrankheit gibt es viele neuropsychologische Klassierungsschemata. Reisberg hat in Analogie zur Entwicklung der kognitiven Fähigkeiten beim Kind die Demenzentwicklung als Retrogenese bezeichnet und ein entsprechendes Klassierungsschema entwickelt (siehe **Tab. 1**; Reisberg, 1984).

Neben dieser ontogenetischen Klassierung gibt es auch Klassierungsschemata, die auf Beobachtungen beruhen. Am häufigsten in Gebrauch ist das Clinical Dementia Rating CDR (siehe **Tab. 2**; Morris, 1993). Die Reisbergklasse II, CDR 0,5, entspricht dem modernen Begriff des «Mild Cognitive Impairment» (MCI), zu Deutsch «leichte kognitive Beeinträchtigung», die sich innerhalb von sieben Jahren in 80 Prozent der Fälle zu einer Demenz entwickelt (Petersen, Smith et al, 2001). Eine Metaanalyse ergab im Durchschnitt eine Konversionsrate von 10 Prozent pro Jahr von MCI zu Demenz mit grossen Unterschieden von Studie zu Studie (Bruscoli & Lovestone, 2004). Das heisst, dass innerhalb eines Jahres ungefähr 10 Prozent der Patientinnen und Patienten mit anfänglich leichter kognitiver Beeinträchtigung weitere schwere kognitive Beeinträchtigungen hinnehmen mussten.

Die Veränderung des Zustandes der Betroffenen beginnt also im Bereiche der Gedächtnisleistungen bereits vor dem eigentlichen Demenzstadium, die Alltagsfähigkeiten und sozialen Fähigkeiten reduzieren sich sukzessive von der leichten zur schweren Demenz. Verhaltensstörungen respektive BPSD (Behavioural and Psychiatric Symptoms of Dementia) hingegen entwickeln sich vor allem in mittleren Demenzstadien, wenn auch depressive Verstimmungen bei leicht Demenzkranken häufig sind. Motorische Symptome mit Tonuserhöhung und Schwierigkeiten beim Gehen entwickeln sich bei der Alzheimerdemenz hingegen typischerweise erst in den Spätstadien. Zeigt eine Demenzerkrankung schon früh motorische Symptome, muss an eine spezifische Demenzdiagnose gedacht werden, wie Hydrozephalus, Lewy-Körper-Demenz, progressive supranukleäre Paralyse, oder Demenz mit frontobasaler Degeneration (s. Kapitel Brand & Markowitsch in diesem Band).

Tabelle 1:

Demenzentwicklung nach Reisberg				
Reisberg-Stadium	Leitsymptome	Alter, in dem dies gelernt wird in Kindheit	Schweregrad	Sozialmedizinische Konsequenzen/ Hilfsbedarf
I	Keine Symptome	-	Normal	Aktivierung
II	Vergesslichkeit	-	MCI *	Aktivierung/ Gedächtnistraining
III	Versagen bei komplexen Aufgaben in Beruf und Gesellschaft (z. B. Reisen an einen neuen Ort)	18 Jahre	Sehr leichte Demenz	Rückzug aus überfordernden Aufgaben
IV	Benötigt Hilfe bei schwierigen Aufgaben des täglichen Lebens (z. B. Buchhaltung, Einkaufen, Einladungen)	12–16 Jahre	Leichte Demenz	Überwachte Selbständigkeit
V	Benötigt Hilfe bei der Wahl der Kleidung und beim Entscheid zum Baden	6–8 Jahre	Mittelschwere Demenz	Organisierter Tagesablauf, Teilzeithilfe, Hilfe an Familie
VI	Hilfe beim a) Ankleiden b) Baden c) Toilettengang d) Urininkontinenz e) Stuhlinkontinenz	5 Jahre 4 Jahre 3 ½ Jahre 2–3 Jahre 2 Jahre	Schwere Demenz	Ganztägige Hilfe und Betreuung nötig
VII	a) Sprechvermögen noch 6 Worte b) Kann nicht mehr sprechen c) Kann nicht mehr gehen d) Kann nicht mehr sitzen e) Kann nicht mehr lachen f) Kann nicht mehr Kopf halten	1 Jahr 1–2 Jahre 1 Jahr 6 Monate 1–4 Monate 1–3 Monate	Sehr schwere Demenz	Langzeitpflege (vollumfänglich)

MCI * = Mild cognitive impairment = leichte kognitive Beeinträchtigung

Tabelle 2:

Skala zur Beurteilung der Demenz					
Funktionen	**Gesund CDR = 0**	**Fragliche Demenz CDR = 0,5**	**Leichte Demenz CDR = 1**	**Mittelschwere Demenz CDR = 2**	**Schwere Demenz CDR = 3**
Gedächtnis	Kein Gedächtnisverlust oder leichte inkonstante Vergesslichkeit	Leichte konstante Vergesslichkeit. Nur partielle Erinnerung. „Benigne" Vergesslichkeit	Gedächtnisstörung mässig, Frischgedächtnis ausgeprägter. ADL Funktionen beeinträchtigt	Ausgeprägte Gedächtnisstörung. Nur intensiv Erlerntes bleibt erhalten, Neues geht rasch verloren	Schwere Gedächtnisstörung. Nur Erinnerungsbruchstücke
Orientierung	Voll orientiert	Voll orientiert, abgesehen von leichten Schwierigkeiten bez. Zeitlicher Zusammenhänge	Mässige Schwierigkeiten bez. Zeitlicher Zusammenhänge. Örtlich meist orientiert	Starke Schwierigkeiten bez. Zeitlicher Zusammenhänge. Meist zeitlich desorientiert, oft auch örtlich	Nur noch autopsychisch orientiert
Problemlösung und Urteilsfähigkeit	Gute Problemlösungsfähigkeit. Erledigt geschäftliche und finanzielle Angelegenheiten gut. Gute Urteilsfähigkeit	Nur fragliche Beeinträchtigung bez. Problemlösungsfähigkeit	Mässige Schwierigkeiten bei Problemlösung. Meist erhaltene Urteilsfähigkeit	Schwere Beeinträchtigung der Problemlösungsfähigkeit. Urteilsfähigkeit normalerweise beeinträchtigt	Unfähigkeit zur Problemlösung. Keine Urteilsfähigkeit
Angelegenheiten des Gemeinwesens	Unabhängige Funktion in gewohnter beruflicher Position, beim Einkaufen und in der Gesellschaft	Nur fragliche Beeinträchtigung	Unfähig, selbständig sinnvoll zu wirken, obwohl z. T. noch engagiert. Gute Fassade	Keine unabhängige Funktion ausserhalb des Zuhauses. Kann zu Anlässen auswärts mitgenommen werden	Keine unabhängige Funktion ausserhalb des Zuhauses. Kann nicht mehr zu Anlässen mitgenommen werden
Haus/Hobby	Leben zu Hause, Hobbys und intellektuelle Interessen nicht beeinträchtigt	Leben zu Hause, Hobbys und intellektuelle Interessen leicht beeinträchtigt	Milde, definitive Funktionsbeeinträchtigung zu Hause. Komplexe Arbeiten/Hobbys/Interessen aufgegeben	Nur einfache Hausarbeiten. Stark eingeschränkte Interessen; diese werden kaum aufrecht erhalten	Keine signifikante Funktion zu Hause
Persönliche Pflege	Völlig selbständig	Völlig selbständig	Aufforderung nötig	Hilfe nötig beim Anziehen, bei der Hygiene, beim Umgang mit persönlichen Effekten	Braucht viel Hilfe. Häufig inkontinent

2.2 Demenzentwicklung subjektiv

Obwohl die Demenz kontinuierlich und allmählich zunimmt, wird dies im Alltag nicht wahrgenommen, denn das «plötzliche» Auftreten oder der «plötzliche» Verlust von gewissen «Meilensteinen» des Verhaltens und von Empfindungen wie Heimweh, Erkennen von Angehörigen, ist oft viel auffälliger als die kontinuierliche kognitive Leistungsminderung. Verschiedene häufig verwendete Instrumente zur Erfassung von Demenz wie der Mini Mental Status Test oder ADL-Skalen (Activities of Daily Living – Aktivitäten des täglichen Lebens) erfassen eher solche Meilensteine als das Kontinuum von Minderleistungen (s. Kapitel Brand & Markowitsch in diesem Band). Deshalb kommt es selbst bei fortgeschrittenen Demenzkranken oft zu scheinbarer Stabilisierung der Demenz auf einem bestimmten Niveau, während der Zeitspanne von ein bis zwei Jahren (Wettstein et al., 1997): Betroffene mit pathologisch verifizierter Alzheimerdemenz zeigten im Pflegeheim zu 23 Prozent während einem, respektive zu 5 Prozent während zwei Jahren eine stabile Hirnleistung gemessen mit Mini Mental Status Test; zu 39 Prozent, respektive 30 Prozent gemessen mit dem Clinical Dementia Rating; zu 40 respektive 20 Prozent stabile Leistung im ADL-Bereich, gemessen mit einer ADL-Skala und gar zu 44, respektive 40 Prozent im Sozialbereich, gemessen mit einer Sozialkompetenzskala (Wettstein et al., 1997).

Doch auch subjektiv erleben die meisten Demenzkranken die Progression ihrer Krankheit. Sie nehmen ihre Erkrankung zu Beginn oft als ein Ängste auslösendes Versagen wahr.

Gilliard und Keady (1998) beschreiben folgende Stadien der Demenzerkrankung:

1. *«Stolpern»:* Immer häufigeres Bewusstwerden von Fehlleistungen. Stolpern über Banalitäten, die früher problemlos gemeistert wurden.
2. *Vermuten:* Die Häufung von Fehlleistungen führt zur Vermutung, etwas sei – im Kopf? – nicht in Ordnung.
3. *Vertuschen:* Versuche, die Fehlleistungen zu entschuldigen, zu erklären und Tätigkeiten zu vermeiden, bei denen Fehlleistungen vorkommen.
4. *Mitteilen:* Besprechen der Fehlleistungen und Bitte um Hilfeleistung bei nahen Angehörigen. Wenn die Familienmitglieder die Botschaft nicht hören wollen, sie vertuschen, verzögert dies die Wirkung von «geteiltes Leid ist halbes Leid».
5. *Bestätigung:* Besprechen des eigenen Zustandes mit (medizinischen) Fachpersonen zur Diagnosestellung. Dabei kommt es teilweise zum «Rumpelstilzeffekt»: Was benannt werden kann, verliert an Bedrohlichkeit. Diese Phase der Bestätigung der Krankheit scheint schwierig für viele Familienmitglieder, aber auch für abklärende Ärztinnen und Ärzte. Und viele Demente verneinen, krank zu sein, beteuern, sie seien «doch nur etwas vergesslich».

6. *Maximierung:* Ausschöpfen der erfolgversprechendsten Kompensationsstrategien, respektive Bewältigungsmechanismen (Coping), zum Beispiel durch das sich Anklammern an Hauptbetreuende oder Rückzug.
7. *Desorganisation:* Aufsplitten der Aktivitäten in oft unzusammenhängende, nur teilweise nachvollziehbare Handlungen und Äusserungen.
8. *Zerfall:* Persönlichkeitszerfall in wenige kleine «Inseln» stabilen Funktionierens.
9. *Sterben:* Oft auch bei schwerst Dementen kann ein aktives Sterbenwollen oder ein Nicht-mehr-Leben-Wollen beobachtet werden, zum Beispiel durch das Verweigern von Essen und Trinken. Jedoch kann auch das Gegenteil vorkommen, ein Sich-an-das-Leben-Klammern und Überleben von lebensgefährlichen Demenzkomplikationen mit entsprechend langsamem Sterben (Gilliard & Keady, 1998).

Im Alltag der Demenzbetreuung fallen immer wieder Demenzkranke auf, die scheinbar völlig krankheitsuneinsichtig sind. So geben z. B. Demenzkranke an, zu einem bestimmten Zeitpunkt unbedingt zur Arbeit gehen oder für ihre Kinder kochen zu müssen, obwohl sie seit Jahren pensioniert sind, respektive ihre Kinder weit weg wohnen. Sie lassen sich nicht durch Gegenargumente davon abbringen.

Solches Verhalten lässt sich verstehen, wenn man berücksichtigt, welche Gehirnareale bei der Demenz vom Alzheimertyp betroffen sind (s. Kapitel Brand & Markowitsch in diesem Band). Dies sind neben dem medialen Temporallappen bevorzugt die parietalen und frontalen Assoziationsgebiete. Von Hirnschlagopfern her ist bekannt, dass vor allem Ausfälle im nicht dominanten Parietallappen oft zu einer eigentlichen *Anosognosie* (das pathologische Nicht-Erkennen einer neurologischen Störung) führen, die weit mehr sind als die Nicht-Wahrnehmung (Neglect) einer gelähmten Körperseite. Diese Ausfälle begünstigen also das Verneinen einer Krankheit bei Demenzbetroffenen. Sie begünstigen, was oft als ausgesprochene «Verdrängung der Demenzerkrankung» erscheint, mit der Ablehnung von Hilfe und daraus resultierender Verwahrlosung, auch bei Personen, die früher grossen Wert auf ein gepflegtes Äusseres legten.

2.3 Gesundheitsökonomische Aspekte

Über die Wahrnehmung der Demenz durch Angehörige und Demenzkranke selbst gibt eine Untersuchung mittels der gesundheitsökonomischen Zahlungsbereitschaftsmethodik Auskunft (König & Wettstein, 2002; König & Zweifel, 2004). Danach sind Demenzkranke bereit, mehr Geld für eine hypothetische, nicht krankenkassenleistungspflichtige Behandlung zu bezahlen, die betreuende Ehegatten entlastet als für eine Behandlung, die die Demenz heilt (durchschnittlich CHF 39 000 gegenüber CHF 33 000). Umgekehrt sind Angehörige bereit, viel mehr für die Heilung der Demenzkrankheit zu bezahlen als für eine vollständige

Entlastung von Betreuungsbürden (CHF 175 600 gegenüber CHF 52 900). Insgesamt ist beiden Gruppen Befragter jedoch der Wert einer Heilung von der Demenzkrankheit nur ein erstaunlich kleiner Anteil ihres Vermögens wert, nämlich 21,6 Prozent respektive 30,7 Prozent.

Die gesundheitsökonomische Methode zur Schätzung der Last bei Demenzbetreuung zeigt auch, dass die betreuenden Ehegatten bereit wären, durchschnittlich CHF 24 252 zu bezahlen, um die Lebenszufriedenheit ihrer demenzkranken Gatten von «glücklich» zu «sehr glücklich» zu verbessern, sie würden aber nur CHF 19 240 ausgeben, um ihre Betreuungslast von «mittel» auf «niedrig» zu reduzieren. Pro Jahr entspricht dies CHF 2789, respektive CHF 2206. Der Faktor, der diesem Unterschied zugrunde zu liegen scheint, entspricht wahrscheinlich dem Wert der Betreuungsaufgaben. Einen Demenzkranken zu betreuen, verursacht zwar eine subjektiv eingeschätzte Last im monetären Gegenwert von CHF 19 240 oder CHF 2206 pro Jahr, beinhaltet aber auch einen positiven Wert von CHF 5012 beziehungsweise CHF 575 pro Jahr.

Gemäss einer Erhebung von 120 betreuten Angehörigen durch Angehörigengruppen der Schweizerischen Alzheimervereinigung leisten betreuende Angehörige im Durchschnitt täglich 5,7 Stunden Betreuungsarbeit, das sind 2468 Stunden pro Jahr (1946 Stunden für mittelschwer Demenzkranke und 2 421 Stunden für schwer Demenzkranke). Dazu kommen die Leistungen von Befreundeten und Nachbarn, die sich durchschnittlich 104 Stunden pro Jahr engagieren (Volz et al., 2000). Die Betreuungsarbeit besteht bei mittelschwer Kranken vor allem aus Beaufsichtigung und Anleitung, bei schwer Kranken aus Pflegeleistungen im engeren Sinne.

3. Folgen von Demenzerkrankungen für die Angehörigen

3.1 Wer sind die Angehörigen?

Obwohl heute zwischen 30 und 50 Prozent aller Haushalte Einpersonenhaushalte sind, haben fast alle Menschen enge Bezugspersonen. So gaben von 18 717 Befragten über 15-Jährigen in der Schweiz nur 4,7 Prozent an, keine nahe stehende Person zu haben, mit der sie jederzeit über persönliche Probleme reden könnten; auch bei den über 75-Jährigen waren es nur 7,4 Prozent (Bundesamt für Statistik, 2004). Als Bezugspersonen gelten nicht ausschliesslich Familienmitglieder, denn oft sind Wahlbekanntschaften wichtiger als die Familie.

Wenn es darum geht, Betreuungsaufgaben für Kranke oder Betagte zu übernehmen, so wurden diese gemäss obiger Befragung zu 14 Prozent in der Partnerschaft geleistet, zu 16 Prozent für Kinder, zu 20 Prozent für andere Familienmitglieder, zu 18 Prozent für Eltern und zu 22 Prozent für Nachbarn oder Freunde und zu 10 Prozent für Personen in Institutionen.

Es erstaunt deshalb nicht, dass die überwiegende Betreuungsarbeit für Demenzkranke von informell Helfenden übernommen wird. Bei Demenzkranken geschieht dies am häufigsten innerhalb der Lebenspartnerschaft (auch im Alter leben heute viele Paare zusammen, ohne verheiratet zu sein), am zweithäufigsten leisten Töchter respektive Schwiegertöchter Unterstützung, eher selten Söhne oder Geschwister.

3.2 Belastende und entlastende Faktoren bei der Betreuung von Demenzkranken

Die *finanzielle* und *zeitliche* Belastung wurden bereits dargestellt. Für die betreuenden Angehörigen stehen diese meist nicht im Vordergrund. Am meisten leiden sie – besonders im Frühstadium der Krankheit – darunter, dass sie eine ihnen emotional wichtige Bezugsperson (Partner oder Elternteil) verlieren und zwar langsam, bei lebendigem Leibe und bei zunehmendem Betreuungsaufwand. In **Tab. 3** sind die verschiedenen belastenden Faktoren und modifizierenden Einflüsse systematisch dargestellt.

Tabelle 3: Einflussfaktoren der Belastung von Angehörigen, die Demenzkranke betreuen

		Finanzielle Belastung	Zeitliche Belastung	Körperliche Belastung

Belastende Faktoren		• Kosten für Betreuungspersonal
		• Ausfall von bezahlter Lohnarbeit durch Betreuung
		• Nicht rückerstattete medizinische Kosten
		• Kosten für institutionelle Betreuung
		  – Tageszentren
		  – Entlastungsaufenthalt
		  – Heimplatzierung
			• Nötige Beaufsichtigung (oft 24h/T)
			• Pflege i.e.S.
			• „Anklammern" der Demenzkranken (oft 24h/T)
			• Nächtliche Beanspruchung
				• Übernahme von zusätzlichen Haushaltaufgaben
				• Übernahme von Pflegeaufgaben
				• Unterbruch der Nachtruhe
				• Erleiden von körperlicher Aggressi

Modifizierende Faktoren	Belastung verstärkend	Knappe finanzielle Mittel + Eigene volle Berufstätigkeit + Ungenügende Pflegeversicherungsleistungen # Hohe Kosten für institutionelle Betreuung # +	Andere Betreuungsaufgaben + • Kinder • andere Betagte Berufstätigkeit + Andere Verpflichtungen +	Eigene Krankheit resp. Behinderung Aufwändige Haushalts-Situation Hohes Körpergewicht der zu pflegenden Person Immobilität * (ev. wegen Medikation)
	Belastung mildernd	Grosse finanzielle Mittel − Nicht (mehr) in Berufstätigkeit − Pflege- resp. Krankenversicherung, die die meisten Kosten trägt # −	Entlastung durch • Andere Familienmitgl. * • Bekannte, Freunde * • Berufspersonen (Sozialstation, Spitex)* Durch tageweise Platzierung in Tageszentrum * Durch wochenweisen Aufenthalt im Heim *	Einsätze durch Berufspersonal (Sozialstation) * − Verzicht auf Mobilität behindernde Medikamente* Einsatz von Medikamenten, die Nachtruhe sichern*

Subjektive

= Ansätze für gesellschaftliches oder politisches Handeln   * = Ansätze für indivuduelles Handeln

notionale Belastung	Belastung durch Verhaltensstörungen der Demenzkranken	Belastung durch kognitive Ausfälle
Verlust von Gemeinsamen Problemlösungen Gegenseitiger Aussprache Gemeinsamen Aktivitäten Ablehnen von Hilfe Angst vor Zukunft (Demenzprogression) Zunehmende soziale Isolation „Sterben bei lebendigem Leibe"	• Agitiertheit • Tag-Nacht-Umkehr • Ängste • Persönlichkeitsveränderungen • Umherirren • Depression • Ständiges Wiederholen von Fragen • Verbale Aggression • Wahnideen • Illusionäre Verkennung • Pflegeverweigerung • Schreien • Halluzinationen • Körperliche Aggression	• Gedächtnisstörung • Sprach(verständnis)störung • Orientierungsstörung • Raumsinnstörung • Exekutive Störungen • Wahrnehmungsstörung
enig andere Bezugspersonen * +	Demenzkranke/r hat bisher in meisten Bereichen dominiert +	Betreuende selbst + • kognitiv beeinträchtigt • ungebildet
isicherer Bindungsstil +	Diagnose unklar * +	Keine Diagnose bekannt * +
sherige Beziehung belastet +	Ungeeignete Umgebung * +	
sher in meisten Bereichen vom ementen dominiert +	Abhängigkeit vom Demenzkranken +	
sher mehr gegeben als bekommen +	Gewalttätigkeit schon vor Demenz +	
olation * +		
rosses und gutes soziales Netz* −	Regelmässige Spaziergänge * −	Wirkungsvolle Behandlung − * mit • Ginkgo • Cholinesterasehemmer • Memantine
:oming out» gemacht * −	Regelmässiger Tages-/Wochenrythmus * −	Information über Demenz # −
ilnahme * an Angehörigengruppen Angehörigenschulung Veranstaltungen über Demenz	Demenzgerechtes Milieu * −	Interdisziplinäre Abklärung und Diagnostik * −
itgliedschaft bei Alzheimer- ereinigung *	Ev. Einsatz von atypischen Neuroleptika in niedrigen Dosen * −	Demenzkranker nimmt an Gedächtnistraining teil * −
gslast	Angehörigenschulung im Umgang mit Demenz *	

Als noch stärker belastend werden bei zunehmender Demenz die mehr oder weniger ausgeprägt auftretenden *Verhaltensstörungen* empfunden. Diese sind demenztypisch und unterscheiden die Betreuungsaufgabe grundlegend von der von Personen mit sonstigen Krankheiten. Die unterschiedlichen Belastungen von Töchtern, die ihre betagten Mütter betreuen, zeigt eine Studie von Klusmann et al. (1981). Diese Töchter haben ihre Mütter bei sich wegen Demenz, wegen körperlicher Krankheit, wegen einer zum Tode führenden Krankheit oder wegen hohem Alter bei guter Gesundheit aufgenommen. Während die Betreuung von Demenzkranken zu Spannungen in der Beziehung und dadurch zu psychosomatischen Beschwerden und geringerer Lebenszufriedenheit führt, bringt die Betreuung von sterbenden oder gesunden Betagten mehr emotionale Nähe und weniger psychosomatische Beschwerden.

3.3 Vorgegebene belastungsmodifizierende Faktoren

Die grosse, oft krank machende Belastung durch Demenzkrankenbetreuung ist in unzähligen Studien belegt und in der Literatur heute unbestritten. Weniger gut untersucht ist hingegen, welche weiteren Faktoren für spezielle Belastungen verantwortlich sind und insbesondere, welche Schutzfaktoren vor hoher subjektiver Belastung schützen. Ein stark modifizierender Faktor ist die *Beziehungsqualität* zwischen der demenzkranken Person und der Betreuungsperson. Je gespannter sich das Beziehungsverhältnis schon vor der Erkrankung gestaltete, umso schwerer wird die Betreuungsaufgabe empfunden, unabhängig von der objektiven Betreuungsaufgabe. Besonders schwer leiden Lebenspartner unter der Betreuungsaufgabe, die in der Vergangenheit schon viel Schweres durch die jetzt dement gewordene Person erfahren haben, zum Beispiel Kränkungen durch Untreue oder körperliche Misshandlung.

Umgekehrt sind Betreuende, die der demenzkranken Person viel verdanken, im bisherigen Leben von ihr profitiert haben, besonders geduldige und ausdauernde Betreuungspersonen. Hilfreich kann sein, von der Tendenz zum langfristigen Ausgleich von Geben und Nehmen innerhalb zwischenmenschlicher Beziehungen auszugehen. So sind beispielsweise Ehemänner, deren Haushalt von ihren später dement gewordenen Ehefrauen betreut wurden und die ihnen dadurch berufliche Karriere und eine Familie mit Kindern ermöglicht haben, oft besonders unermüdliche, sorgfältige Betreuende. Dies belegt eine Studie, die in New York durchgeführt wurde. So konnten diese Männer Betreuungsaufgaben durchschnittlich doppelt so lange zu Hause weiterführen als Ehefrauen, die ihre demenzkranken Männer zu betreuen hatten (Mittelmann et al, 2002).

Ein weiterer, meist unterschätzter und wenig untersuchter Punkt ist die Ausgewogenheit oder Dominanzverteilung in der Beziehungsgeschichte der Dyade De-

3. Folgen von Demenzerkrankungen

menzkranke–betreuende Person. Ein Zusammenhang dazu ist in **Abbildung 1** dargestellt. Die Zusammenhänge bedürfen noch einer empirischen Überprüfung, die Darstellung beruht auf jahrelanger klinischer Erfahrung mit betreuenden Angehörigen, nicht auf quantitativen Daten.

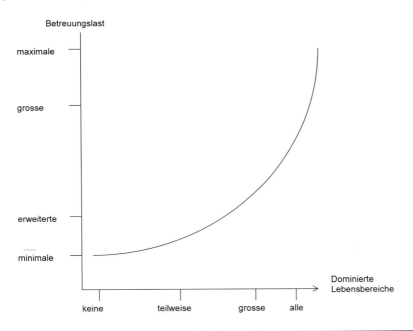

Dominierte Lebensbereiche	Anteile des gemeinsamen Lebens, in denen die später dement gewordene Person bestimmt (und dieses oft auch selbst ausgeführt) hat
Betreuungslast	Last für die Betreuungsperson durch die Betreuung eines demenzkranken Angehörigen
Minimal	Die Betreuungslast besteht vor allem in der zeitlichen Beanspruchung zur Beaufsichtigung (vor allem mittlere Demenzstadien) und zur Pflege (spätere Demenzstadien)
Erweitert	Zusätzlich zur minimalen Betreuungslast kommt die Übernahme von Aufgaben, die die erkrankte Person früher erledigt hat. Da die Betroffenen Übung haben im Übernehmen/Übergeben von Verantwortung, ist dies meist ohne belastende Auseinandersetzungen möglich.
Gross	Zusätzlich zur erweiterten Betreuungslast kommt die Auseinandersetzung mit der Haltung der dement gewordenen Person, weiterhin wie vor der Krankheit bestimmen zu wollen, obwohl ihr dazu die nötige Urteilfähigkeit fehlt.
Maximal	Maximal wird die Belastung, wenn es zu Auseinandersetzungen in den meisten im Alltag wichtigen Bereichen kommt.

Abbildung 1: Betreuungslast und Dominanz in der Beziehung Demenzkranker/betreuende Person

Ein anderer modifizierender Faktor für das Ausmass der subjektiven Belastung durch die Aufgaben einer Dementenbetreuung ist der *Bindungsstil* einer Person. Der persönliche Bindungsstil einer Person wird determiniert durch die Bindungserfahrung in der eigenen Kindheit und wurde im Rahmen der Zürcher Angehörigenschulungsstudie untersucht (Perren et al., 2004). Dabei wurde bei 116 betreuenden Angehörigen die subjektive Belastung durch die Betreuung eines demenzkranken Angehörigen, in Abhängigkeit von Pflegeaufwand, Verhaltensstörungen und Bindungsstil untersucht. Tatsächlich ist die subjektive Belastung abhängig von objektiver Belastung, sprich dem Pflegeaufwand, vom Ausmass an Verhaltensstörungen und von unsicherem Bindungsstil. Die Lebenszufriedenheit im Verlaufe der Betreuung sank bei Betreuenden mit unsicherem Bindungsstil stärker als bei Betreuenden mit sicherem Bindungsstil; der negative Affekt blieb im Verlaufe der Betreuung bei Betreuenden mit einem sicheren Bindungsstil konstant, erhöhte sich aber signifikant bei unsicherem Bindungsstil. Das heisst, sichere Bindungen und damit eine gute Beziehungsqualität sind ein schützender Faktor in der Bewältigung dieser Betreuungsaufgabe.

3.4 Durch Beratung beeinflussbare belastungsmodifizierende Faktoren

Ein Überblick über die verschiedenen möglichen Massnahmen und deren Wirkungen findet sich in **Tabelle. 4**. Eine Vielzahl von Einzelmassnahmen kann die subjektive Befindlichkeit von betreuenden Angehörigen verbessern. In einer Meta-Analyse von 34 randomisiert kontrollierten Studien konnte gezeigt werden, dass nicht-medikamentöse Interventionen bei Alzheimerbetroffenen und deren Familien auf das Wohlbefinden beider und auf die Verhaltensstörungen der Kranken im Durchschnitt eine etwas stärkere Wirkung zeigte, als die pharmakologische Behandlung mittels Cholinesterasehemmer oder die Behandlung von Depressionen mit trizyklischen Medikamenten (Brodaty et al., 2003). Bei Studien zur Verminderung der Pflegelast von informell pflegenden Angehörigen ergab sich ein signifikanter Effekt beim kombinierten Einsatz von Angehörigengruppen, Schulung, Beratung und Entlastungsangeboten.

Bei Demenzkranken in Pflegeinstitutionen erwiesen sich zwei Interventionen als wirkungsvoll:

1. Die Platzierung in einer auf die Betreuung von Demenzkranken spezialisierten Abteilung, einer so genannten Special Care Unit oder Demenzabteilung. Patientinnen und Patienten auf solchen Abteilungen erreichen statt der erwarteten klinischen Progression eine höhere Selbstständigkeit in den täglichen Verrichtungen, höhere kognitive Leistungen während vier respektive zwölf Monaten, ausserdem konnten freiheitseinschränkende Massnahmen vermieden werden.

Tabelle 4: Massnahmen zur Verminderung der Betreuungslast

Massnahmen	Wirkung auf Befindlichkeit Betreuungsperson	Wirkung auf Pflegeheimplatzierung
Medikamentöse Behandlung		
• mit Cholinesterasehemmern	+	Nein, positive Resultate offener Studien beruhen auf Selektionsbias
• mit Memantine	+	wahrscheinlich nicht
• mit Neuroleptikum gegen Verhaltensstörungen	+	?
• mit sedierendem Antidepressivum gegen nächtliche Agitation	+	?
Nicht pharmakologische Massnahmen		
• stundenweiser Einsatz von Mitarbeitenden der Sozialstation (Spitex)	++	Nein, eher Beschleunigung
• tageweise Platzierung in Tageszentrum	++	Nein, eher Beschleunigung
• temporäre Pflegeheimplatzierung (Respite-care)	++	Nein, eher Beschleunigung
• vermehrte Ablösung in Betreuung durch Familie und Freunde nach „coming out"	++	Wahrscheinlich +
• Besuche durch Dritte (z. B. feiwillige Spazierbegleitung)	++	?
• milieutherapeutische Massnahmen bei Verhaltensstörungen	++	?
• Teilnahme an Angehörigengruppe	++	?
• Information über Demenz und Umgang mit Demenzkranken (Bücher, Schulungskurse)	++	?
• kontinuierliche Angehörigenschulung und Beratung nach Bedarf und kombinierter Einsatz von verschiedenen der obigen Massnahmen	+++	++

Der Anteil von Kranken mit Psychopharmaka reduzierte sich von 41 auf 8 Prozent (Benson et al., 1987).
2. Die Organisation von regelmässigen Besuchen: Wenn diese auch nur eine Stunde pro Woche dauern, aber von einem mit dem Foto des Besuchers versehenen Memo mit Hinweis auf den wöchentlichen Besuch begleitet sind, steigt das Wohlbefinden bei den Besuchten, während es bei den Nicht-Besuchten erwartungsgemäss abnimmt (Albrecht & Oppikofer, 2004). Analoge Befunde konnten auch bei noch zu Hause lebenden, leicht demenzkranken Betagten gezeigt werden (Oppikofer at al., 2002).

Schwieriger als die Verbesserung der subjektiven Befindlichkeit zu beeinflussen ist die Zeitdauer, während der Angehörige bereit sind, ihre Demenzkranken zu Hause zu betreuen. Entlastende Angebote wie gezielte Spitexeinsätze, stundenweise Entlastung durch Besuchsdienst, tageweise Entlastung durch Besuch von Tageszentren oder wochenweise Entlastung durch Temporäraufenthalte bringen allein keine Verzögerung der Heimplatzierung. Dazu braucht es eine Kombination von Schulung, Beratung und die Empfehlung von Entlastungsangeboten, wie sie zum Beispiel von Mittelmann angewendet wurden. Insgesamt vier Studien belegten eine Verzögerung der Heimplatzierung um durchschnittlich ein Jahr. Diese Interventionen sind besonders effektiv in frühen Stadien der Demenz, in schweren Demenzstadien führen sie hingegen zu einer Beschleunigung des Heimeintritts. Besonders wirkungsvoll sind die kombinierten Interventionen bei Männern als Betreuende (Verzögerung der Heimplatzierung um 551 $\pm$ 274 Tage, im Vergleich zu 244 $\pm$ 169 Tage bei Frauen als Betreuende (Mittelmann et al., 1996).

3.5 Verhaltensstörungen Demenzkranker

Da Verhaltensstörungen der wichtigste Prädiktor sind für hohe Belastung von zu Hause betreuenden Angehörigen (Perren et al., 2004), kommt der Vorbeugung beziehungsweise Behandlung von Verhaltensstörungen Demenzkranker eine zentrale Bedeutung für die Minderung der Betreuungslast zu. Bis zu 90 Prozent der Demenzkranken zeigen Verhaltensstörungen (Tariot & Blazina, 1994). Bei zu Hause lebenden Demenzkranken sind diese für die Betreuungspersonen meist stärker belastend als die kognitiven Defizite und oft der Hauptgrund für eine Institutionalisierung. In Pflegezentren bedeuten Verhaltensauffälligkeiten von Demenzkranken sowohl für das Personal wie Mitbewohnerinnen und -bewohner grossen Stress

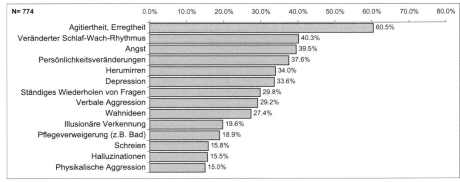

Abbildung 2: Häufigkeit der wichtigsten Verhaltensstörungen bei 774 verhaltensgestörten Demenzkranken

und beeinträchtigen Lebens- und Arbeitsqualität markant. In **Abbildung 2** sind die verschiedenen Formen der Verhaltensstörungen bei Demenz und ihre Häufigkeit im Alltag dargestellt. Beschrieben wurden von 179 schweizerischen Primärversorgern 774 Demenzkranke mit Verhaltensstörungen (durchschnittlich 81-jährig, 12 Prozent allein, 56 Prozent im Heim lebend; Wettstein & Brändli, 2002).

3.6 Fremdanamnese von Verhaltensstörungen

Verhaltensstörungen sind nicht obligate Begleiter der Demenzerkrankungen und haben oft klar eruierbare Auslöser oder Ursachen. Betreuungspersonen, die über Auffälligkeiten Demenzkranker berichten, sollen nach folgendem Schema nach Rapp, Flint, Herrmann & Proulx (1992) befragt werden (ABC-Regel):

a) **Antecedents to behaviour:** Was ging den Störungen unmittelbar voraus, was unternahmen die betroffenen Personen vor Auftreten der Störung, oder was geschah in ihrer Umgebung?
b) **Behaviour characteristics:** Welche störenden Verhalten zeigte die Person genau, warum, wie störten sie?
c) **Consequences of behaviour:** Welche Folgen hatte das störende Verhalten für die Betreuenden, die Mitpatientinnen und -patienten und die demenzkranke Person selber?

3.7 Therapie von Verhaltensstörungen

Ein rationales, weiteres Abklären und Behandeln der Verhaltensstörungen, wie dies in **Abbildung 3** schematisch dargestellt ist, basiert auf folgenden Beobachtungen:

Antidementiva. Die in den letzten drei Jahren gewonnenen Erkenntnisse zeigen bei allen drei gebräuchlichen cholinergen Antidementiva (Exelon®, Aricept®, Reminyl®), dass die symptomatischen Medikamente sowohl bei degenerativen Formen wie Alzheimer und Lewy-Körper-Demenz wirken, als auch bei vaskulären und bei Mischformen von Demenz nützlich sind. Diese Antidementiva verbessern nicht nur die kognitiven Leistungen etwas, sondern minimieren gemäss einzelner Studien auch den Pflegeaufwand leicht und reduzieren gemäss verschiedener Studien die Verhaltensstörungen in bescheidenem Umfang, aber statistisch signifikant (AD2000, 2004; Feldmann, 2000).

Neuroleptika. In der Psychogeriatrie hat sich die Meinung durchgesetzt, dass klassische Neuroleptika nicht mehr als Medikamente erster Wahl verordnet wer-

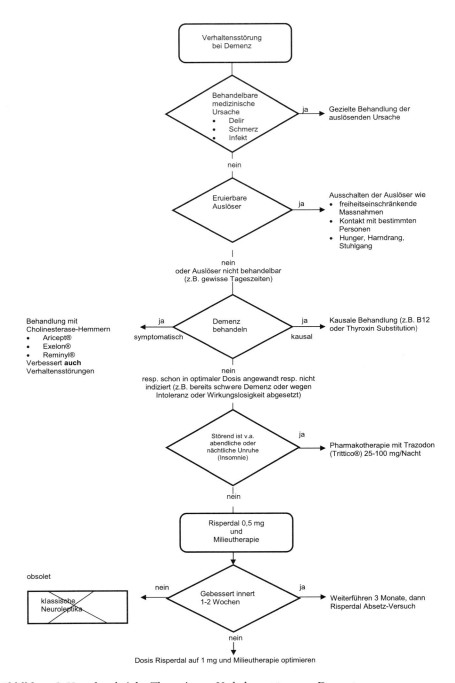

Abbildung 3: Vorgehen bei der Therapie von Verhaltensstörungen Dementer

den sollen, weil sie sehr häufig schwerwiegende, vor allem extrapyramidale Nebenwirkungen haben, welche die atypischen Neuroleptika in angemessen geriatrisch niedriger Dosis nicht zeigen. In der Schweiz und in Deutschland ist als einziges atypisches Neuroleptikum Risperdone (Risperdal®) zugelassen, das sich in randomisierten Doppel-Blind-Studien als wirksam erwiesen hat und bei dem in Dosen bis 1 mg keine wesentlichen extrapyramidalen Nebenwirkungen nachgewiesen worden sind. Die relativ hohe Gefahr von zerebrovaskulären Ereignissen unter Risperdone im Vergleich zu Placebo muss durch pflegerische Begleitmassnahmen (Trinkmengenmanagement, Blutdruckmonitoring) auf ein akzeptables Niveau gesenkt werden (De Deyn et al., 1999; Katz et al., 1999).

Antidepressiva. Für die Behandlung des bei Dementen sehr häufigen «Sundowning», der gegen Abend auftretenden zunehmenden motorischen Unruhe, und die so genannte Tag-Nacht-Umkehr mit nächtlicher Agitation sowie Schläfrigkeit und Passivität tagsüber, hat sich die Behandlung mittels einer abendlichen Dosis des stark sedierenden Antidepressivums Trazodone (Trittico®) initial 25 mg, Steigerung bis 100 mg möglich, sehr bewährt. Die sedierende Wirkung tritt schon kurz nach der ersten Tabletteneinnahme auf, nur die antidepressive Wirkung lässt, wie bei allen Antidepressiva, zwei bis drei Wochen auf sich warten. Diese Therapie hat den unbestrittenen Vorteil fehlender extrapyramidaler Nebenwirkungen und führt zu keinerlei Rebound- oder Entzugs-Phänomenen nach deren Absetzen.

Placebomedikation. In placebokontrollierten Studien, die in universitären psychogeriatrischen Abteilungen durchgeführt wurden, zeigten sich bei der Behandlung von Verhaltensstörungen Dementer hohe Responder-Raten von bis zu 70 Prozent unter Placebomedikation. Dies ist jedoch kein Placebo-Effekt, sondern auf die in guten Demenzabteilungen übliche Milieutherapie zurückzuführen (De Deyn, 2000).

Milieutherapien. In **Tabelle 5** sind die Indikationen für die gebräuchlichsten Milieutherapieformen dargestellt (Wettstein & Hanhart, 2000).

In kontrollierten Studien wurde die Wirkung der Spaziertherapie (Wettstein et al., 1990) und der Musik- und Berührungstherapie (Gerdner, 2000; Rossberg-Gempton, 1999; Woods, 1999) nachgewiesen. Kontrollierte Studien über Wirksamkeit von Milieutherapien sind jedoch selten und beruhen meist nur auf kleinen Fallzahlen. Es war deshalb wichtig, dass in einem schweizerischen Praxiserfahrungsbericht gezeigt werden konnte, dass Milieutherapie auch von Grundversorgern gerne und erfolgreich angewendet wird: Zuerst wurden Primärversorger mit einem Sonderdruck über Indikation und Praxis bei Verhaltensstörungen Demenzkranker aufgeklärt (Wettstein & Hanhart, 2000). In der Folge empfahlen diese den

Tabelle 5: Differenzialindikation der Milieutherapie bei Demenz

Therapieart	Geeignete Demenzstadien				Weniger geeignet bei	Besonders geeignet bei	Bemerkungen
	Früh	mittel	spät	terminal			
Rhythmisierungstherapie	+++	+++	+++	+++			Demenzkranke aller Stadien profitieren gleichermassen
Spaziertherapie	+++	+++	++	+	Gang-Balance-Störungen	Bewegungsdrang Nächtl. Unruhe Depressive Verstimmung	Früh, ev. mit Hund (s. Pet-Therapie) Wenn örtlich desorientiert, Spazierbegleiter nötig (Enkel, freiwillige Helfer)
Tanztherapie	+++	+++	+++	++	Alleinstehenden Gehunfähigen	Von Ehepartner betreuten Dementen	Mit Oldie-Musik, oft auch bei sonst Immobilen erstaunlich gut möglich
Musiktherapie	++	+++	+++	+++	Musikverächtern Stark Schwerhörigen	Immobilität Sundowning Schreiern	Musikassessment nötig: Welche Art von Musik wird geliebt? Lieblingsmusik wiederholt abspielen Einsetzen von Verhaltensauffälligkeiten
Therapeutisches Berühren	-	+	++	+++	Sexueller Enthemmung	Schwer Sprachgestörten	Einsetzen 20–30 Min. vor Verhaltensauffälligkeiten
Pet-Therapie	+++	++	++	++	Tierhaarallergie Abneigung gegen Tiere	Alleinstehenden (als Spazierbegleiter) Als Streicheltier im Spätstadium bei Schreiern, Fragern	In Spätstadien Besuche mit Therapiehund oder Streicheltier
Puppentherapie	-	+	+++	+++	Männern im Frühstadium	Müttern Schreiern Repetitiv Fragenden	Bei Männern eher Teddybär oder Plüschtier Im mittleren Stadium „Puppen sammeln" und Puppenspiele (Kleider wechseln) ermuntern, ev. gemeinsam mit Enkeln

Betreuenden eine, und bei 22 Prozent der Kranken mehrere Milieutherapien mindestens zweimal wöchentlich anzuwenden. Welche Therapieformen wie oft und wie erfolgreich im Urteil der empfehlenden Ärzteschaft angewendet wurden, ist in **Abbildung 4** dargestellt (Wettstein & Brändli, 2002). Zusammen mit einer niedrig dosierten Risperdaltherapie besserten sich innerhalb von vier Wochen 78 Prozent und innerhalb von zwölf Wochen 81 Prozent der Verhaltensstörungen im globalen Urteil der behandelnden Primärversorger.

Stationäre Betreuung. Genügt selbst die Kombination von Milieutherapie und 1 mg Risperdone® oder 100 mg Trazodone® nicht, um die störenden Verhalten zu verbessern, muss im Falle einer ambulanten Behandlung eine zumindest vorübergehende stationäre Betreuung in einer spezialisierten gerontopsychiatrischen Abteilung erwogen werden oder ein gerontopsychiatrisches Fachkonsilium erfolgen. Genügen Milieuwechsel und gegebenenfalls von Spezialistinnen und Spezialisten empfohlene spezielle milieutherapeutische Interventionen nicht, muss häufig zu hohen Dosen von Psychopharmaka gegriffen werden. Die daraus resultierenden, meist schwerwiegenden Nebenwirkungen sind in Kauf zu nehmen, auch wenn sie oft vital bedrohlich sind (Sturzgefahr, Thrombosegefahr) oder von Angehörigen gefürchtet werden (massive Sedation und Apathie). Solche Massnahmen stellen deshalb eine Ultima Ratio dar und sollten nur von gerontopsychiatrisch Erfahrenen angewendet werden.

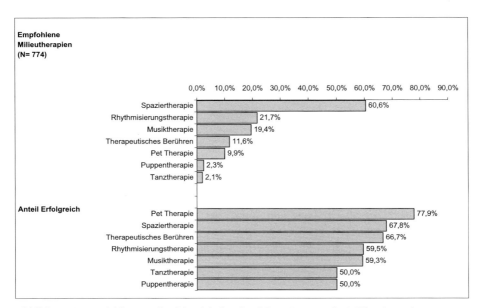

Abbildung 4: Empfohlene und erfolgreich durchgeführte Formen der Milieutherapie (n=774) in %

4. Demenz: Immer weniger Selbst- und mehr Fremdbestimmung

4.1 Demenz und Menschenwürde

Viele Demenzkrankheiten, insbesondere Morbus Alzheimer und frontotemporale Demenz, betreffen neben den Strukturen, die für das Frischgedächtnis zuständig sind, präferentiell und frühzeitig die assoziativen Hirnareale, die zur Entscheidungsfindung und Urteilsbildung wesentlich sind. Deshalb sind neben den Gedächtnisstörungen – die von Betroffenen und Angehörigen vor allem in den früheren Stadien gerne als normale Alterserscheinung angesehen werden – die zunehmenden Schwierigkeiten bei der Urteilsbildung und beim Finden angemessener Entscheidungen von grosser Bedeutung. Diese Schwierigkeiten sind es, die den schlechten Ruf der Demenz begründen, da sie den Verlust von Eigenschaften bedeuten, die Menschen zu autonomen Individuen machen. Wegen dieser Verluste werden Demenzkranke als «bei lebendigem Leibe Sterbende» empfunden.

In der Sterbehilfedebatte wird aus diesen Gründen immer wieder von einem durch Sterbehilfe zu vermeidenden «menschenunwürdigen Zustand» gesprochen. Als allgemeingültige Aussage hält diese Meinung jedoch einer kritischen ethischen Überprüfung nicht stand. Denn Menschenwürde im ethisch-philosophischen Sinne ist eine mit dem Menschsein verbundene grundlegende Eigenschaft, die unverlierbar und nicht von Verdiensten, Eigenschaften oder Fähigkeiten, wie Selbstbestimmung, abhängig ist. Menschenwürde hat jeder Säugling von Geburt an und behält sie, auch wenn sich das Kind zum Beispiel wegen schwerster Missbildung des Gehirns nicht weiter entwickelt.

Deshalb kann auch ein demenzkranker Mensch die grundlegende Menschenwürde nie verlieren und hat ein uneingeschränktes Anrecht auf menschliche Fürsorge und Betreuung in allen Stadien seiner Erkrankung.

Es ist die Pflicht der betreuenden Angehörigen und Berufspersonen, Demenzkranken zu diesem Anrecht zu verhelfen – sie tun dies nicht nur für die betroffene Person, sondern auch für die Gesellschaft als Ganzes. Die ethische Grundhaltung, die die nötigen Entscheidungen dazu liefern kann, ist der Parentalismus.

4.2 Parentalismus als ethische Grundhaltung der Demenzbetreuung

Der Parentalismus als Handlungsrichtlinie basiert auf der retrogenetischen Betrachtung der Demenz als Rückwärtsentwicklung, analog zur ontogenetischen Entwicklung in der Kindheit. Es ist die Haltung guter Eltern gegenüber ihrem immer selbstständiger werdenden Kind, die als Handlungsmuster dient. Gute Eltern möchten immer die besten Interessen des Kindes wahren und ihm im Verlaufe der Entwicklung soviel Entscheidungsspielraum geben, als es sinnvollerweise übernehmen kann. Dabei nehmen sie auch im vertretbaren Ausmasse gewisse Risiken in Kauf. Es gibt dabei nie allgemeingültige Regeln, die genau beschreiben, wann, wie viel das Kind selbst bestimmen kann und was die Eltern wann zu entscheiden haben. Eindeutig ist lediglich das parentalistische Grundprinzip: Je älter und reifer ein Kind wird, desto mehr kann und soll es selber entscheiden.

Auf die Dementenbetreuung angewandt heisst dieses Grundprinzip: Je stärker die Demenz fortschreitet, desto mehr Entscheide müssen die Betreuenden übernehmen, desto weniger Entscheide können den Demenzkranken überlassen werden.

Aber auch Willensäusserungen von schwerst Demenzkranken müssen von den Betreuenden ernst genommen werden, so wie sie das auch bei kleinen Kindern tun würden. Das heisst aber keinesfalls, dass sie unkritisch zu übernehmen sind. Viele Demenzkranke können die Folgen ihres Willens nicht mehr beurteilen, woraus schweres Leiden für sie selbst oder andere resultieren kann, wenn ihr Wille von Gesunden unkritisch befolgt wird. So wie Kinder unabhängig von ihren momentanen Wünschen in die Schule zu schicken sind, müssen Demenzkranke zu bestimmten Zeiten ins Tageszentrum gebracht werden, wenn dies zur Sicherung einer von Betroffenen und Angehörigen gewünschten langfristigen Betreuung notwendig ist. Ähnlich müssen desorientierte Menschen mit Demenz am Weglaufen gehindert oder angemessen gekleidet werden, auch wenn sie laut dagegen protestieren. Demenzkranke Personen ernst nehmen heisst eben gerade nicht, ihren Willen unkritisch befolgen. In solchen Situationen bringt das Negieren des Willens oder das Argumentieren mit den Kranken wenig und die Gefahr besteht, dass sie sich nicht ernst genommen fühlen. Feil empfiehlt deshalb (s. Kapitel Held & Ugolini in diesem Band), die gute Absicht hinter dem geäusserten Willen anzuerkennen und zu beloben und dadurch von einer unsinnigen oder gefährlichen Handlung abzulenken.

In einem wesentlichen Bereich unterscheiden sich Demenzkranke jedoch von Kindern: Ein dementer älterer Mensch hat – anders als ein Kind – bereits eine lange Biographie hinter sich und dabei eigene Vorstellungen, Werthaltungen und Einstellungen entwickelt und danach gelebt. Bei der Suche nach richtigen Entscheiden sollen diese als Richtschnur dienen. Die Entscheidenden sollten sich deshalb fragen, wie die betroffene Person unter den gegebenen Umständen aufgrund ihrer lebenslangen Vorstellungen, Werthaltungen und Einstellungen entscheiden würde, d. h. sie sollen sich nach dem mutmasslichen Willen der Patientin, des Patienten richten, wie das auch die entsprechenden Richtlinien der Schweizerischen Akademie der Medizinischen Wissenschaften nahe legen (SAMW, 2004).

Der Prozess der zunehmenden Entscheidungsübernahme bei der Betreuung beschreibt die Tochter eines demenzkranken Elternteils als eigentliche Rollenumkehr. Tatsächlich sprechen die meisten Demenzkranken in späteren Stadien ihre Tochter als «Mutter» an. Die schwierigen Prozesse, die dabei ablaufen, bis sich Töchter mit der «unnatürlichen» umgekehrten Mutterrolle abfinden können, sind eindrucksvoll beschrieben von der Psychotherapeutin und ihre demente Mutter betreuenden E. Klessmann im Buch «Wenn Eltern Kinder werden und doch die Eltern bleiben; die Doppelbotschaft der Altersdemenz» (Klessmann, 2001).

Ähnlich grosse Schwierigkeiten mit dem zunehmenden Übernehmen von Entscheidungen für die demenzkranke Person haben Lebenspartner. Besonders in guten Partnerschaften, in denen alle wichtigen Entscheidungen im Konsens gefällt wurden, schreckt die gesunde Person davor zurück, allein zu entscheiden und ganz besonders gegen den ausdrücklich geäusserten Wunsch ihrer dementen Partnerinnen oder Partner. Speziell schwierig ist dies in Partnerschaften, in denen die dement gewordene Person früher in den meisten Bereichen dominiert hat. In solchen Partnerschaften haben die früher Dominierten sehr grosse Mühe, die dringend nötigen Entscheide zu fällen und es kommt oft zu sehr schwierigen Konstellationen, ja manchmal sogar zur Misshandlung durch die demenzkranke Person. In solchen Situationen ist es die Pflicht der begleitenden und beratenden Berufspersonen (Hausärztinnen und -ärzte, Mitarbeitende der Sozialstationen, oder Sozialdienste sowie Krankenhauspersonal), die entscheidungsungewohnte Person zu stützen und sie in ihren Entscheidungsfindungen und beim Umsetzen der Entscheide zu bestärken. Oft braucht es die Autorität von Berufspersonen, um Demenzkranke dazu zu bringen, nötige Entscheide zu akzeptieren (was oft nicht gelingt), oder wenigstens widerwillig zu befolgen. Solche Situationen geschehen zum Beispiel häufig im Bereich der Körperpflege, wenn Demenzkranke es ablehnen, sich zu baden oder die Nägel schneiden zu lassen, mit der Begründung «ich mache es dann schon, ich habe das immer selber gemacht, ich kann es auch jetzt noch.» Da braucht es oft die mit Sicherheit vorgetragene berufliche Autorität einer Gemeindeschwester oder einer Pflegeexpertin, zum Beispiel mit den Worten: «Sie haben schon recht, aber jetzt helfe ich Ihnen, so wie ich das bei älteren Menschen immer tue.»

Wichtig ist die parentalistische Haltung bei schwerwiegenden Entscheidungen wie dem Zustimmen zu einem Entlastungsaufenthalt oder gar einem definitiven Heimeintritt. Wenn dies notwendig wird, sind Demenzkranke in der Regel diesbezüglich im gesetzlichen Sinne gar nicht mehr urteilsfähig. Aber auch praktisch können sie sich krankheitsbedingt gar nicht mehr vorstellen, was das Leben in einem Heim wirklich bedeutet und können nicht mehr verstehen, respektive nachvollziehen, warum ein Heimeintritt nötig ist.

Es ist deshalb nicht sinnvoll, mit Demenzkranken einen Heimeintritt zu besprechen im Sinne einer gemeinsamen Entscheidungsfindung. Sondern wenn er tatsächlich unvermeidlich geworden ist, ist die demenzkranke Person oft im wörtlichen Sinne einfach «an der Hand zu nehmen» und ins Fahrzeug zu führen, das sie ins Heim bringt. Wenn der Heimeintritt richtig war, wird sich der Protest meist nach kürzester Zeit legen und die kranke Person gewöhnt sich ohne weitere Proteste im Heim ein und geniesst oft die Vorzüge der Heimbetreuung (andere Gleichaltrige, ständige Betreuung, gutes Essen), auch wenn die betroffene Person während der ganzen Fahrt ins Heim ununterbrochen laut protestierte. In schwierigen Situationen kann es sich bewähren, vorerst nur auf einem temporären Aufenthalt zu beharren, mit dem Hinweis, dass sich die demenzkranke Person wegen ihrer Vergesslichkeit gar nicht vorstellen könne, wie ein Heimaufenthalt wirklich sei.

Steht keine nahe verwandte Person als Entscheidungsträgerin zur Verfügung, muss eine gesetzliche Betreuung (Deutschland), beziehungsweise eine Beistandschaft (Schweiz) errichtet werden. Eine involvierte Person stellt dazu einen Antrag beim zuständigen Vormundschaftsgericht (Deutschland), oder bei der Vormundschaftsbehörde (Schweiz). Das gleiche gilt für Situationen, in denen Berufspersonen feststellen, dass die Angehörigen dringend nötige Entscheidungen nicht fällen wollen oder können und Vernachlässigung droht oder schon festgestellt worden ist. In der Folge wird es der Person obliegen, welche die gesetzliche Betreuung inne hat, im parentalistischen Sinne die Interessen der demenzkranken Person zu wahren und die dazu nötigen Entscheide zu fällen. Dies ist auch bei alleinstehenden Demenzkranken nicht gleichzusetzen mit einem Heimeintritt. Denn oft können selbst mittelschwer Demenzkranke unter der Aufsicht und im Auftrag der gesetzlichen Vertretung noch längere Zeit gut zu Hause betreut werden, wenn die nötige Haushaltunterstützung und Körperpflege durch professionelle Dienste, zum Beispiel der Sozialstation oder durch individuell angestellte Hilfskräfte erledigt werden.

4.3 Gesetzliche Urteils- und Geschäftsfähigkeit bei Demenz

Was oben in bezug auf Entscheidungen im Alltag ausgeführt wurde, gilt auch für den Bereich der gesetzlichen Urteils- und Geschäftsfähigkeit. Je fortgeschrittener der Krankheitsverlauf bei einer Person ist, umso weniger wird diese Person für einfachere Geschäfte urteilsfähig sein und in der Folge geschäftsunfähig werden.

Für Fachpersonen ist es relativ einfach festzustellen, ob eine demenzkranke Person aktuell für ein bestimmtes Geschäft urteilsfähig ist. Klärung ergibt sich aus folgenden Fragen:

- Hat sie verstanden, um was es bei dem betroffenen Geschäft geht?
- Weiss sie, was die verschiedenen Entscheidungsoptionen sind?
- Weiss sie, wer alles vom geplanten Entscheid betroffen sein wird?
- Kann sie sich ein klares Bild machen von den Vor- und Nachteilen der verschiedenen Entscheidungsoptionen respektive der Folgen der möglichen Entscheide für sich und die anderen Mitbeteiligten?

Eine Urteils- und Geschäftsfähigkeit darf nur bejaht werden, wenn alle vier Fragen bejaht werden können und muss abgelehnt werden, wenn auch nur eine zu verneinen ist.

Viel schwieriger ist es, wenn in der Rückschau zu beurteilen ist, ob eine demenzkranke Person zu einem gewissen Zeitpunkt geschäftsfähig gewesen war, zum Beispiel beim Abfassen eines Testamentes eine gewisse Zeit vor ihrem erfolgten Tode. Dann ist auf bekannte Äusserungen und gefällte Entscheide zum fraglichen Zeitpunkt abzustellen. Konnte zum Beispiel jemand zum fraglichen Zeitpunkt alle administrativen Aufgaben des Haushaltes selbstständig erledigen, ist diese Person wahrscheinlich für ein einfaches Testament damals urteilsfähig gewesen. Hingegen ist die Urteilsfähigkeit wahrscheinlich zu verneinen, wenn es bei dieser Person damals trotz vorhandener Mittel wegen unzweifelhaft zu bezahlenden Rechnungen, wie beispielsweise solche für Elektrizität, zu Betreibungen gekommen ist.

Wenn klugerweise in der Betreuung von Demenzkranken detailliert schriftlich festgehalten wurde, in welchen Bereichen jemand noch gut «funktionierte» und in welchen nicht mehr, wird es auch im Nachhinein möglich sein, konkrete Hinweise zur Urteilsfähigkeit abzugeben.

Es ist jedoch immer zu berücksichtigen, dass eine Entscheidung betreffend der Urteilsfähigkeit nicht nur vom Schweregrad der Demenz abhängig ist, sondern auch von der Komplexität des fraglichen Entscheides. So kann zum Beispiel auch eine mittelschwer demenzkranke Person wahrscheinlich noch entscheiden, ob sie einer bestimmten Person, die sie gut pflegt, einen relativ bescheidenen Teil ihres Vermögens als Legat überlassen will. Hingegen dürfte sie mit der Urteilsfähigkeit überfordert sein, wenn sie beabsichtigt, ihr Vermögen bereits zu Lebzeiten einer pflegenden Person zu schenken. Mittelschwer Demenzkranke können sich in der Regel nicht mehr vorstellen, welche Entscheidungsoptionen in einer solchen Situation bestehen und dass sich Schenkungen für die Umgehung von Erbgesetzen missbrauchen lassen. Die Wahrscheinlichkeit ist gross, dass sie einen vorgegebenen Text einfach abschreiben, um die gewohnten Zuwendungen weiter zu bekommen ohne Alternativen rational abwägen zu können.

4.4 Fahrtauglichkeit bei Demenz

Es ist unbestritten und im Umfeld von Demenzkranken meist auch akzeptiert, dass schwer Demenzkranke wegen ihren Wahrnehmungs-, Auffassungs-, Aufmerksamkeits- und Handlungsfähigkeitsstörungen nicht mehr fahrtauglich sind. Nur die Betroffenen sind wegen der eigenen Anosognosie nicht immer einsichtig dafür. Dann sind gegebenenfalls die zuständigen Behörden zu informieren (in Deutschland nach der dazu nötigen Entbindung vom Berufsgeheimnis, in der Schweiz ist jeder Arzt dazu von Gesetzes wegen ermächtigt).

Schwierig ist der Entscheid bei leichter bis mittelschwerer Demenz. So verneinen Schweizer Rechtsmedizinerinnen und -mediziner meist eine Fahrtauglichkeit schon bei leichter Demenz, und in jedem Fall bei einem Mini Mental Status unter 24 von 30 Punkten. Sie stützen sich dabei auf die Erkenntnis, dass bei längeren praktischen Fahrtests von den Fahrenden viele Fehler begangen werden. Sie begründen dies mit den Schwierigkeiten, die bei unerwarteten, seltenen und ungewohnten Situationen auftreten können, in denen unter Zeitdruck richtig zu entscheiden ist, wie zum Beispiel bei einer Umleitung oder einer schwierigen Vortrittsregelung. Anderseits bejahen Fachkräfte in den USA auch noch eine Fahrtauglichkeit mittelschwer Demenzkranker, besonders wenn sie sich dabei regelmässig von einer Begleitperson als Lotse begleiten lassen und sich immer problemlos von dieser anleiten lassen (Dubinsky, 2000).

Dabei ist zu berücksichtigen, unter welchen Umständen eine demente Person ihr Auto benützt. Handelt es sich dabei um den immer selben kurzen Weg in einer ländlichen Gegend ohne Autobahn und in geringen Tempi, sind sicher die Anforderungen viel geringer als wenn jemand in der Stadt fährt, weite Strecken bewältigt, Autobahnen benutzt oder des Nachts und bei ungünstiger Witterung ein Auto lenkt. Grosse Zweifel an der Fahrtauglichkeit sind dann angezeigt, wenn jemand deutliche Störungen des Raumsinns zeigt oder Störungen in exekutiven Funktionen. In diesen Fällen ist anzunehmen, dass eine Person zum Beispiel beim Parkieren, Überholen oder Vortritt gewähren, überfordert ist. Im Zweifelsfall ist der Entscheid nicht aufgrund neuropsychologischer Befunde zu fällen, sondern auf die Meinung von Expertinnen und Experten in einer längeren begleiteten Fahrprobe der zuständigen Behörde zu stützen (Mix et al., 2004). Dazu sind die betreffenden Personen gegebenenfalls anzumelden. In Anbetracht der im Alter steigenden Unfallzahl pro gefahrenen Kilometern, ist im Zweifelsfall eine solche Untersuchung auch gegen den Willen der betroffenen Familien zu erzwingen, ganz sicher dann, wenn die betroffene Person in letzter Zeit kleinere Bagatellunfälle wie beim Parkieren gemacht hat oder wenn einer kritischen angehörigen Begleitperson in letzter Zeit der Fahrstil der Betroffenen als nicht mehr sicher erschienen ist.

5. Ethik und Grundsätze der terminalen Betreuung Demenzkranker

5.1 Die terminalen Krankheiten bei Demenz

Morbus Alzheimer und die meisten Demenzkrankheiten sind unheilbar zum Tode führende Krankheiten mit einer Mortalität, die sich nicht wesentlich von der von Krebs unterscheidet. Dies gilt auch, wenn die Hirnstammfunktionen, die für ein biologisches Überleben bei guter Grundpflege unverzichtbar sind, bei den meisten Demenzkranken nicht von degenerativen Prozessen betroffen sind und die Alzheimerdegeneration deshalb per se eigentlich nicht zum Tode führen sollte.

L. Berg und Mitarbeitende untersuchten die Mortalitäts- und Heimplatzierungsrate von initial 43 leicht dementen, zu Hause lebenden Alzheimerpatientinnen und -patienten im Vergleich zu der von gleichaltrigen, initial gesunden Kontrollpersonen. Innert fünf Jahren sind von den Kontrollpersonen nur fünf Prozent verstorben und zwei Prozent in ein Pflegezentrum eingetreten, von den Alzheimerpatientientinnen und -patienten waren 30 Prozent verstorben und 80 Prozent eingetreten. Die hohe Letalität von Alzheimer und anderen Demenzen ist auf potentiell behandelbare lebensbedrohliche Komplikationen wie Immunschwäche, Sturzneigung und Aspirationspneumonien zurückzuführen.

In **Abbildung 5** sind die pathogenetischen Störungen und terminalen Krankheiten bei seniler Demenz dargestellt. Die quantitativen Angaben beziehen sich auf die Zürcher prospektive Demenzstudie. Insgesamt wurden dabei zehn Prozent der klinisch untersuchten 1206 Krankenheimpatienten durch Autopsie untersucht und die pathologisch anatomischen Todesursachen festgestellt. 68 Prozent zeigten klinisch eine Demenzdiagnose und 96 Prozent der Autopsierten eine relevante Gehirnpathologie (88 demenzerklärende diffuse und 28 fokale Läsionen). Virale oder bakterielle Infekte sind mit 60 Prozent die häufigste Todesursache (Wettstein & Lang, 1986).

5.2 Medizinische Ethik der Dementenbetreuung

Wie sollen rationale und ethisch fundierte Entscheidungen für Demenzkranke gefällt werden? Hierbei können Entscheidungshilfen wie der Wille der urteilsfähigen Kranken oder die Anwendung von «Qualy» (quality adjusted life year), das heisst

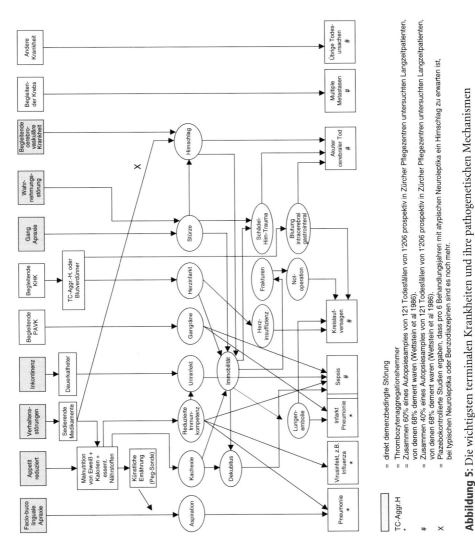

Abbildung 5: Die wichtigsten terminalen Krankheiten und ihre pathogenetischen Mechanismen

Lebensjahre ohne schwerwiegende Beeinträchtigung, nicht angewendet werden. Weder Angehörige noch Ärztinnen und Ärzte können und sollen Demenzpatienten «lebenswertes Leben» absprechen. Es ist aber ebenso unverantwortlich, lebensverlängernde Massnahmen immer zu bejahen, weil es den Patientinnen und Patienten ungefragt das Recht auf den natürlichen gegebenen Verlauf ihrer Krankheit nimmt und weil der Spontanverlauf der Krankheit willkürlich, ohne individuelle autonome Entscheidung durch alles Machbare, behindert wird.

Erschwerend kommt hinzu, dass auf der einen Seite bei Demenzkranken vorgefasste Willenserklärungen allein ungenügend sind, da sie zwar einen Hinweis darauf geben, welche Lebensphilosophie für die Betroffenen massgeblich war, als sie noch gesund waren, aber oft nicht die akuten Fragestellungen bezüglich der Behandlung beantworten können. Solche Verfügungen können nämlich nicht immer eine definitive Antwort auf die entscheidende Frage geben, wie die Betroffenen ihre Verluste und Behinderungen erleben, wie ihr aktueller Lebenswille ist. Auf der anderen Seite ist es willkürlich, einer demenzkranken Person Behandlungen mit der alleinigen Begründung vorzuenthalten, sie sei demenzkrank. Eine solche Haltung ist strikte abzulehnen, weil sie eine unverantwortliche Beurteilung im Sinne von «unwertem Leben» enthält.

Deshalb empfiehlt sich bei allen Massnahmen für Demenzkranke eine Entscheidungsfindung nach der Frage: *Wie kann subjektives Leiden möglichst verhindert, respektive minimiert werden?*

- Das gilt für alle Bereiche, angefangen beim alltäglichen Entscheid, wie intensiv versucht werden soll, einer demenzkranken Person die objektiv optimale Ernährung und Flüssigkeit einzugeben, wie auch bei Fragen nach angemessener Medikation, bis hin zur Frage, ob gewisse Operationen oder das Einsetzen von Medizintechnik wie Herzschrittmacher, Dialyse oder ob gar eine Nierentransplantation angebracht ist. Beim Abwägen, wie subjektives Leid am nachhaltigsten gelindert werden kann, ist die demenzspezifische Situation gebührend zu berücksichtigen: Alzheimerkranke leben im Hier und Jetzt. Sie vergessen das meiste Gesagte gleich wieder. Somit können sie also auch Schmerzen oder anderes Leiden nicht verarbeiten. Das Vertrösten auf den späteren Nutzen einer Behandlung ist hinfällig, da sie die Bedeutung eines solchen wegen ihrer Demenz entweder sofort vergessen oder wegen ihrer Urteilsschwäche nicht einsehen können.
- Neue und ihnen unbekannte Personen und Umgebungen ängstigen viele Demenzkranke und beunruhigen sie, verursachen Leid.
- Massnahmen, die auch nur leichte Schmerzen oder Missbehagen auslösen (zum Beispiel eine Infusion, ein Katheter, eine Sonde), werden als lästige Irritation, nicht aber als heilsame Intervention empfunden. Nicht selten werden solche Geräte ohne Rücksicht auf Schmerzen oder Verlust von lebensrettenden Möglichkeiten von der Patientin oder dem Patienten baldmöglichst auf eine recht brutale Art und Weise entfernt.
- Auch üblicherweise unproblematisches Hantieren, wie der Umgang mit Messer und Gabel, können für von Alzheimer Betroffene zu einer Überforderung führen und Leid verursachen. Ganz im Gegensatz zu «Finger-Food», bei dem für mit den Fingern gut essbare Portionen angeboten werden.

5. Ethik und Grundsätze der terminalen Betreuung 137

- Je schwerer die Demenz, desto höher die Komplikationsrate bei medizinischen Eingriffen, zum Beispiel wegen lebensbedrohlichen Stoffwechselstörungen und Delirien.
- Je schwerer die Demenz, desto geringer die Erfolgschancen formeller ambulanter oder stationärer Rehabilitation. Viel besser ist die kontinuierliche aktivierende Weiterbetreuung dementer Personen in bekannter Umgebung durch Vertraute mit Unterstützung von sachkundiger Anleitung und Beratung.
- Alzheimerkranke empfinden in der Regel keinen Hunger und Durst, das heisst, sie leiden bei guter Mundpflege nicht, wenn sie objektiv ungenügend mit Flüssigkeit und Nahrung versorgt sind. Ausnahme sind kranke Personen, die aktives Trink- und Saugverhalten zeigen, zum Beispiel bei der Mundpflege.

Aufgrund dieser Überlegungen sind die folgenden Massnahmen bei Alzheimerkranken in der Regel zu unterlassen oder höchstens kurzfristig anzuwenden:

- Massnahmen, die mit einer Beeinträchtigung der unmittelbaren körperlichen Bewegungsfreiheit verbunden sind. Beispiele hierfür sind: Anbinden, fixierender Tisch am Rollstuhl, Infusionen, Leibgurten, Bettgitter. Die Schweizerische Gesellschaft für Gerontologie hat dazu Richtlinien verfasst (siehe **Tab. 6**).
- Massnahmen gegen den ausdrücklichen Willen der Betroffenen. Hierzu gehören zum Beispiel Hygienemassnahmen, Essen eingeben bei zugekniffenem Mund, Eingabe von abgelehnten Medikamenten, Blutentnahmen, zu Bett gehen, aufstehen. Es gilt abzuwägen, ob die Unterlassung andere massiv beeinträchtigt (zum Beispiel durch Geruchs- oder Lärmemissionen, Aggressionen) oder die Betroffenen später zu eindeutig wesentlich grösserem Leid als die Massnahme selbst führt. Denn eine Massnahme gegen den ausdrücklichen Willen der Betroffenen zu erzwingen, heisst meist, Gewalt anzuwenden, und dafür müssen sehr überzeugende Gründe vorliegen. Menschen sind es gewohnt, dass ihr Wille nicht immer befolgt wird, aber nicht, dass gegen sie Gewalt angewendet wird.
- Verlegung in ein Spital zur Behandlung eines Leidens, das auch am bisherigen Ort behandelbar ist (beispielsweise die antibiotische Behandlung einer Infektion), ausser, die Belastung Dritter sei unzumutbar. Denn der mögliche Vorteil einer Spitalbehandlung (bestätigte Diagnose, stetige Kontrolle der Vital- und Laborparameter, leichte Zugänglichkeit für technische Untersuchungen) wird oft mehr als kompensiert durch die Verstärkung von Verhaltensstörungen aufgrund des Orts- und Personalwechsels bei einer Hospitalisation. Deshalb haben Gegenden mit hoher Hospitalisationsquote von Hochbetagten keine niedrigere Sterblichkeitsrate als solche mit niedriger (Wasson et al., 1998). Auf Hospitalisation von akut kranken Demenzpatientinnen und -patienten zu verzichten setzt hohe geriatrische, palliativmedizinische und behandlungspflegerische Kompetenz voraus.

Tabelle 6: Richtlinien zur Anwendung freiheitsbeschränkender Massnahmen bei der Behandlung und Pflege alter Menschen «Freiheit versus Sicherheit»

1. Die wichtigsten *Grundlagen* verantwortungsvollen Handelns beim Einsatz freiheitsbeschränkender Massnahmen sind
   klar definierte ethische Begriffe:
   Freiheit ist ein Grundrecht jedes Menschen und basiert auf der Selbstbestimmung (Autonomie). Dieses soll auch in Ausnahmesituationen so lange als möglich unangetastet bleiben;
   Sicherheit ist ein Grundbedürfnis des Einzelnen, seine Integrität im körperlichen, geistigen, sozialen und ökonomischen Bereich zu wahren. Für diese Integrität sind sowohl das Individuum als auch die Gesellschaft verantwortlich;
   Sorgfaltspflicht: Die Vertreterinnen und Vertreter der Berufe im Gesundheitswesen haben ihre Arbeit unter Beachtung der hiefür geltenden Vorschriften mit aller Sorgfalt und nach anerkannten Regeln der Fachkunde auszuüben. Sie haben den erwünschten Erfolg anzustreben, müssen ihn aber nicht unbedingt herbeiführen oder gar garantieren. Die Anforderungen an die Sorgfaltspflicht richten sich nach den Umständen des Einzelfalles, namentlich nach der Art des Eingriffs oder einer Behandlung, den damit verbundenen Risiken, dem Ermessensspielraum und der Zeit, die im einzelnen Fall zur Verfügung steht.
   und eindeutig formulierte Absichten:
   Der betagten Person ist die grösstmögliche Freiheit zu bewahren;
   In jeder einzelnen Situation ist die angemessene Sicherheit zu ermöglichen;
   Die Primär- und Sekundärfolgen einschränkender Massnahmen sind im Rahmen der Sorgfaltspflicht zu minimieren;
   Der (mutmassliche) Wille der betroffenen Person ist höchstes Gut;
   Daraus leiten sich folgende *Richtlinien* ab:

2. *Mit diesbezüglich urteilsfähigen Betagten muss die Anwendung freiheitseinschränkender Massnahmen oder der Verzicht darauf besprochen werden, auch wenn die getroffene Entscheidung ein grösseres Risiko für sie bedeutet.*

3. Bei *Betagten*, die diesbezüglich *nicht urteilsfähig* sind, ist es Recht und Pflicht des pflegenden und ärztlichen Personals, deren Interessen, geäusserte Zeichen und Kundgebungen und biographisch verankerte Haltung zu berücksichtigen, die Erfahrungen des Teams einzubeziehen und zusammen mit den Bezugspersonen oder VertreterInnen der Betagten eine verantwortbare Entscheidung zu treffen und diese schriftlich festzuhalten.

4. *Die Anwendung dieser Richtlinien setzt regelmässig evaluierte und optimierte Betreuungsstrukturen und –prozesse voraus.*

5. Die Betreuungsstruktur muss dem Betagten individuell gerecht werden in den Bereichen:
   - bauliche Gegebenheiten
   - Personal (Anzahl, Qualifikation, regelmässige Fortbildung)
   - sicheres Material
   - Anwendungsbestimmungen für Psychopharmaka

6. Der Betreuungsprozess muss beinhalten:
   - die individuelle Entscheidungsfindung für jeden Einzelnen
   - die interdisziplinäre Evaluation
   - das Erstellen eines individuellen schriftlichen Pflege- und Betreuungsplanes (inkl. Registrierung jeder freiheitsbeschränkenden Massnahme)
   - die Information und den Einbezug in den Entscheidungsprozess der Betroffenen und ihrer Angehörigen
   - die Begründung der Entscheidungen (spezielle Argumente, ethische Prinzipien) in Pflegedokumentation oder Krankengeschichte
   - die zeitliche Begrenzung der freiheitseinschränkenden Massnahmen
   - eine regelmässige Neubewertung der Entscheide betreffend solche Massnahmen.

Die Anwendung dieser Richtlinien wird die Autonomie sowie die Lebens- und Pflegequalität Betagter verbessern. Die negativen und positiven Aspekte der getroffenen Massnahmen können als Indikatoren für die Qualitätssicherung verwendet werden. **Schweizerische Gesellschaft für Gerontologie (1997)**

- Die Durchführung von grösseren Eingriffen (zum Beispiel Operationen, Dialyse), auch wenn deren Unterlassung zum Tod führen würde. Auch hier gilt es abzuwägen, ob durch diese Unterlassung mit Sicherheit wesentlich schlimmeres und längeres Leiden verursacht würde als mit der Durchführung des Eingriffs verbunden wäre. Letzteres ist meist der Fall bei proximalen Femurfrakturen, bei welchen deshalb meist aus palliativen Gründen eine Operation angezeigt ist. Denn nach der Abwendung der akuten Todesgefahr wird bei Demenzkranken meist nicht ein leidensfreier Zustand erreicht, sondern es besteht immer die Gefahr, das Leiden langfristig zu verlängern, d. h. zu vergrössern.

Bei all diesen Erwägungen und Entscheiden ist zu berücksichtigen, dass ein «der kranken Person ihren Willen lassen» oft auch ein kostengünstiges «nichts tun müssen» ist, das eine würdige Betreuung Kranker gefährden kann. Mitunter ist Hilfe mit «fürsorglicher Autorität» auch gegen den vorgängig geäusserten Willen der Patientinnen und Patienten angezeigt, und ohne Leiden zu verursachen, erfolgreich. Wenn dies mit jener liebevollen Grosszügigkeit geschieht, die Veränderungen akzeptieren kann, mit dem Ziel, der Würde des urteilsunfähigen Menschen in allen Situationen nach Möglichkeit gerecht zu werden, kann dem eine demenzkranke Person schliesslich meist auch zustimmen oder sie kann dies wenigstens als Notwendigkeit akzeptieren.

Die Betreuung von urteilsunfähigen Demenzkranken ist jedoch nie Legitimation für eine generell bevormundende Verhaltensweise ihnen gegenüber (zum Beispiel Duzen ohne Gegenseitigkeit, einseitiges Verwenden von Kosenamen oder anderen entwürdigenden Bezeichnungen). Es ist vielmehr die ethische Pflicht aller Betreuenden, die Lebensgeschichte und Lebensphilosophie der Betroffenen sorgfältig zu erfassen und die Betreuung entsprechend den dabei gewonnenen Erkenntnissen zu gestalten und nicht aufgrund der eigenen Auffassung und Werte, beziehungsweise zur Optimierung des eigenen Nutzens. Diese Überlegungen sind zusammengefasst in der Charta für die Betreuung bei Demenz (siehe **Tab. 7**).

5.3 Konsequenzen nachhaltiger Leidensminimierung

Zur Vermeidung von körperlichem Leiden sind folgende pflegerischen Ziele besonders wichtig:

1. Das Verhindern von Decubitalulcera durch Wundliegen. Deshalb ist eine medikamentöse Ruhigstellung, die zur Bettlägerigkeit führt, unbedingt zu vermeiden. Tritt dennoch eine vollständige Immobilität auf, ist der geeigneten Lagerung und regelmässigen Umlagerung die nötige Beachtung zu schenken.
2. Das Verhindern von chronischen Urininfekten mit ihren belastenden Blasenkrämpfen und der irritierenden Pollakisurie, vor allem durch Vermeiden von Dauerkathetern bei Inkontinenz. Seit es gutes Inkontinenzpflegematerial (Ein-

Tabelle 7: Zürcher Charta für die Betreuung von Demenzkranken

1. Die ethisch optimale Grundhaltung in der Pflege und Betreuung von Menschen mit Demenz ist der Parentalismus. Das heisst: Betreuende übernehmen wie Eltern für ihre Kinder Entscheidungen für die pflegeempfangende Person, wenn diese aufgrund ihrer kognitiven Einbussen nicht mehr fähig ist, selber Entscheidungsgrundlagen zu generieren, zu verstehen und zu verarbeiten. Zugrunde liegen den Entscheidungen immer das Wohl und der Respekt vor der Würde der Betroffenen.
2. Demenzerkrankungen sind – von seltenen Ausnahmen, die meist leicht zu erkennen sind, abgesehen – progressive, zum Tode führende, unheilbare Krankheiten.
3. Ein Mensch bleibt Mensch, wie immer auch seine körperlichen und geistigen Fähigkeiten sein mögen. So ist Menschenwürde auch bei schwerster Demenzkrankheit zu achten und zu respektieren, weshalb Betroffene ein uneingeschränktes Anrecht auf menschliche Fürsorge und Betreuung haben. Es ist die Pflicht der involvierten betreuenden Personen – und subsidiär des Staates – diese menschliche Fürsorge und Betreuung in Respekt der Menschenwürde durch geeignete Organisation zu gewähren.
4. Ein demenzkranker Mensch ist fraglos und in jedem Fall schutzbedürftig.
5. Lebensschützende Massnahmen sind nicht immer diejenigen Massnahmen, die lebensverlängernd sind, weil der Prozess des Sterbens auch zum Leben gehört. Deshalb sind lebensverlängernde Massnahmen bei lebensbedrohlichen Komplikationen im Verlauf einer progressiven Krankheit, wie der Demenz, nicht ungefragt zu bejahen, weil es den Betroffenen so das Recht auf die Gnade des naturgegebenen Verlaufes der Krankheit nimmt und ohne individuelle Entscheidung durch das Diktat des Machbaren ersetzt wird.
6. Bezüglich lebensbedrohliche Komplikationen im Verlauf einer Demenzkrankheit halten wir eine konsequente palliative Strategie für sinnvoll und menschenwürdig. Wenn Menschen, die an einer Demenz erkrankt sind, im schweren Stadium der Krankheit nicht mehr selber urteils- und entscheidungsfähig sind, empfiehlt sich eine Entscheidungsfindung nach der Frage: «Wie kann subjektives Leiden möglichst nachhaltig verhindert, oder wenigstens minimiert werden?» Dabei geht es um die langfristige Summe alles Leidens, nämlich das der demenzkranken Person, der Betreuenden und der Mitpatientinnen und -patienten. Die Frage nach der optimalen Leidensminimierung ist ethisch immer gerechtfertigt, denn sie entspricht dem Grundauftrag allen mitmenschlichen Kümmerns und alles medizinischen und pflegerischen Handelns.
7. Die Frage der optimalen Leidensminimierung bei der Betreuung von Menschen mit Demenz darf nur unter folgenden Bedingungen in den zweiten Rang zurückgestellt werden: Die betroffene Person zieht eine lebensverlängernde Option klar einer leidensminimierenden vor. Sie ist in der zu beurteilenden Frage zum entsprechenden Zeitpunkt urteilsfähig, oder sie hat früher, als sie noch urteilsfähig war, eine klar vitalistische Haltung als für sie verbindlich erklärt durch Worte, Schrift oder Taten und es ist davon auszugehen, dass ihr mutmasslicher Wille aktuell noch immer vitalistisch ist.
8. Da die überwiegende Zahl der Menschen in Mitteleuropa die konsequente Lebensverlängerung ohne Rücksicht auf damit verbundene Leidensvergrösserung bei einem unheilbaren, zum Tode führenden, progressiven Leiden ablehnt, ist die konsequent, das heisst nachhaltig Leiden minimierende palliative Strategie bei allen betroffenen Menschen anzuwenden, ausser bei denen, die wie in Punkt 7 umschrieben, eine klar vitalistische Betreuungsstrategie wünschen.
9. Aufgabe der betroffenen Fachkräfte ist es, Angehörigen den Sinn und die Ziele einer palliativen Pflege transparent zu machen und ihre Akzeptanz für die zugrunde liegende Philosophie zu fördern. Gegebenenfalls muss klar gemacht werden, dass sie kein Recht haben, die Leidenszeit ihrer erkrankten Angehörigen zu verlängern.
10. Insistieren Angehörige, entgegen den Empfehlungen von ärztlichen und pflegerischen Fachpersonen und ohne im Besitz einer diesbezüglich gültigen Ermächtigung seitens der pflegeempfangenden Person zu sein (vgl. Punkt 7), auf leidensvermehrenden Massnahmen, soll die Fachperson bei den dafür zuständigen Vormundschaftsbehörden einen Antrag auf eine gesetzliche Vertretung zum neutralen Durchsetzen der Interessen der betroffenen Person stellen.
11. Im Rahmen der palliativen Strategie muss immer individuell und intensiv nach der optimalsten und nachhaltigsten Leiden lindernden Lösung gesucht werden.
12. Die nachhaltige Leidensminimierung hat in jedem Fall klar Priorität über die Kostenminimierung.

lagen, Wegwerfwindeln etc.) gibt, sind Dauerkatheter zur Behandlung von Inkontinenz obsolet.
3. Generell ist für eine optimale Analgesie (Schmerzlosigkeit) ohne Angst vor Opiaten zu sorgen. Eine Suchtproblematik ist bei Demenzkranken nicht relevant. Fallen Gründe für Schmerzen weg, können die Opiatedosen in kurzer Zeit reduziert und dann ganz abgesetzt werden. Wichtig ist zu wissen, dass suboptimale Schmerzbehandlung eine wichtige Ursache für Verhaltensstörungen bei Demenzkranken darstellt, besonders auch bei Demenzkranken in fortgeschrittenen Stadien, in denen sie ihre Schmerzen nicht mehr adäquat beschreiben können.

Um kein psychisches Leiden zu verursachen, ist das Vermeiden von Einschränkungen der Bewegungsfreiheit durch Anbinden besonders wichtig. Lebensverlängernde Massnahmen, wie Infusionen oder Sonden, die nur mit Anbinden der Hände durchgesetzt werden können, sind praktisch immer zu vermeiden, es sei denn, es handle sich um sehr kurzfristig wirksame Massnahmen zur Behandlung eines deliranten Zustandes. Das Verhindern von Weglaufen kann besser durch Aufenthalt auf einer geschlossenen Abteilung, statt durch Anbinden garantiert werden. Wenn Patientinnen und Patienten Bettgitter überklettern, ist die Verletzungsgefahr durch einen möglichen Sturz gross. Statt Fixierungsmassnahmen zu ergreifen, ist Bodenpflege oder Niedrigstellen des Bettes ohne Gitter, eventuell mit einer zusätzlichen Matratze als Sturzpolster vor dem Bett, eine gute Alternative.

Paranoide Ängste sind durch gezielte, niedrig dosierte Neuroleptikagabe zu behandeln, so lange diese vorhalten. Ähnlich wichtig ist das Vermeiden von Angst durch Überforderung, respektive Nicht-Verstehen. Das wird erreicht durch eine ruhige Umgebung und die Berücksichtigung von Sinnesbehinderungen, beispielsweise während der Körperpflege.

In den Endstadien einer Demenz zeigt sich meist eine ausgeprägte Sprachverständnisstörung bei vorhandener Sprechfähigkeit, und diese wird oft verkannt. Besonders wichtig ist dann der Grundsatz:
Je schlechter die verbale Kommunikation möglich ist bei Demenzkranken, desto wichtiger ist die averbale, taktile und nutritive Zuwendung.

Zum Beispiel kann das Bedürfnis nach menschlicher Zuwendung befriedigt werden durch bewusstes Einsetzen von Fussmassage oder Einreiben von Hauptpflegemitteln und kann so positive emotionelle taktile Körperkontakte erreichen.

Die wichtigste nonverbale Kommunikation im Endstadium ist das liebevolle Eingeben der Nahrung, wozu nach Möglichkeit auch die Angehörigen einzubeziehen sind. Dazu ist das Umstellen des Tagesablaufes in einer Institution in Kauf zu nehmen. Eine solche Massnahme erhöht ausserdem die Frequenz von Besucherinnen und Besuchern, da bei fehlender verbaler Kommunikation Angehörige oft Besuche vermeiden, wenn ein informelles Gespräch nicht mehr möglich ist, weil sie nichts zu tun wissen und sich ohne eine ihnen als sinnvoll einleuchtende Aufgabe hilflos fühlen. In Ergänzung wünschen sich Angehörige auch oft, Demenzkranke im Rollstuhl spazieren zu führen, was eine einfache Methode averbaler Zuwendung darstellt, die emotional äusserst positiv belegt ist.

5.4 Vorgehen bei ungenügendem Essen und Trinken

Eine isolierte Verweigerung von Essen oder Trinken kann gut durch vollständiges Umstellen auf flüssige Vollwertdiät, respektive Eindicken der Getränke zu breiförmiger Nahrung kompensiert werden. Bei kompletter Ess- und Trinkverweigerung müssen behandelbare Ursachen ausgeschlossen und gegebenenfalls therapiert werden (siehe **Tab. 8**). Erst dann darf eine Ess- und Trinkverweigerung als verbindliche Willensäusserung, im Sinne eines Sterbewunsches, akzeptiert werden.

Unter diesen Umständen ist eine solche Willensäusserung, selbst einer schwer demenzkranken Person, als juristisch verpflichtend zu akzeptieren. Zwangsernährung oder Zwangshydration entsprächen in diesem Fall einer Verletzung der Persönlichkeitsrechte und Würde des demenzkranken Menschen.

Denn im Gegensatz zur Urteilsfähigkeit beim Verfassen eines Testamentes, wo von Gesetzes wegen die Voraussetzung für ein rationales Abwägen nötig ist, gelten für das Missachten einer klaren Äusserung wie Essens- oder Trinkverweigerung andere Voraussetzungen: Für die Anwendung von Zwangsmassnahmen müssen gemäss Europäischer Menschenrechtskonvention klare gesetzliche Rechtfertigungsgründe vorliegen. Diese liegen aber nur vor, wenn ein Wahn, wie zum Beispiel ein Vergiftungswahn, klar einen unvernünftigen und krankhaften Grund für

Tabelle 8: Behandelbare Ursachen von Nahrungsverweigerung

Schmerzen in der Mundhöhle durch
- Druckulcus einer Zahnprothese
- Herpes- oder Soorinfekt
- Karzinom
- Zahnabszess oder anderer Infekt

Übelkeit
- Medikamenteneinfluss z. B. durch Digoxin, Opiate
- Präileus wegen Verstopfung event. mit paradoxem Durchfall
- Mechanischem Darmverschluss z. B. bei eingeklemmter Darmhernie
- Akutes Abdomen z. B. durch Gallenblasenentzündung

Depression

Vergiftungswahn

Protesthaltung
- Gegen eine bestimmte Pflegeperson
- Gegen bestimmte Umstände der Nahrungsdarreichung oder des Menus
- Gegen Abwesenheit oder Anwesenheit von bestimmten Angehörigen

die Behandlungsverweigerung nahe legt. Ein Sterbewunsch bei schwerer, unheilbarer Krankheit wie Demenz ist jedoch auch dann gesetzlich verbindlich, wenn die betroffene Person nicht mehr zu einem rationalen Abwägen von Vor- und Nachteilen in der Lage ist, sondern intuitiv Essen und Trinken als lebenserhaltende Tätigkeit ablehnt.

Das Respektieren des durch Ess- und Trinkverweigerung geäusserten klaren Willens einer demenzkranken Person führt nicht zu Leiden, denn fastenbedingte Ketose oder Dehydration sind im Alter nicht mit subjektivem Leiden verbunden. Sie wirken ähnlich wie eine Opiattherapie. Pflegerische Ethik verlangt nicht Zwangsernährung und Zwangshydration, sondern Weiterführen der menschlichen Zuwendung, insbesondere regelmässige Körperkontakte durch gute Hautpflege, optimale Mundpflege durch regelmässiges Befeuchten der Lippen und eventuell eine Luftbefeuchtung bei Mundatmung.

Die künstliche Ernährung und Hydration mittels Magensonde, (zum Beispiel einer PEG-Sonde, perkutane-endoskopische Gastrostomie) hat mehr Nach- als Vorteile: Sie führt wegen Regurgitation mit Aspirationen gehäuft zu Pneumonien und kann Mangelernährung nicht verhindern (Peck et al., 1990; siehe **Tab. 9**). Es erstaunt deshalb nicht, dass bei einer Befragung 61 Prozent von 514 Geriaterinnen und Geriatern, 55 Prozent von 676 nicht ärztlichen betagtenbetreuenden Fachpersonen (inklusive Pflegefachpersonen) und 71 Prozent von 218 Familienangehörigen von Alzheimerkranken für das Endstadium von Demenzkranken eine rein palliative Betreuung fordern und auf eine künstliche Ernährung, Flüssigkeitszufuhr sowie Antibiotikagabe verzichten möchten (Luchin & Hanrahan, 1993). Deshalb kann gefolgert werden, dass der Beginn künstlicher Ernährung wahrscheinlich keine Vorteile für Demenzkranke hat, aber ihr Leiden verstärken kann, zum Beispiel durch Fixationen, die zur Sicherung einer Sonde notwendig sind.

Tabelle 9: Folgen künstlicher Ernährung Demenzkranker

Verglichen wurden 52 demente HeimbewohnerInnen mit Magensonden mit 52 oral ernährten HeimbewohnerInnen in der gleichen Institution während 6 Monaten

	Sondenernährung	
	ohne	mit
Gewichtsverlust >5 Pfund	21 %	19 %
Pneumonie	21 %	58 % *
Dekubitus	14 %	21 %
Freiheitseinschränkende Massnahmen allgemein	0 %	90 %
Freiheitseinschränkende Massnahmen der Hände, um Entfernen der Sonden zu verunmöglichen	0 %	100 %

* 54 % bei Magensonden, 47 % bei PEG-Sonden und 75 % bei Dünndarmsonde, vor allem bedingt durch Reflux und Aspiration von Sondennahrung

5.5 Vorgehen bei potentiell behandelbaren lebensbedrohlichen Krankheiten

Richtschnur für das ärztliche und pflegerische Handeln bei potentiell behandelbaren lebensbedrohlichen Krankheiten Demenzkranker ist allein der *Wille der betroffenen Kranken* (und weder der Wille der Angehörigen, noch die Überzeugung der behandelnden Berufspersonen). Einfach ist die Situation bei leicht Demenzkranken, die eine geplante Behandlung verstehen und dieser zustimmen oder sie ablehnen können.

Ähnlich einfach ist die Situation, wenn eine gültige *Patientenverfügung* vorliegt und wenn diese für den Fall einer unheilbaren, zum Tode führenden Krankheit (das ist bei Demenz der Fall) ein rein palliatives Betreuungskonzept vorschreibt. Voraussetzung für die Gültigkeit der Verfügung ist jedoch, dass keine konkreten Hinweise (zum Beispiel durch das Verhalten oder die Äusserungen des Kranken selbst) bestehen, die eine Änderung der Überzeugung nahe legen. Äussert eine demenzkranke Person beispielsweise immer wieder, wie gut es ihr gehe, wie viel Freude sie erlebe, so darf die Patientenverfügung nur als Hinweis darauf interpretiert werden, dass die demenzkranke Person ein Sterben dem Dahinsiechen vorzieht. Sie darf nicht überinterpretiert werden im Sinne eines Verbotes einer Wiederherstellung des Zustandes, in dem das Leben genossen und Freude empfunden werden konnte.

Massnahmen, die lediglich das Leben und Leiden verlängern, ohne den Genussfähigkeitszustand wieder herzustellen, sind durch die Verfügung untersagt. Bei gültiger Patientenverfügung muss sich die Behandlung auf eine optimale Leidensminimierung, zum Beispiel mit Opiaten beschränken. Auf künstliche Flüssigkeitszufuhr ist zu verzichten. Entsprechend ist eine lebensverlängernde Behandlung nur dann angezeigt, wenn sie den Grundsätzen der palliativen Behandlung entspricht. Dies ist zum Beispiel bei einer Blaseninfektion mit störender Polakisurie, quälendem Harndrang oder gar bei Blasenschmerzen der Fall. Meist ist dann eine gezielte antibiotische Behandlung angesagt, die innerhalb von Stunden die Beschwerden nachhaltig behebt und deshalb die optimale Palliation darstellt – auch wenn sie durch das Verhindern einer möglicherweise letalen Urosepsis lebensverlängernd wirkt. Ähnliches gilt zum Beispiel für eine schmerzhafte Gangrän mit Sepsisgefahr, bei der in gewissen Situationen mittels ambulant möglicher transkutaner Ballonkathetertdilatation die arterielle Strombahn wieder hergestellt werden kann und eine anhaltende Schmerzbehandlung und Behebung der Lebensgefahr innert Stunden durch eine invasive, aber einfache Behandlung möglich ist.

Viel schwieriger ist die Entscheidungsfindung, wenn sich die betroffene demenzkranke Person nicht mehr zu einer möglichen Therapie äussern kann – sei es, weil sie in ihrem Bewusstsein eingetrübt ist durch die akute Krankheit, sei es weil sie entsprechende Ausführungen nicht verstehen kann. Handlungsrichtlinie ist dann *der mutmassliche Wille* der betroffenen Person. Ist dieser nicht schriftlich niedergelegt, besteht keine gesetzliche Vertretung, oder hat die betroffene Person niemanden für solche Entscheide ausdrücklich bevollmächtigt, muss die verantwortliche Ärztin, der verantwortliche Arzt versuchen, den mutmasslichen Willen der betroffenen Person für die aktuelle Situation festzustellen. Dazu ist sicher mit Angehörigen und mit Personen, die die kranke Person seit längerem pflegen, Rücksprache zu üben – in der Schweiz ist dies gemäss den Vorgaben der Schweizerischen Akademie der Medizinischen Wissenschaften eine Standespflicht. Wichtig ist, die Angehörigen und Pflegenden nach dem mutmasslichen Willen der kranken Person zu befragen und nicht danach, wie sie selber in dieser Situation entscheiden würden. Denn es ist bekannt, dass Angehörige ihren verwandten kranken Angehörigen mehr Behandlung zumuten als diese selber für sich beanspruchen möchten. Verständlicherweise haben sie eine ausgesprochene Scheu davor, Verantwortung für einen möglicherweise lebensverkürzenden Entscheid eines Angehörigen zu übernehmen (Fegerlin, 2001).

Können Angehörige keine eindeutigen Antworten geben auf die Frage nach dem mutmasslichen Willen der kranken Person und wenn diese selbst keine Zeichen eines ausdrücklichen Willens zum Weiterleben gibt, soll sich die Behandlung auf eine optimale Leidenslinderung, also eine gute Palliation beschränken und nicht ungefragt und wahrscheinlich gegen den Willen der unheilbar kranken Person das Leiden verlängern. Leiden verlängern heisst Leiden vergrössern statt, wie dies primäre Pflicht aller Berufspersonen im Gesundheitswesen ist, Leiden zu lindern (siehe Tab. 7).

6. Demenzprävention

6.1 Sinnvolle demenzpräventive Massnahmen

Aufgrund der bekannten Risikofaktoren für Demenz lassen sich zwei demenzpräventive Strategien ableiten:

1. Erhöhung der cerebralen Reserven
2. Minimierung der schädigenden Einflüsse auf das Gehirn

Die Strategie der Reservenvermehrung basiert auf dem Demenzschutzfaktor Bildung. Gehirne, die unter anderem dank Bildung und anderen Hirnaktivitäten generierenden Massnahmen, wie intensive Hobbytätigkeit, grosse funktionelle Reserven haben, tolerieren ohne Funktionseinbussen mehr schädigende Läsionen jeder Art. Beim Faktor Bildung ist das besonders gut nachgewiesen, auch der Umstand, dass dieser Faktor nicht mehr zu schützen im Stande ist, wenn der dementielle Prozess symptomatisch geworden ist. Dann ist die dementielle Progression unabhängig vom Bildungsniveau.

Von potenziell demenzpräventiver Wirkung sind formelle Gedächtnisschulungsprogramme, vor allem wenn sie im selben Zeitrahmen stattfinden wie Fitnessprogramme (Oswald et al., 1998). Die Kombination von Fitness- und Gedächtnistraining während neun Monaten hat in einer grossen randomisierten kontrollierten prospektiven Studie eine Minderung von Demenzsymptomen während fünf Jahren im Umfang von 0,5 Standardabweichungen gezeigt.

Die rein beobachtende Demenzinzidenzstudie des Stockholmer Vorortes Kungsholmen zeigte, dass gute Beziehungen in den Bereichen Partnerschaft, übrige Familie und Freundschaften/Nachbarschaften das Risiko an Demenz zu erkranken, markant reduziert (um den Faktor 8). Es zeigte sich auch, dass der Schutz vor Demenz durch Beziehungen bestehen bleibt, wenn man sich auf die Zeit vieler Jahre vor dem Beginn der ersten Symptome stützt, um einen Einfluss von Prädemenz auf das Sozialverhalten auszuschliessen. Der demenzprotektive Effekt von Beziehungen beruht vermutlich darauf, dass das Pflegen von Beziehungen eine sehr anspruchsvolle kognitive Aktivität ist, inklusive einem praktischen Gedächtnistraining.

Massnahmen, die allen Menschen, insbesondere auch pensionierten Menschen empfohlen werden können, sind deshalb:

- Regelmässige körperliche Aktivität (optimal sind drei bis sechs Stunden pro Woche, so intensive körperliche Betätigung, dass man dabei etwas ins Schwitzen oder in eine beschleunigte Atmung gerät).
- Regelmässige geistige Aktivität (optimal sind Aktivitäten, die das Frischgedächtnis und die geistige Flexibilität oder das Lernen von Neuem betreffen).
- Regelmässige Beziehungspflege (optimal in den drei Bereichen Partnerschaft, Familie und Freundschaften und generationenübergreifend, das heisst zur Sicherung der Nachhaltigkeit auch die Generation der Kinder umfassend).
- Besonders attraktiv und deshalb eher akzeptabel für viele Menschen sind Kombinationen der drei obgenannten Strategien, wie zum Beispiel gemeinsame Wanderungen mit abschliessendem Kartenspiel, oder Austausch von Gelesenem auf einer Wanderung.

Im Bereich der Strategie, schädigende Einflüsse auf das Gehirn zu minimieren, sind vor allem zweierlei Massnahmen erfolgversprechend: Erstens sind alle Präventivmassnahmen zur Verhinderung von Hirntraumata von Bedeutung, wie zum Beispiel das Tragen eines Schutzhelms bei gefährlichen Aktivitäten, die auch im Alter noch häufig durchgeführt werden, insbesondere Radfahren. Es liegt auf der Hand, dass nicht erst im Alter damit begonnen werden sollte, sondern während der ganzen Lebensspanne.

Die zweite läsionenpräventive Massnahmengruppe betrifft die Verhinderung von Hirnschlägen. Dazu gehören einerseits alle Anti-Arteriosklerose-Strategien, wie beispielsweise Normalisierung des Blutdruckes, Normalisierung von Cholesterin und anderen Blutfetten, regelmässige körperliche Betätigung, Mittelmeerkost, Thrombozytenaggregationshemmer bei beginnender Arteriosklerose. Anderseits ist die Verhinderung von cerebralen Embolien bei dafür bekannten Risikofaktoren wichtig, in erster Linie bei Status nach Herzinfarkt mit Wandthromben und bei Vorhofflimmern. Beides ist in allen Altersgruppen eine klare Indikation für eine Antikoagulation, sofern dafür keine Kontraindikation besteht.

Es bestehen für medikamentöse cholesterinsenkende Behandlungen Resultate von mehreren grossen randomisierten kontrollierten Studien, die eine niedrigere Hirnschlagprävalenz zeigten. Ähnliche Studien, mittels Antikoagulation bei Vorhofflimmern, weisen dasselbe Bild auf. Beide enthalten jedoch keine direkte Evidenz, dass diese Massnahmen im eigentlichen Sinne demenzpräventiv sind. Es bestehen jedoch sehr enge Beziehungen zwischen Hirnschlägen und Demenz, wie dies beispielsweise in der «Nonnenstudie» nachgewiesen worden ist, in der gezeigt wurde, dass leichte Grade von Alzheimerveränderungen schon durch das Vorliegen von zwei per se asymptomatischen kleinen Hirnschlägen zu einer schweren funktionellen Beeinträchtigung führen können (Riley et al., 2002). Deshalb ist einer optimalen Hirnschlagprävention hohe Priorität einzuräumen, nicht nur zur Verhinderung von Hirnschlag und früher Mortalität (Sterblichkeit), sondern auch zur Prävention vor Demenzerkrankung, auch wenn der direkte Beweis durch randomisierte, kontrollierte Interventionsstudien mit dem Ziel Demenzinzidenzreduktion fehlen.

6.2 Sinn der Demenzfrühdiagnose

Es gibt drei gute Gründe, um ein Demenzleiden möglichst früh zu erkennen, wenn möglich schon im Zustand der Prädemenz (leichte kognitive Beeinträchtigung, die innert sechs Jahren bei 80 Prozent der Patienten zu Demenz führt; Petersen, 2001).

1. *Behandlung der Demenzangst.* Es gibt viele alte Menschen, die zwar Gedächtnisstörungen beklagen, aber altersnormale Gedächtnisleistungen zeigen. Oftmals leiden diese Personen unter einer Gedächtnisstörung als Folge eines behandelbaren Leidens, wie zum Beispiel Depression, als Nebenwirkung von anticholinergen Medikamenten, oder anderen, die Hirnleistung beeinträchtigenden Substanzen wie Alkohol, oder als Folge von Vitaminmangel. In diesen Fällen kann den Betroffenen leicht geholfen werden, entweder durch Hinweise auf die normale Gedächtnisleistung oder durch Therapie der entsprechenden behandelbaren Krankheiten.
2. *Möglichkeit zur medikamentösen Behandlung der Demenz.* Solange keine wirkungsvolle Behandlung der degenerativen Prozesse existiert, welche die meisten Demenzen verursachen, seien es Synnukleopathien, Tauopathien oder Amyloidopathien, beschränkt sich das Therapieangebot auf eine Verzögerung der Verschlechterung der Demenzsymptome um drei bis zwölf Monate. Diese Verzögerung ist zwar ähnlich in frühen und mittelschweren Stadien der Demenz, aber eine Stabilisierung des Zustandes ist natürlich vor allem in den frühen Stadien der Krankheit sinnvoll, je früher desto besser. Für diese symptomatische Behandlung stehen heute vor allem die Cholinesterasehemmer, der NMDA-Antagonist Memantine sowie Ginkgo zur Verfügung, die zwar über längere Zeit die Hirnleistung im Vergleich zu Placebo verbessern, aber im Alltag nur beschiedene Wirkung haben. Insbesondere kann wahrscheinlich eine Heimplatzierung nicht verzögert werden (AD 2000, 2004). Die medikamentöse Demenzbehandlung ist heute nur dann nachhaltig wirksam, wenn sie eine nihilistische Haltung zu beenden imstande ist und Angehörige zu Beratungen und Schulungsprogrammen motivieren kann. In Zukunft mag das anders sein; es ist zu hoffen, dass in einigen Jahren den Krankheitsverlauf nachhaltig modifizierende Therapien auf den Markt kommen werden. Kandidaten dazu sind vor allem Statine, Proteasehemmer oder Amyloidimpfprogramme.
3. *Diagnose im Stadium der noch erhaltenen Urteilsfähigkeit der Betroffenen.* Nur eine solche erlaubt es den Betroffenen, mit ihrer Familie und der betreuenden Ärzteschaft die Behandlungsoptionen für späte Krankheitsstadien festzulegen.

Dies betrifft insbesondere die Behandlung von möglicherweise zum Tode führenden Komplikationen, wie Pneumonie, beziehungsweise den Umgang mit Symptomen wie Trinkverweigerung. Wichtig ist jedoch, mit den Betroffenen auch wirklich über diese schwierigen Themen zu sprechen. Falls dies unterlassen wird (was meist der Fall ist), ist es fraglich, ob es wirklich angezeigt ist – ausser für Fälle von subjektivem Leid durch subjektive Gedächtnisstörungen – eine Demenzdiagnose zu forcieren, solange keine wirksam die Demenzprogression aufhaltende Therapien erhältlich sind.

6.3 Sekundärpräventive Massnahmen bei beginnender Demenz

Funktionelle Ausfälle sind immer das Resultat von zwei gegenläufigen Prozessen: Den schädigenden pathogenen Prozessen (zum Beispiel Amyloidogenese oder multiple vaskuläre Läsionen) und den reparativen Prozessen der Synaptoneogenese des auch noch im hohen Alter plastischen Zentralnervensystems. Deshalb ist es auch sinnvoll bei bereits diagnostizierter Demenz alles zu tun, was die regenerativen plastischen Prozesse des Gehirns fördert. Aus der Erfahrung nach vaskulärer oder traumatischer Gehirnschädigung ist bekannt, dass systematisches Üben im Grenzbereich Defizit-Funktion die Erholung von Defiziten beschleunigt und wahrscheinlich auch das Ausmass der erreichbaren Erholung beeinflusst.

Angepasste körperliche, geistige und soziale Unternehmungen sind auch bei Demenzkranken äusserst wichtig und besonders erfolgversprechend, wenn sie in der Gruppe angeboten werden, zum Beispiel Gedächtnistraining (Meier et al., 1996). Dies kann wahrscheinlich den weiteren Verlust der kognitiven Leistungen zwar nicht aufhalten, aber doch wesentlich zur Zufriedenheit der Kranken selbst und ihrer Angehörigen beitragen. Ähnliches gilt für die positive Wirkung durch Sozialkontakte wie Besuche (Oppikofer et al., 2002).

7. Literatur

AD2000 Collaborative Groupe. (2004). Long-Term Donezepil Treatment in 565 Patients with Alzheimer's Disease (AD2000): Randomized double-blind Trial. *The Lancet, 363*, 2105–2115.

Albrecht, K. & Oppikofer, S. (2004). *Das Projekt «More» – Wohlbefinden und soziale Kompetenz durch Freiwilligentätigkeit.* Zürcher Schriften zur Gerontologie, Band 1. Zürich: Zentrum für Gerontologie.

Amt für Krankenheime der Stadt Zürich. (2002). *Was mir wichtig ist. Vereinbarungen/Verfügungen.* Zürich: Eigenverlag.

Benson, D. M., Cameron, D., Humbach, E., Servino, L. & Gambert, S. R. (1987). Establishment and impact of a dementia unit within the nursing home. *Journal of the American Geriatrics Society, 35*(4), 319–323.

Berg, L., Miller, J. P., Storandt, M., Duchek, J., Morris, J. C., Rubin, E. H., Burke, W. J. & Coben, L. A. (1988). Mild senile dementia of the Alzheimer type. Longitudinal Assessment. *Annals of Neurology, 23*(5), 477–484.

Brodaty, H., Green, A. & Koschera, A. (2003). Meta-analysis of psychosocial interventions for caregivers of people with dementia. *Journal of the American Geriatrics Society, 51*(5), 657–664.

Brunner-Traut, E. (1974). *Die Alten Ägypter: verborgenes Leben unter Pharaonen.* Stuttgart: Kohlhammer.

Bruscoli, M. & Lovestone, S. (2004). Is MCI really just early dementia? A systematic review of conversion studies. *International Psychogeriatrics, 16*(2), 129–140.

Buddhagosa (1952). *Visuddhi Magga.* In: Nyantiloka, Buddhistisches Wörterbuch. Konstanz: Christiani.

Bundesamt für Statistik (2004). *Schweizerische Gesundheitsbefragung 2002.* Neuenburg: Bundesamt für Statistik.

De Deyn, P. P. (2000). Risperdone in the treatment of behavioural and psychological symptoms of dementia. *International Psychogeriatrics, 12*(1), 263–269.

De Deyn, P. P., Rabheru, K., Rasmussen, A., Bocksberger, J. P. & Dautzenberg, P. L. (1999). A randomized trial of risperdone, placebo and haloperidol for behavioural symptoms of dementia. *Neurology, 53*(5), 946–955.

Dubinsky, R. M., Stein, A. C. & Lyons, K. (2000). Practice parameter: Risk of driving and Alzheimer's disease – Report of the Quality Standards Subcommittee of the American Academy of Neurology. *Neurology, 54*(12), 2205–2211.

Fegerlin, A. (2001). Experimental study of advanced health care directives. *Health-Psychology, 20*, 166–175.

Feldmann, H. (2000, April). *Therapeutic benefits of AC-inhibitor therapy in moderate to severe Alzheimer's disease.* Vortrag auf dem 6. International Springfield Symposium on Advances of Alzheimer Therapy in Stockholm.

Gerdner, L. (2000). Effects of individualized versus classical «relaxation» music on the frequency of agitation in elderly persons with Alzheimer's disease and related disorders. *International Psychogeriatrics, 12*(1), 49–65.

Gilliard, J. & Keady, J. (1999). *Living with the early experience of Alzheimer's Disease: The perspective of the person with dementia.* Vortrag auf dem 8. Kongress von Alzheimer Europe, Yverdon.

Hagen, B., Oswald, W. D. & Rupprecht, R. (1998). Bedingungen der Erhaltung und Förderung von Selbständigkeit im höheren Lebensalter (SIMA) – Teil XII: Verlaufsanalyse der Selbständigkeit und der Alltags-bewältigung. *Zeitschrift für Gerontopsychologie und -psychiatrie, 11*(4), 240–256.

Katz, I. R., Jeste, D. V., Mintzer, J. E., Clyde, C., Napolitano, J. & Brecher, M. (1999). Comparison of risperdone and placebo for psychosis and behavioural disturbances associated with dementia: A randomised, double-blind trial. *Journal of Clinical Psychiatry, 60*, 107–115.

Kitwood, T. (1995). Positive longterm changes in dementia. *Journal Dementia Care, 3*, 12–13.

Klessmann, E. & Wollschläger, P. (2001). *Wenn Eltern Kinder werden und doch die Eltern bleiben: die Doppelbotschaft der Altersdemenz* (5. Aufl.). Bern: Huber.

Klusmann, D., Bruder, J., Lauter, H. & Lüders, I. (1981). *Beziehungen zwischen Patienten und ihren Familienangehörigen bei chronischen Erkrankungen des höheren Lebensalters.* Hamburg: Bericht an die Deutsche Forschungsgemeinschaft.

König, M. & Wettstein, A. (2002). Caring for relatives with dementia: willingness-to-pay for a reduction in caregiver's burden. *Expert Rev. Pharmacoeconomics Outcomes Res, 2*(6), 535–547.

König, M. & Zweifel, P. (2004). Comparing willingness to pay agents dementia between patients and their spouse caregivers. *Zur Publikation eingereicht.*

Luchins, D. J. & Hanrahan, P. (1993). What is appropriate health-care for end-stage dementia. *Journal of the American Geriatrics Society, 41*(1), 25–30.

Meier, D., Ermini-Fünfschilling, D., Monsch, A. U. & Stähelin, H. B. (1996). Kognitives Kompetenztraining mit Patienten im Anfangstadium einer Demenz. *Zeitschrift für Gerontopsychologie und -psychiatrie, 9*(3), 207–217.

Mittelman, M. S., Ferris, S. H., Shulman, E., Steinberg, G. & Levin, B. (1996). A family intervention to delay nursing home placement of patients with Alzheimer disease – A randomized controlled trial. *Journal of the American Medical Association, 276*(21), 1725–1731.

Mix, S., Lämmler, G. & Steinhagen-Thiessen, E. (2004). Fahreignung bei Demenz: Eine Herausforderung für Neuropsychologische Diagnostik und Beratung. *Zeitschrift für Gerontopsychologie und -psychiatrie, 17*, 97–108.

Morris, J. C. (1993). The Clinical Dementia Rating (CDR): Current version and scoring rules. *Neurology, 43*, 2412–2414.

Oppikofer, S., Albrecht, K., Schelling, H. R. & Wettstein, A. (2002). Die Käferberg-Besucherstudie, die Auswirkungen sozialer Unterstützung auf das Wohlergehen dementer Heimbewohnerinnen und Heimbewohner. *Zeitschrift für Gerontologie und Geriatrie, 35*, 39–48.

Oswald, W. D., Hagen, B. & Rupprecht, R. (1998). Bedingungen der Erhaltung und Förderung von Selbständigkeit im höheren Lebensalter (SIMA) – Teil X: Verlaufsanalyse des kognitiven Status. *Zeitschrift für Gerontopsychologie und -psychiatrie, 11*(4), 202–221.

Peck, A., Cohen, C. E. & Mulvihill, M. N. (1990). Long term feeding of aged demented nursing home patients. *American Ceriatrics Society, 38*, 195–198.

Perren, S., Schmid, R. & Wettstein, A. (2004). Bindungsqualität bei Angehörigen von Patienten mit Demenz: Zusammenhang mit Wohlbefinden und subjektiver Belastung. *Publikation in Vorbereitung.*

Petersen, R. C., Doody, R., Kurz, A., Mohs, R. C., Morris, J. C., Rabins, P. V., Ritchie, K., Rossor, M., Thal, L. & Winblad, B. (2001). Current concepts in mild cognitive impairment. *Archives of Neurology, 58*(12), 1985–1992.

Petersen, R. C., Smith, G. E., Waring, S. C., Ivnik, R. J., Tangalos, E. G. & Kokmen, E. (2001). Mild Cognitive Impairment: Clinical characterisation and outcome. *Archives of Neurology, 56,* 303–308.

Rapp, M. S., Flint, A. J., Herrmann, N. & Proulx, G.B. (1992). Behavioural disturbances in the demented elderly: phenomenology, pharmacotherapy and behavioural management. *Canadian Journal of Psychiatry, 37(9),* 651–657.

Reisberg, B., Ferris, S. H., De Leon, M. J. & Crook, T. (1982). The Global Deterioration Scale (GDS). An instrument for the assessment of primary degenerative dementia. *American Journal of Psychiatry, 139,* 1136–1142.

Riley, K. P., Snowdon, D. A. & Markesbery, W. R. (2002). Alzheimer's neurofibrillary pathology and the spectrum of cognitive function: Findings of the Nun Study. *Archives of Neurology, 51(5),* 567–577.

Rossberg-Gempton, I. (1999). The potentiality of creative dance to enhance physical and effective functioning in frail seniors and young children. *International Psychogeriatrics, 11*(1), 199.

Schweizerische Gesellschaft für Gerontologie (1997). *Richtlinien zur Anwendung freiheitseinschränkender Massnahmen bei der Behandlung und Pflege alter Menschen «Freiheit versus Sicherheit».*

Smith, J., Fleeson, W., Geiselmann, B., Settersten, R. A. & Kunzmann, U. (1996). Wohlbefinden im hohen Alter: Vorhersagen aufgrund objektiver Lebensbedingungen und subjektiver Bewertungen. In K. U. Mayer & P. B. Baltes (Hrsg.), *Die Berliner Altersstudie* (S. 497–523). Berlin: Akademie Verlag.

Steinwachs, K. C., Oswald, W. D., Hagen, B. & Rupprecht, R. (1998). Bedingungen der Erhaltung und Förderung von Selbständigkeit im höheren Lebensalter (SIMA) – Teil XI: Verlaufsanalyse des psychopathologischen Status. *Zeitschrift für Gerontopsychologie und -psychiatrie, 11*(4), 222–239.

Sternberg, S. A., Wolfson, C. & Baumgarten, M. (2000). Undetected dementia in community-dwelling older people: The Canadian study of health and aging. *Journal of the American Geriatrics Society, 48*(11), 1430–1434.

Turvey, C. L., Schultz, S., Arndt, S., Wallace, R. B. & Herzog, R. (2000). Memory complaint in a community sample aged 70 and older. *Journal of the American Geriatrics Society, 48*(11), 1435–1441.

Volz, A., Monsch, A. U., Zahno, A., Wettstein, A., Stähelin, H. B. & Grünig, R. (1998). Was kostet die Schweiz die Alzheimer-Krankheit 1998? Eine präliminäre Analyse. *Praxis – Schweizer Rundschau für Medizin, 89,* 803–811.

Wasson, J. H., Bubolz, T. A., Lynn, J. & Teno, J. (1998). Can we afford comprehensive, supportive care for the very old? *Journal of the American Geriatrics Society, 46*(7), 829–832.

Wettstein, A. & Brändle, D. (2002). Verhaltensstörungen bei Demenz. Praxiserfahrungsbericht von Milieutherapie und Risperdal-Behandlung in Schweizer Grundversorgerpraxen. *Intercura, 79,* 31–42.

Wettstein, A., Gall, U. & Mehr, C. (1990). Verhaltensverbesserungen dementer Patienten während Entlastungsaufenthalten mit Laienbetreuung. Auswertung der Spitex-Ferienwochen des Stadtärztlichen Dienstes und des Zivilschutzes Zürich. *Schweizerische Ärztezeitung, 71,* 1880–1886.

Wettstein, A. & Hanhart, U. (2000). Milieutherapie für Demenzkranke. Angepasste, regelmässige Stimulation durch angenehm erlebte Aktivitäten. *Praxis – Schweizer Rundschau für Medizin, 89,* 281–286.

Wettstein, A. & Lang, W. (1986). Klinische und pathologische Demenzdiagnosen in einer Krankenheimpopulation. In F. Huber & R. Hauri & A. Wettstein (Eds.), *Verhandlungsbericht der Schweizer Gesellschaft für Gerontologie, Jahrestagung 1986 (S. 278–280)*.

Wettstein, A., Meier, A., Schönenberger, M. P., Pachmann-Wiesmeth, A. & Gabathuler, U. (1997). Die Zürcher Prospektive Demenzstudie 1987–1993. *Praxis – Schweizer Rundschau für Medizin, 86*(24).

Woods, D. L., Dimond, M., Heitkemper, M., Letz, M. & Elmore, S. (1999). The effect of therapeutic touch on cortisol and agitated behaviour in individuals with dementia of the Alzheimer type. *International Psychogeriatrics, 11(suppl. 1)*, 166.

Teil 4 Pharmakologische Behandlung der Demenz

Marc Hofmann und Christoph Hock

1. Behandlung kognitiver Symptome bei Demenz

1.1 Symptomatische Therapiestrategien

Die heutigen pharmakologischen Behandlungsmöglichkeiten bei der Alzheimerdemenz stellen lediglich symptomatische Ansätze dar, die weder den Krankheitsverlauf noch die Pathophysiologie kausal beeinflussen (Hock und Nitsch, 2000). Dennoch kann durch den Einsatz von Substanzen, die die Kognition stabilisieren und von Medikamenten, die psychologische und Verhaltensstörungen günstig beeinflussen, die Lebensqualität der Patientinnen und Patienten und ihrer Betreuungspersonen häufig verbessert werden.

Im Bereich der kognitionsverbessernden Behandlungsstrategien haben sich im Wesentlichen zwei Ansätze etabliert, die auf der *Stabilisierung des cholinergen und glutamatergen Neurotransmittersystems* basieren.

- Bei der Alzheimerdemenz kommt es relativ früh im Verlauf zu einer fortschreitenden Degeneration cholinerger Neurone im basalen Vorderhirn. Das resultierende cholinerge Defizit korreliert bis zu einem gewissen Grad mit der Schwere der kognitiven und mnestischen Defizite, weshalb ZNS-gängige Substanzen entwickelt wurden, die das zentrale cholinerge System stabilisieren. Nach anfänglichen Rückschlägen mit Cholinpräkursoren, nicotinergen und muscarinergen Agonisten führte dies zur Entwicklung der Substanzklasse der **Acetylcholinesterase-Hemmer**. Durch reversible Inhibition des Acetylcholin spaltenden Enzyms, wird an der Synapse mehr Acetylcholin zur Verfügung gestellt und das cholinerge Defizit zumindest partiell kompensiert (Giacobini, 2000).
- Ein ganz anderer Wirkmechanismus liegt den **NMDA-Rezeptor-Antagonisten** zugrunde. Hierbei werden zum einen durch eine Reduktion glutamaterger Exzitation Neurone vor einer glutamatergen Überstimulation geschützt, zum anderen soll durch Unterdrückung des pathologischen glutamatergen «Rauschens» das eigentliche glutamaterge Signal besser erhalten werden.

Acetylcholinesterase-Hemmer (Rogers et al., 2000, Rösler et al., 1999, Raskind et al., 2004). und NMDA-Rezeptor Antagonisten (Winblad und Poritis 1999, Reisberg et al., 2003, Übersicht bei Wilcock, 2003) stellen heute die beiden Therapieansätze dar, die in zahlreichen, methodologisch anspruchsvollen Studien geringe,

Tabelle 1: Für die Behandlung demenzieller Syndrome zugelassene Antidementiva

	Donepezil	Galantamin	Rivastigmin	Memantine
Handelsname	Arizept®	Reminyl®	Exelon®	Axura®, Ebixa®
Wirkmechanismus	Acetylcholinesterase-Hemmer (AChEH)	AChEH, allosterische Hemmung des nikotinergen AChE-Rezeptors	AChEH, pseudo-irreversibel, Butylcholinesteraseinhibitor	Glutamat-NMDA-Rezeptor Antagonist
Indikation	Leichte-mittelgradige Alzheimer Demenz, gemischte Demenz	Leichte-mittelgradige Alzheimer Demenz, gemischte Demenz	Leichte-mittelgradige Alzheimer Demenz, gemischte Demenz	Mittelgradige-schwere Alzheimer Demenz
Halbwertzeit (h)	70–80	5–7	1.5–2	60–80
Absorption mahlzeitenabhängig	Nein	Ja	Ja	Nein
Maximale Serumkonzentration nach (h)	3–5	0.1–1	0.5–2	3–7
Proteinbindung (%)	96	0–20	40	45
Metabolismus	CYP2D6, CYP3A4	CYP2D6, CYP3A4	nicht-hepatisch	nicht-hepatisch
Dosierung (mg) initial	5 mg 1x tägl.	Tbl. 4 mg 2x tägl. Retardkapseln Reminyl® ret. 8 mg 1x tägl.	1.5 mg 2x tägl.	5 mg 1x tägl. (wöchentlich um 5 mg steigern)
Erhaltungsdosis (mg/d)	10 mg 1x tägl.	8 mg – 12 mg 2x tägl. Retardkapseln 16–24 mg 1x täglich	4.5–6 mg 2x tägl.	10 mg 2x tägl.

aber robust reproduzierbare Therapieeffekte bei der Alzheimerdemenz nachweisen konnten (**Tab. 1**).

1.2 Acetylcholinesterase-Hemmer

Acetylcholinesterase-Hemmer sind zugelassen zur Behandlung der leichten bis mittelgradigen Alzheimerdemenz. Sie demonstrierten signifikante stabilisierende Effekte in folgenden Bereichen:

- Kognition
- Alltagsaktivität
- Verhalten
- globales Funktionsniveau

Die Effekte sind über einen Zeitraum von drei, sechs und zwölf Monate belegt durch zahlreiche doppel-blinde, plazebo-kontrollierte klinische Studien sowie durch offene Follow-Up-Studien an mehreren 10'000 Patientinnen und Patienten mit leichter bis mittelgradiger Alzheimerdemenz weltweit (Rogers et al., 2000, Raskind et al., 2004, Winblad et al., 2001).

Tacrin (Cognex®) war die erste Substanz aus der Klasse der Acetylcholinesterase-Hemmer, die durch die US Food and Drug Administration (FDA) zugelassen wurde (1993). Es wurde aufgrund von asymptomatischen Erhöhungen von Leber-Enzymen bei zirka 25 Prozent der behandelten Patientinnen und Patienten (Watkins et al., 1994) und einer relativ hohen Rate cholinerger Nebenwirkungen zurückgezogen. Die Weiterentwicklung führte zu so genannten Acetylcholinesterase-Hemmern der zweiten Generation, die bei vergleichbarer Effektivität keine hepatische Toxizität und geringere cholinerge Nebenwirkungen aufwiesen.

Drei Substanzen haben sich im klinischen Gebrauch etabliert und weite Verbreitung gefunden:

- Donepezil (Aricept®; Zulassung Europa und USA 1996)
- Rivastigmin (Exelon®; Zulassung Europa 1998, USA 2000)
- Galantamin (Reminyl®; Zulassung Europa 2000, USA 2001).

Effekte auf kognitive Symptome
In modernen Zulassungsstudien für Antidementiva wurden die Effekte auf die kognitiven Funktionen meist mit Hilfe der ADAS-cog Skala gemessen (Rosen et al., 1984; s. Kapitel Brand & Markowitsch). Bei unbehandelten Alzheimerpatientinnen und -patienten steigt der ADAS-cog Score durchschnittlich um 7 Punkte pro Jahr an; eine Reduktion im ADAS-cog um 4 Punkte entspricht in etwa einer Stabilisierung der Symptomatik für sechs Monate, eine Reduktion um 7 Punkte einer Stabilisierung von einem Jahr (Rogers et al., 2000, Raskind et al., 2004).

Nach einer Meta-Analyse von Giacobini (2000) erreichen die Acetylcholinesterase-Hemmer eine Effektstärke von bis zu ~3.6 Punkten (ADAS-cog) im Vergleich zu Plazebo bei Behandlungsstudien von 26 bis 30 Wochen Dauer. Dies entspricht in etwa einer Stabilisierung des Verlaufs für zwölf Monate.

Effekte auf nicht-kognitive Symptome und Alltagsaktivitäten
Ähnlich moderate, aber robust replizierte Effekte fanden sich für die Beeinflussung der neuropsychologischen Symptome, die meist mit dem neuropsychiatrischen Inventar (NPI, Cummings et al., 1994) oder der Behavioral Pathology in Alzheimer's Disease Rating Scale (Behave-AD, Reisberg et al., 1987; für einen Überblick siehe Kapitel Brand & Markowitsch) erfasst wurden, und für die Alltagsaktivitäten, die überwiegend mit dem Clinician's Interview-Based Impressions of Change (CIBIC-Plus) evaluiert wurden.

Beobachtungszeiträume in offenen Studien von bis zu vier Jahre legen Effekte in folgenden Bereichen nahe (Holmes et al., 2004, Raskind et al., 2004, Wilcock et al., 2003, Farlow et al., 2005):

- verbesserte Alltagsfunktionen
- weniger Verhaltensstörungen
- geringere Belastung der betreuenden Angehörigen
- spätere Heimeinweisung

Der Aspekt der verzögerten Institutionalisierung wurde in einer neueren britischen Studie kritisch in Frage gestellt (Courtney et al., 2004). Allerdings ist die Studie mit gravierenden methodischen Mängeln behaftet, weshalb zur Erhellung pharmko-oekonomischer Aspekte weitere kontrollierte Studien notwendig sind.

Responderrate
Die Responderraten, definiert als Verbesserung von mindestens vier Punkten im ADAS-cog, liegen zwischen 25 Prozent (low-dose Rivastigmin) und 60 Prozent (high-dose Tacrin, Donepezil, Galantamin) (Giacobini, 2000). Fünf bis zehn Prozent der Patientinnen und Patienten zeigten ein starkes Ansprechen in Form deutlicher kognitiver Effekte («responder-type») und Auswirkungen auf die Alltagskompetenz. Zirka 60 Prozent der Patientinnen und Patienten zeigen eine Stabilisierung im Vergleich zu den mit Plazebo behandelten Personen.

Die prädiktiven Faktoren für die therapeutische Response sind dabei noch weitgehend unbekannt; der Anteil des cholinergen Defizits innerhalb der gesamten Neurotransmitter-Imbalance mag eine Rolle spielen, ebenso wie das individuelle pharmakogenetische Profil der Patientinnen und Patienten.

Verträglichkeit
Insgesamt zeigt die Gruppe der Acetylcholinesterase-Hemmer eine gute Verträglichkeit. Die meisten der dokumentierten Nebenwirkungen stehen im Zusam-

menhang mit dem cholinergen Wirkprofil der Substanzgruppe, sind dosisabhängig und zeigen Unterschiede zwischen den einzelnen Stoffen.

Die Abbruch-Raten aufgrund von Nebenwirkungen waren am höchsten bei Tacrin (55 Prozent) (Knapp et al., 1994), deutlicher geringer (zirka 10–20 Prozent) bei den Acetylcholinesterase-Hemmern der zweiten Generation Galantamin, Donepezil und Rivastigmin (Rösler et al., 1999, Raskind et al., 2004, Farlow et al., 2005). In der Regel waren die cholinergen Nebenwirkungen milde, transient und konnten durch eine vorsichtige Auftitrierung der Dosis reduziert werden. Die meisten Nebenwirkungen (> 5 Prozent) betreffen das gastrointestinale System (Übelkeit, Erbrechen, Diarrhoe, Gewichtsabnahme), das ZNS (Unruhe, Schwindel, Schlafstörungen, Müdigkeit) und periphere Symptome wie zum Beispiel Muskelschwäche oder Muskelkrämpfe (Giacobini, 2000).

Dauer der Behandlung
Die Behandlung mit einem Antidementivum sollte bei guter Verträglichkeit mindestens sechs Monate dauern, bis der Erfolg anhand der kognitiven Leistung (zum Beispiel MMS, Folstein et al., 1975) sowie der Alltagsbewältigung beurteilt wird. Ein Stillstand des Verlaufes ist als Therapieerfolg zu werten. Im Falle einer Non-Response wird ein Behandlungsversuch mit einem anderen Antidementivum empfohlen.

Unklar bleibt derzeit, wann die Behandlung mit einem Acetylcholinesterase-Hemmer beendet werden sollte. Von Seiten der Rückerstattung durch die Kassen existiert nach dem Schweizerischen Bundesamt für Sozialversicherung (BSV) ein formaler Cut-off-Wert bei einem MMS-Score < 10 Punkte. Aktuelle klinische Studien untersuchen derzeit die Wirksamkeit von Acetylcholinesterase-Hemmern bei fortgeschrittenen Demenzen.

Indikationserweiterungen
Es liegen Hinweise auf Stabilisierung von Gedächtnisleistungen, Verhalten und Alltagsaktivität bei Patientinnen und Patienten mit fortgeschrittener Alzheimerdemenz, gemischter Demenz (Alzheimer- und vaskuläre Demenz), reiner vaskulärer Demenz und bei Patientinnen und Patienten mit Lewy-Körper Demenz vor. Entsprechend sind Anträge auf Indikationserweiterungen zu erwarten (Übersicht bei Giacobini, 2004). Hinweise für eine Wirksamkeit bei leichter kognitiver Störung (mild cognitive impairment, MCI) existieren nicht.

1.3 NMDA-Rezeptor-Antagonisten

Memantine (Axura®, Ebixa®) ist derzeit der einzige für die Behandlung der mittelschweren bis schweren Alzheimerdemenz zugelassene NMDA-Rezeptor-Antagonist. Randomisierte, placebo-kontrollierte, doppelblinde Studien in Schweden und den USA belegten positive Effekte in fortgeschrittenen Stadien der Demenz vom Alzheimer-Typ als auch bei gemischten Demenzen (Winblad und Poritis, 1999, Reisberg et al., 2003).

Klinisch zeigte sich bislang eine Stabilisierung in folgenden Bereichen:

- kognitive Funktionen und Verhalten bei Patientinnen und Patienten mit schweren dementiellen Syndromen
- geringgradige Verbesserungen der Aktivitäten des täglichen Lebens
- Reduktion von Verhaltensstörungen, welche für die Betreuungspersonen relevant waren

Dosierung und Verträglichkeit
Die initiale Dosis von Memantine beträgt 5 mg am Morgen mit einer wöchentlichen Erhöhung in 5 mg-Schritten auf die Maximaldosis von täglich 2 x 10 mg. In den Studien fanden sich keine klinisch relevanten Unterschiede zwischen Patientinnen und Patienten, die mit Placebo und solchen, die mit Memantine behandelt wurden, mit Hinblick auf unerwünschte Ereignisse, Laborwerte, Elektrokardiogramm und Vitalzeichen.

Kombinationsbehandlung: Memantine plus Cholinesterase-Hemmer
Wurde Memantine Patientinnen und Patienten mit mittelgradiger bis schwerer Alzheimerdemenz, die bereits einen Cholinesterase-Inhibitor erhielten, hinzugegeben, fanden sich Hinweise für eine reduzierte Abbaurate in den Alltagsaktivitäten und eine Verringerung von psychologischen und Verhaltenssymptomen (Tariot et al., 2004). Diese Effekte sind in ihrer Ausprägung diskret und zeitlich begrenzt. Von den schweizerischen Kostenträgern wird derzeit im Falle einer Kombinationsbehandlung lediglich eine Substanz übernommen.

2. Behandlung seltenerer Demenzen

Lewy-Körperchen-Krankheit
Mischformen der Alzheimerdemenz mit der Lewy-Körper-Erkrankung liegen bei zirka 15 Prozent aller demenziellen Erkrankungen vor, womit sie die zweithäufigste Demenzform darstellen. Neuropathologisch findet sich eine Überlappung der Alzheimer-typischen neurofibrillären Bündel und β-Amyloid-Plaques mit den neuropathologischen Veränderungen der Lewy-Körperchen-Krankheit (hyaline Einschlusskörperchen). Da diese Erkrankungen mit einem relativ ausgeprägten cholinergen Defizit einhergehen (Tiraboschi et al., 2000), kann der Einsatz von Acetylcholinesterase-Hemmern sinvoll sein.

Kontraindiziert ist die Gabe von konventionellen Neuroleptika (Ballard et al. 1998, Baskys 2004) und von Risperidon (McKeith et al., 1995) aufgrund der hohen Vulnerabilität der Patientinnen und Patienten für die Entwicklung von extrapyramidal-motorischen Störungen (Sechi et al., 2000).

Cerebrovaskuläre Demenzen und Mischformen
Die Prävalenz überwiegend vaskulär bedingter Demenzen wird mit fünf bis zehn Prozent angenommen und Mischformen von Alzheimerdemenz mit vaskulärer Pathologie finden sich bei ungefähr zehn Prozent aller Demenzerkrankungen. Für Donepezil, Galantamin und Rivastigmin liegen kontrollierte Studien mit positiven Effekten bei Demenzen reiner oder überwiegend vaskulärer Genese vor (Übersichten bei Erkinjutti et al., 2004, Bullock 2004), die Zulassung steht jedoch noch aus. Im Vordergrund der Behandlung stehen bei den vaskulären Demenzen daher nach wie vor die strikte Kontrolle von Risikofaktoren wie der arteriellen Hypertonie, Diabetes mellitus, Herzrhythmusstörungen, Hyperlipidämie, Hyperhomozysteinämie und gegebenenfalls der Einsatz von Thrombozytenaggregationshemmern.

Parkinson-Demenz
Emre und Mitarbeiter (2004) sowie Harada und Mitarbeiter (2005) konnten für Rivastigmin bei Parkinson-Demenz in kontrollierten Studien positive Effekte nachweisen.

Frontotemporal-Lappen-Demenz
Bei Frontotemporal-Lappen-Demenzen (FTLD) existiert kaum ein cholinerges Defizit, weshalb Acetylcholinesterase-Hemmer nicht indiziert sind. Unter der Annahme eines serotonergen Defizits in frontotemporalen Arealen werden Behandlungsversuche mit selektiven Serotonin-Wiederaufnahmehemmern (SSRI) (Swartz et al., 1997, Moretti et al., 2003) oder dem Trazodon (Pasquier et al., 2004) empfohlen. Weiter stehen Antiepileptika (Carbamazepin, Valproinsäure) zur Symptommodifikation zur Verfügung (Tariot et al., 1998, Porsteinsson et al., 2001).

3. Behandlung nicht-kognitiver Symptome bei Demenz

Neuropsychiatrische Symptome
Neben dem Verlust kognitiver Fähigkeiten prägen psychologische und Verhaltensstörungen, die unter dem Begriff der nicht-kognitiven oder neuropsychiatrischen Symptome bzw. Verhaltensstörungen zusammengefasst werden, die Klinik demenzieller Erkrankungen. Hierzu zählen u. a. Wahn, Halluzinationen, Angst, Agitiertheit, Aggression, Depression, Euphorie, Apathie, Enthemmung, Irritabilität, Appetit- und Essstörungen sowie Schlafstörungen.

Es existiert eine Vielzahl von standardisierten und validierten Messinstrumenten zur Erhebung von neuropsychiatrischen Symptomen (Übersicht bei Malloy und Grace, 2005), wobei sich vor allem das neuropsychiatrische Inventar (NPI, Cummings et al., 1994) sowie die Behavioral Pathology in Alzheimer's Disease Rating Scale (Behave-AD, Reisberg et al., 1987; s. auch Kapitel Wettstein) bewährt haben. In Abhängigkeit vom Demenztyp und dem Erkrankungsstadium variieren die Häufigkeitsangaben zu neuropsychiatrischen Symptomen bei Demenzpatientinnen und -patienten zwischen 60 Prozent und über 90 Prozent (Lyketsos et al., 2002), was deren klinische Relevanz unterstreicht.

Multikausale Aetiologie und multidimensionale Therapie
Verhaltensstörungen im Rahmen dementieller Syndrome resultieren häufig aus der Interaktion der Betroffenen mit ihrer Umwelt sowie aus neurodegenerativen Prozessen, die verschiedene Neurotransmittersysteme tangieren. Bei dementiellen Syndromen sind insbesondere das cholinerge, dopaminerge, serotonerge und noradrenerge System betroffen. Bezüglich der Umweltvariablen spielen der Grad der Vertrautheit der Umgebung, die Kompetenz der Betreuungspersonen sowie ausreichende soziale Unterstützung in einem intakten emotionalen Klima eine wichtige Rolle.

Grundsätzlich sollten neuropsychologische Verhaltensstörungen daher in erster Linie nicht-pharmakologisch, zum Beispiel durch geeignete Umwelt- und Interaktionsgestaltung beeinflusst werden (Übersicht bei Brodaty et al., 2003a). Mögliche Interventionen umfassen u. a. Milieugestaltung, Angehörigenberatung, Reizreduktion, Musik (Clark et al., 1998, Gerdner, 2000), Zuwendung, körperliche Aktivierung, Aromatherapie (Ballard et al., 2002, Holmes et al., 2002) und sensorische Stimulation und Entspannung (Übersicht bei Cohen-Mansfield, 2001).

Tabelle 2: Grundsätze der psychopharmakologischen Therapie von Verhaltensstörungen bei Demenz

- Gründliche Erhebung des somatischen Status
- Detaillierte Medikamentenanamnese
- Sorgfältige Indikationsstellung nach Zielsymptomatik
- Sorgfältige Nutzen-Risiko-Analyse
- Integration in ein Gesamtbehandlungskonzept
- Einbindung vom Familienangehörigen
- Aufklärung über Nebenwirkungen
- Einfaches Dosiskonzept
  - Monotherapie
  - einschleichende Dosierung
  - geringe Dosishöhe
- Engmaschige Evaluation (häufige Vorstellungstermine)

Modifiziert nach Hock et al. (2000)

Grundsätze psychopharmakologischer Behandlung
Erst wenn nicht-pharmakologische Massnahmen nicht ausreichen, kann im Einzelfall ein pharmakologischer Behandlungsversuch im Rahmen eines Gesamtbehandlungsplans sinnvoll sein. Hierbei ist eine sehr sorgfältige Nutzen-Risiken Analyse notwendig, denn *die Mehrzahl der Psychopharmaka wurden nicht spezifisch für ältere, oft multimorbide Patientinnen und Patienten entwickelt und geprüft.* Das relativ hohe Risiko von Nebenwirkungen ist daher stets gegenüber dem potenziellen Nutzen abzuwägen (**Tab. 2**).

Pharmakogenetische und pharmakodynamische Veränderungen im höheren Lebensalter erhöhen die Vulnerabilität für Nebenwirkungen, weshalb grundsätz-

Tabelle 3: Anforderungsprofil für Substanzen in der Psychogeriatrie

Merkmal	Potenzielle unerwünschte Wirkung
Geringe Herz-Kreislauf-Wirkung	Orthostatische Dysregulation, Kreislaufdepression
Geringe periphere anticholinerge Wirkungen	Mundtrockenheit, Obstipation, Verschwommensehen, Harnverhalt
Geringe zentrale anticholinerge Wirkungen	Sedierung, kognitive Störungen, Verwirrtheit, Delir
Günstige Pharmakodynamik und -kinetik • kurze Halbwertzeit • ausreichende Steuerbarkeit • keine bzw. wenige Metaboliten • Möglichkeit niedriger, variabler Dosierung	Akkumulation, Intoxikation

lich möglichst wenige, wenig interagierende und kurz wirksame Substanzen eingesetzt werden sollten. Grundsätzlich sollten kreislaufdepressive Medikamente sowie anticholinerge Substanzen wegen ihrer kognitionsverschlechternden und potenziell delirogenen Wirkung gemieden werden (**Tab. 3**).

Neuroleptika und atypische Antipsychotika
Traditionell wurden Verhaltensstörungen bei Demenzen häufig mit hoch- und niederpotenten typischen Neuroleptika behandelt (Übersicht bei Schneider et al., 1990). Nicht zuletzt wegen des hohen Risikos extrapyramidalmotorischer Syndrome wurden diese Substanzen jedoch in den letzten Jahren immer mehr zu Gunsten der diesbezüglich sehr viel besser verträglichen neueren atypischen Antipsychotika verlassen. Der grundsätzliche Wirksamkeitsnachweis für diese Substanzgruppe wurde in zahlreichen kontrollierten Studien erbracht. Beispielhaft sei auf die Übersichtsarbeit von Sink et al. (2005) hingewiesen, die die Wirksamkeit von Risperidon (0.5–2 mg/d) und Olanzapin (5–10 mg/d) belegt sowie schwach positive Effekte für Acetylcholinesterase-Hemmer bei der Lewy-Körperchen Demenz findet.

Ferner existieren eine Reihe von Studien und klinische Evidenz für die Wirksamkeit weiterer Substanzen, wenn sie im Sinne einer differenziellen Indikation gezielt bei spezifischen neuropsychologischen Symptomen zum Einsatz kommen (**Tab. 4, 5, 6**).

Psychotische Symptome
Psychotische Symptome wie Wahn oder Halluzinationen treten im Rahmen dementieller Erkrankungen im mittleren und fortgeschrittenen Erkrankungsstadium in bis zu 30–70 Prozent der Fälle auf. Angesichts des hohen EPS-Risikos klassischer Neuroleptika wie Haloperidol, wurden in den letzten Jahren vermehrt die diesbezüglich sehr viel besser verträglichen neueren atypischen Antipsychotika wie Risperidon, Olanzapin und Quetiapin eingesetzt (De Deyn et al., 1999, Street et al., 2000, Brodaty et al., 2003b). Tabelle 4 gibt einen Überblick über die grundsätzlich in Frage kommenden Substanzen.

Erhöhte Inzidenz zerebrovaskulärer Ereignisse unter Atypika
Mehrere Studien zeigten indes ein erhöhtes Risiko für zerebrovaskuläre Ereignisse unter Risperidon und Olanzapin im Vergleich zu Placebo-behandelten Demenzpatientinnen und –patienten (Greenspan et al. 2004, Cavazzoni et al. 2004). In sechs kontrollierten Studien zu Risperidon mit einer gepoolten Fallzahl von 1'721 Patientinnen und Patienten fand sich eine Zunahme zerebrovaskulärer Ereignisse auf 3.3 Prozent in der Risperidon-Gruppe gegenüber 1.1 Prozent in der Placebogruppe. Für Olanzapin fand sich bei den gepoolten Daten aus fünf kontrollierten Studien mit insgesamt 1'656 Patientinnen und Patienten ebenfalls eine signifikant erhöhte Inzidenz für zerebrovaskuläre Ereignisse (1.3 Prozent unter Olazapin vs.

Tabelle 4: Pharmakologische Behandlungsoptionen von psychotischen Symptomen

Wirkstoff	Handelsname	Initiale Dosis (mg)	Dosierung (mg/d)	Sedierung^c	Hypotension^c	anticholinerg^c	EPS^c
Risperidon$^{\$*\#}$	Risperdal®	0.25	2–3	+	++	minimal	+
Quetiapin$^\$$	Seroquel®	12.5	25–200	+	+	minimal	minimal
Aripiprazol$^\$$	Abilify®	7.5	15	+	+	minimal	keine
Ziprasidon$^{\$\%}$	Zeldox®	20	40–120	+	++	minimal	minimal
Clozapin$^{\$\&}$	Leponex®	6.25	12.5–100	+++	+++	+++	keine
Olanzapin$^{\$\#}$	Zyprexa®	2.5	2.5–10	++	++	++	minimal
Haloperidol	Haldol®	0.25–0.5	0.5–2	+	+	+	+++
Melperon	Eunerpan®	25	50–150	++	+	minimal	minimal
Pipamperon	Dipiperon®	10	20–80	++	+	minimal	+

$^\$$ Die FDA warnt wegen erhöhter Mortalität (kardinale Ereignisse, Infektionen) vor dem Einsatz bei Demenzpatienten.
* Risperidon ist das einzige von den Fachgesellschaften in Deutschland, Österreich und der Schweiz für die Behandlung psychotischer Symptome bei Patienten mit demenziellen Syndromen zugelassene Neuroleptikum.
\# Für Risperidon und Olanzapin wurde eine Häufung zerebrovaskulärer Ereignisse berichtet: für Risperidon wurde die Indikation präzisiert, von Olanzapin wird abgeraten.
% QT-Zeit-Verlängerung.
& Agranulozytoserisiko.
^{c} Semiquantitative Beurteilung: + leicht, ++ mittelgradig, +++ stark.
EPS: Extrapyramidalmotorische Symptome.

Tabelle 5: Pharmakologische Behandlung von Depression und Angst bei Demenz

Substanzgruppe	Beispiel	Initiale Dosis (mg)	Dosierung (mg/d)	Häufigste Nebenwirkungen
Depression				
Selektive Serotonin-Wiederaufnahmehemmer (SSRI)	Citalopram Escitalopram Sertralin	10 5 25	20–40 10 50–100	Übelkeit, Erbrechen, Diarrhoe, Agitiertheit, Schlafstörungen
Serotonin- und Noradrenalin-Wiederaufnahmehemmer (SNRI)	Venlafaxin	37.5	37.5–150	wie SSRI, arterielle Hypertonie, Obstipation
Selektive Noradrenalin-Wiederaufnahmehemmer (NRI)	Reboxetin	2	2–6	Agitiertheit, Asthenie, Rhinitis, Erbrechen, Diarrhoe
Noradrenerges und spez. serotonerges Antidepressivum (NASSA)	Mirtazapin	15	15–30	Sedierung, Mundtrockenheit, Appetitsteigerung, Gewichtszunahme
Reversible MAO-A Inhibitoren (RIMA)	Moclobemid	75	150–450	Schlafstörung, Schwindel, Kopfschmerz
Angst				
SSRI, SNRI, RIMA Benzodiazepine (BZO)	s. o. Lorazepam[#&] Oxazepam[#]	s. o. 0.5 7.5	s. o. 0.5–1.5 7.5–30	s. o. Sedation, Delir, Sturz, Abhängigkeit

Modifiziert nach Hock et al. (2000)
& Anticholinerge Potenz, Risiko der Delirinduktion.
# Sedation, erhöhtes Sturzrisiko.

Tabelle 6: Pharmakologische Behandlung von Unruhe, Aggression und Agitiertheit bei Demenz

Wirkstoff	Substanzklasse	Wirkstoff	Initiale Dosis (mg)	Dosierung (mg/d)
Unruhezustände Aggression	Atypische Neuroleptika (NL)	Risperidon*§	0.25	0.25–2
		Quetiapin§	12.5	25–150
	Niederpotente NL mit geringer anticholinerger Wirkung und geringem EPMS-Risiko	Pipamperon	10	10–60
		Melperon	10	20–120
	Antiepileptika	Valproinsäure	125	125–600
		Carbamazepin	20	100–200
	Antidepressiva	Trazodon&	25	50–100
	Benzodiazepine (BZD) mit kurzer HWZ	Lorazepam#&	0.5	0.5–1.5
		Oxazepam&	7.5	7.5–30
Schlafstörungen, nächtliche Unruhe	Niederpotente NL mit geringer anticholinerger Wirkung und geringem EPMS-Risiko	Pipamperon	10	20–40
		Melperon	10	10–20
	Nichtbenzodiazepin-Hypnotika	Zolpidem&	5–10	10
		Zopicion&	3.75–7.5	7.5
	Antidepressiva	Trazodon&	25	25–100
	Andere	Chloralhydrat	250–500	250–750

Modifiziert nach Hock et al. (2000)
* Risperidon ist das einzige von den Fachgesellschaften in Deutschland, Österreich und der Schweiz für die Behandlung chronischer Aggressivität bei Demenzpatienten zugelassene Neuroleptikum.
§ Die FDA warnt wegen erhöhter Mortalität (kardiale Ereignisse, Infektionen) vor dem Einsatz bei Demenzpatienten.
# Anticholinerge Potenz, Risiko der Deliriinduktion.
& Sedation, erhöhtes Sturzrisiko.

0.4 Prozent unter Plazebo). Deshalb raten die Fachgesellschaften in Deutschland, Österreich und der Schweiz vom Einsatz von Risperidon (und Olanzapin) bei Demenzpatientinnen und -patienten mit zerebrovaskulären Risikofaktoren ab.

Erhöhte Mortalität unter Atypika
Im April 2005 informierte die amerikanische Zulassungsbehörde FDA (2005) über ein signifikant erhöhtes Sterberisiko für Demenzpatientinnen und -patienten, die mit atypischen Antipsychotika (Risperidon, Olanzapin, Quetiapin) behandelt wurden, gegenüber Unbehandelten. Die gepoolten Daten aus 17 kontrollierten Studien mit 5'106 Demenzpatientinnen und -patienten mit Verhaltensstörungen wiesen auf ein 1.6–1.7-fach erhöhtes Mortalitätsrisiko bei den mit Atypika behandelten Patientinnen und Patienten hin. In den durchschnittlich zehn Wochen dauernden Studien war die Sterberate in der Atypika-Gruppe mit 4.5 Prozent signifikant höher als in der Placebogruppe (2.6 Prozent). Die Todesursachen variier-

ten, wurden aber im Wesentlichen auf kardiale Ereignisse (Herzinsuffizienz, plötzlicher Herztod) und Infektionen (Pneumonie) zurückgeführt. Da der pathophysiologische Mechanismus unbekannt ist, wurde vor dem Einsatz sämtlicher Atypika (Aripiprazol, Clozapin, Olanzapin, Quetiapin, Risperidon, Ziprasidon) bei Demenzpatientinnen und -patienten gewarnt (FDA, 2005).

Die klinisch tätige Ärztin, der klinisch tätige Arzt steht somit vor dem Dilemma, dass bezüglich der Zielsymptomatik wirksame Substanzen mit erhöhten zerebrovaskulären und kardialen Risiken und schliesslich einer höheren Mortalität bei älteren Demenzpatientinnen und –patienten behaftet sind. Risperidon (Risperdal®) ist demnach zwar als einziges Atypikum von den Fachgesellschaften in Deutschland, Österreich und der Schweiz für die Behandlung von aggressiven Verhaltensweisen und psychotischen Symptomen bei Demenz zugelassen, dennoch wird vom Einsatz bei Risikopopulationen abgeraten.

Angesichts der Sensibilisierung für unerwünschte Risiken einer psychopharmakologischen Behandlung bei Demenzpatientinnen und -patienten sollte daher die Indikation restriktiv und erst nach einer sehr sorgfältigen Nutzen-Risiken Analyse erfolgen. Es ist jeweils im Einzelfall unter Beachtung somatischer Risikofaktoren und Komorbidität das Risiko einer Behandlung gegenüber der Nichtbehandlung abzuwägen.

Depressionen und Angstsyndrome
Depressive und Angstsyndrome im Rahmen einer Alzheimerdemenz treten meist im frühen bis mittleren Stadium der Erkrankung auf. Bei der pharmakologischen Behandlung gilt es, Substanzen mit anticholinergen Nebenwirkungen zu vermeiden, weshalb die Gruppe der SSRI und SNRI (vgl. Tab. 5) grundsätzlich wegen ihres günstigeren Nebenwirkungsprofils gegenüber den klassischen triyklischen Substanzen vorzuziehen ist (Lyketsos et al., 2003).

Bei gehemmt-depressiven Syndromen, mit im Vordergrund stehender Antriebsreduktion, Apathie und Anergie, hat sich die Gabe der tendenziell eher antriebssteigernden SSRI und von Venlafaxin bewährt. Für Sertralin fanden sich darüber hinaus Hinweise für eine positive Wirkung auf andere neuropsychiatrische Störungen wie Aggressivität und Reizbarkeit (Finkel et al., 2004).

Als potenzielle Nebenwirkungen können neben den häufigen gastrointestinalen Beschwerden (Übelkeit, Erbrechen, Diarrhoe, Gewichtsreduktion), psychomotorische Agitiertheit sowie Schlafstörungen auftreten. Bei eher agitiert-depressiven Syndromen, bei denen innere und psychomotorische Unruhe dominieren, hat sich die Gabe von Mirtazapin bewährt, das auch eine Schlaf anstossende und leichtgradig anxiolytische Wirkung aufweist. Als unerwünschte Wirkungen können Sedation, Kognitionsbeeinträchtigungen und eine Gewichtszunahme auftreten.

Auf die Gabe von Benzodiazepinen sollte im Rahmen depressiver und Angstsyndromen bei älteren dementiellen Patientinnen und Patienten wegen der Gefahr der Kognitionsverschlechterung, der Delirinduktion und der erhöhten Sturzneigung wenn immer möglich verzichtet werden (Tab. 5).

Agitiertheit und Schlafstörungen
Störungen des Nachtschlafes mit nächtlicher Umtriebigkeit und psychomotorischer Unruhe sowie Entkopplung des Schlaf-Wachrhythmus treten mit zunehmender Schwere der demenziellen Erkrankung immer häufiger auf. Neben aggressiven Verhaltensstörungen und Urininkontinenz zählen Schlafstörungen wegen der massiven Belastung der Angehörigen zu den Hauptursachen für eine Institutionalisierung. Neben schlafhygienischen Massnahmen (Bewegung am Tage, Einschlafrituale) stellen niederpotente Neuroleptika mit geringer anticholinerger Potenz wie Pipamperon und Melperon sowie Nicht-Benzodiazepin-Hypnotika wie Zolpidem, Zopiclon und Zapeclon oder das Antidepressivum Trazodon Behandlungsoptionen dar (Tab. 6).

4. Therapiestrategien in der Forschung

4.1 Amyloid-senkende Ansätze

Das wichtigste neuropathologische Merkmal der Alzheimerkrankheit ist die zerebrale Ablagerung von Beta-Amyloid, einem abnorm gefalteten, 40 bis 42 Aminosäuren langen Peptid, in Form von so genannten Beta-Amyloid-Plaques. Beta-Amyloid-Ablagerungen und deren Vorstufen, Beta-Amyloid-Oligomere, -Protofibrillen und -Fibrillen, führen zu erhöhter neuronaler Vulnerabilität, Zelltod und zur Bildung intrazellulärer neurofibrillärer Bündel.

Bei der Entwicklung von ursächlichen Therapien der Alzheimerkrankheit stellt daher die Amyloid assoziierte Pathologie den wichtigsten Angriffspunkt dar und die Reduktion von Beta-Amyloid im Gehirn ist das zentrale therapeutische Target (Hardy und Selkoe, 2002). Zu den wichtigsten Amyloid-senkenden Therapieansätzen gehören die Hemmung der Beta-Amyloid-Produktion (zum Beispiel durch Beta- und Gamma-Sekretasehemmer), die Hemmung der Beta-Amyloid-Aggregation (zum Beispiel Metall-Chelatoren, beta-sheet-breakers) und die Förderung des Abbaus (Clearance) von Beta-Amyloid aus dem Gehirn, zum Beispiel durch Immunisierung.

Immunisierung – Studien an transgenen Mausmodellen
Neue Therapieansätze werden in transgenen Mausmodellen für Alzheimer getestet, die Mutationen von Patientinnen und Patienten mit familiärer Alzheimerdemenz mit frühem Beginn tragen und Beta-Amyloid-Plaques im Gehirn sowie Lern- und Gedächtnisstörungen entwickeln. Immunisierung gegen ein Antigen kann in aktiver und passiver Form erfolgen.

Das Grundprinzip der aktiven Immunisierung beruht auf der Präsentation von Beta-Amyloid in aggregierter Form (Fibrillen) als Antigen in Verbindung mit einem immunogenen Adjuvans (Vakzine). Nach Injektion der Vakzine erfolgt die Erkennung des Antigens als körperfremd mit nachfolgender humoraler (Bildung von Antikörpern gegen Beta-Amyloid durch B-Lymphozyten) und zellulärer (Bildung antigenspezifischer T-Zellen) Immunantwort. Bei der passiven Immunisierung erfolgt die Gabe von Antikörpern gegen Beta-Amyloid direkt durch Injektion zum Beispiel in das venöse Blutsystem.

In transgenen Mausmodellen haben aktive und passive Immunisierungstherapien gegen Beta-Amyloid sowohl zu einer Reduktion der Amyloid-Plaques als auch zu einer Restoration der Lernstörungen geführt (s. Review: Schenk 2002). Die essentielle Rolle von spezifischen Antikörpern gegen Beta-Amyloid wurde dabei experimentell überzeugend dokumentiert, zum Beispiel durch Nachweis des Abbaus von Amyloid-Plaques nach direkter Applikation von Antikörpern auf die Gehirnoberfläche von transgenen Mausmodellen und Nachweis der Passage von Antikörpern gegen Beta-Amyloid nach aktiver Immunisierung durch die Bluthirnschranke. Zu den weiteren involvierten Mechanismen gehören wahrscheinlich Phagozytose durch Microgliazellen, Antikörper-vermittelte Disaggregation von Beta-Amyloid-Fibrillen und Proteolyse durch Endopeptidasen (zum Beispiel NEP, IDE), oder peripherer Beta-Amyloid-Abbau mit nachfolgender Reduktion von Beta-Amlyoid im Gehirn («amloid-sink hypothesis»).

Immunisierung – Klinische Studien bei Alzheimerpatientinnen und -patienten
Aufgrund der überzeugenden Ergebnisse in transgenen Mausmodellen wurde eine klinische Phase-II-Studie an 372 Patientinnen und Patienten mit leichter bis mittelgradiger Alzheimerkrankheit durchgeführt. Die Immunisierungen mussten jedoch bereits nach der zweiten von sechs bis acht geplanten Injektionen abgebrochen werden, da bei 6 Prozent der Patientinnen und Patienten (18 von 298 mit Verum behandelten Patientinnen und Patienten) schwere Nebenwirkungen in Form von aseptischen Meningoencephalitiden aufgetreten waren (Orgogozo et al., 2003). Bei 12 der 18 betroffenen Patientinnen und Patienten klangen die Entzündungen, meist unter Cortison-Therapie, vollständig ab und hinterliessen keine klinischen Folgen. Sechs Patientinnen und Patienten waren jedoch kognitiv schlechter als vor der Nebenwirkung, zwei zeigten zusätzlich bleibende neurologische Defizite. Ein Patient verstarb mehrere Monate nach Auftreten der Enzephalitis an den Folgen einer Pneumonie. Derzeit wird intensiv nach den Ursachen dieser Nebenwirkung gesucht. Wahrscheinlich enthielt der Impfstoff zu starke T-Zell-aktivierende Komponenten, die zu einer Überreaktion des Immunsystems führten.

Mit Hilfe von molekularen Analysen der Patientenseren auf Hirnschnitten transgener Mäuse konnte gezeigt werden, dass die Impfung von Patientinnen und Patienten mit Alzheimerkrankheit mit synthetisch hergestelltem Beta-Amyloid zur Bildung von spezifischen Antikörpern führte (Hock et al., 2002). Diese Antikörper waren im Blutserum der Patientinnen und Patienten nachweisbar. Die Antikörper reagierten mit Beta-Amyloid-Ablagerungen in Plaques und in Blutgefässen des Gehirns – den beiden wichtigsten krankhaften Ablagerungsformen des Beta-Amyloids in Gehirnen von Alzheimerpatientinnen und -patienten. Die hohe Spezifität der Antikörper gegen die krankhaften Strukturen bei gleichzeitiger Abwesenheit unerwünschter Kreuzreaktionen mit normalen Zellen des Gehirns wies darauf hin, dass die therapeutische Grundidee der Immunisierung funktioniert hatte.

Klinische Follow-Up-Untersuchungen von 30 Patientinnen und Patienten ergaben zusätzlich Hinweise für eine Verzögerung des kognitiven Abbaus und der Progression der Alzheimer-Erkrankung im Zusammenhang mit der Bildung von Antikörpern gegen Beta-Amyloid (Hock et al., 2003). Der Vergleich mit den Patientinnen und Patienten ohne Antikörper ergab, dass die Bildung von Antikörpern gegen Beta-Amyloid mit einem verzögerten Abbau in den Bereichen Gedächtnis und Alltagskompetenzen assoziiert war. Dies galt auch für diejenigen Patientinnen und Patienten mit Antikörpern, bei denen im Verlauf eine passagere Meningoenzephalitis aufgetreten war.

Damit konnte zum ersten Mal gezeigt werden, dass die Bildung von Antikörpern gegen Beta-Amyloid eine Verzögerung des Verlaufs der Alzheimererkrankung bewirkt. Die kürzlich publizierten Ergebnisse aus der Multizenter-Studie wiesen ebenfalls auf positive Effekte bei Patientinnen und Patienten mit Antikörpern hin (Gilman et al., 2005). Patientinnen und Patienten mit einem hohen Antikörpertiter waren im Verlauf der einjährigen Studienphase vor dem Fortschreiten der Erkrankung geschützt. Neuropathologische Studien an Impfpatientinnen und -patienten ergaben Hinweise sowohl für entzündliche Vorgänge als auch für eine Clearance von Amyloid-Plaques aus dem Gehirn, ähnlich wie in den transgenen Mausmodellen (Nicoll et al., 2003, Ferrer et al., 2004).

Zusammenfassend führte die aktive Immunisierung gegen Beta-Amyloid bei Patientinnen und Patienten mit Alzheimerkrankheit in sechs Prozent der Fälle zu schweren Nebenwirkungen in Form von aseptischen Meningoenzephalitiden. Diese Entzündungen waren unabhängig von der Antikörper-Bildung und wahrscheinlich induziert durch eine T-Zell-Reaktion. Auf der anderen Seite führte die Immunisierung gegen Beta-Amyloid zur Bildung hochspezifischer Antikörper gegen Beta-Amyloid-Plaques, verbunden mit Hinweisen für eine klinische Stabilisierung. Ausserdem ergaben sich Hinweise für eine Amyloid-Clearance aus dem Gehirn. Die Verbesserung von Sicherheit und Verträglichkeit der Immunisierungstherapie, das Ausschalten der potentiellen Nebenwirkungen sowie das Erreichen eines langfristigen Therapieeffektes wird derzeit in das Zentrum der Forschungsaktivitäten gestellt. Dazu werden modifizierte aktive als auch passive (humanisierte monoklonale Antikörper) Immunisierungsstrategien entwickelt.

4.2 Weitere Therapiestrategien

Die experimentellen therapeutischen Strategien fokussieren derzeit auf die Verminderung der Produktion und der Aggregation von Abeta sowie auf die Stimulierung der Amyloid-Clearance aus dem Gehirn. Neben der Immunisierung gibt es verschiedene weitere Strategien zur Amyloidsenkung bei Alzheimerdemenz. Ein therapeutisches Target stellen die Sekretasen dar, die das Abeta-Molekül aus dem Vorläufer-Protein (Amyloid Precursor Protein, APP) herausschneiden.

Durch spezifische Beta- und Gamma-Sekretasehemmer soll eine Hemmung der Beta-Amyloid-Produktion erreicht werden. Gleichzeitig sollen nicht-amyloidogene Abbauwege begünstigt werden durch Stimulation der Protease (Alpha-Sekretase), die das APP Molekül inmitten der Abeta-Sequenz schneidet und dadurch eine Bildung von Abeta-Molekülen verhindert.

Einen weitern Ansatzpunkt stellt die Hemmung der Beta-Amyloid-Aggregation durch Einsatz von Metall-Chelatoren (Ritchie et al. 2003), oder so genannte beta-sheet-breakers dar, die die Beta-Faltblatt-Struktur des Amyloids auseinanderbrechen (Hardy und Selkoe, 2002, Ritchie et al., 2003).

Weitere Ansätze zielen auf eine Reduktion der Amyloidbildung über antiinflammatorische Effekte von NSAIDS ab, wobei die im Modell wirksamen Substanzen Gamma-Sekretase-Eigenschaften aufwiesen und erste prospektive klinische Studien keine Wirksamkeit zeigten. Ebenso enttäuschend fielen klinische prospektive Studien mit Östrogen-Replacement-Therapien aus. Ein anderer Ansatz versucht den Einfluss des Cholesteringehalts der Zellmembran auf die Amyloid-Bildung auszunutzen und hofft deshalb auf Amyloidsenkung via cholesterinsenkender Wirkung von Statinen. Sämtliche der genannten Ansätze befinden sich in späten präklinischen oder frühen klinischen Versuchsstadien.

5. Literatur

Ballard C, Grace J, McKeith I, Holmes C. Neuroleptic sensitivity in dementia with Lewy bodies and Alzheimer's disease. Lancet (1998) 351:1032–1033.
Ballard CG, O'Brien JT, Reichelt K, Perry EK. Aromatherapy as a safe and effective treatment for the management of agitation in severe dementia: the results of a double-blind, placebo-controlled trial with Melissa. J Clin Psychiatr (2002);63:553–558.
Baskys A. Lewy body dementia: the litmus test for neuroleptic sensitivity and extrapyramidal symptoms. J Clin Psychiatry (2004) 65(suppl 11):16–22.
Brodaty H, Ames D, Snowdon J, et al. A randomized placebo-controlled trial of risperidone for the treatment of aggression, agitation, and psychosis of dementia. J Clin Psychiatry (2003b) 64:134–143.
Brodaty H, Green A, Koschera A. Meta-analysis of psychosocial interventions for caregivers of people with dementia. J Am Geriatr Soc (2003a) 51:657–664.
Bullock R. Cholinesterase inhibitors and vascular dementia: another string to their bow? CNS Drugs (2004) 18(2):79–92.
Cavazzoni P, Young C, Polzer J, et al. Incidence of cerebrovascular adverse events and mortality during antipsychotic clinical trials of elderly patients with dementia. Poster presented at: 44th Annual New Clinical Drug Evaluation Unit; June 1–4, 2004; Phoenix, Ariz.
Clark ME, Lipe AW, Bilbrey M. Use of music to decrease aggressive behaviors in people with dementia. J Gerontol Nurs (1998) 24:10–17.
Cohen-Mansfield J. Nonpharmacologic interventions for inappropriate behaviors in dementia: a review, summary, and critique. Am J Geriatr Psychiatry (2001) 9:361–381.
Courtney C, Farrell D, Gray R, et al. Long-term donepezil treatment in 565 patients with Alzheimer's disease (AD2000): randomised double-blind trial. Lancet (2004) 26;363(9427):2105–15.
Cummings JL, Mega M, Gray K, Rosenberg-Thompson S, Carusi DA, Gornbein J. The Neuropsychiatric Inventory: comprehensive assessment of psychopathology in dementia. Neurology (1994) 44(12):2308–14.
De Deyn PP, Rabheru K, Rasmussen A, et al. A randomized trial of risperidone, placebo, and haloperidol for behavioral symptoms of dementia. Neurology (1999) 53:946–955.
Emre M, Aarsland D, Albanese A, Byrne EJ, Deuschl G, De Deyn PP, Durif F, Kulisevsky J, van Laar T, Lees A, Poewe W, Robillard A, Rosa MM, Wolters E, Quarg P, Tekin S, Lane R. Rivastigmine for dementia associated with Parkinson's disease. N Engl J Med (2004) 351(24):2509–18.
Erkinjuntti T, Roman G, Gauthier S. Treatment of vascular dementia–evidence from clinical trials with cholinesterase inhibitors. J Neurol Sci (2004) 15;226(1–2):63–6.
Farlow MR, Lilly ML; ENA713 B352 Study Group. Rivastigmine: an open-label, observational study of safety and effectiveness in treating patients with Alzheimer's disease for up to 5 years. BMC Geriatr (2005) 19;5(1):3.
FDA 2005. Food and Drug Aadministration: Homepage: http://www.fda.gov/default.htm

Ferrer I, Boada Rovira M, Sanchez Guerra ML, Jesus Rey M, Costa Jussa F. Neuropathology and Pathogenesis of Encephalitis Following Amyloid-Beta Immunization in Alzheimer's Disease. Brain Pathol (2004) 14:11–20.

Finkel SI, Mintzer JE, Dysken M, Krishnan KR, Burt T, McRae T. A randomized, placebo-controlled study of the efficacy and safety of sertraline in the treatment of the behavioral manifestations of Alzheimer's disease in outpatients treated with donepezil. Int J Geriatr Psychiatry (2004) 19:9–18.

Folstein MF, Folstein SE, McHugh PR. «Mini-mental state». A practical method for grading the cognitive state of patients for the clinician
J Psychiatr Res (1975)12(3):189–98.

Gerdner LA. Effects of individualized versus classical 'relaxation' music on the frequency of agitation in elderly persons with Alzheimer's disease and related disorders. Int Psychogeriatr (2000) 12:49–65.

Giacobini, E. Cholinesterase and cholinesterase inhibitors. From molecular biology to therapy (2000) Chapter 12. Martin Dunitz Publishers. London.

Giacobini E. Cholinesterase inhibitors: new roles and therapeutic alternatives. Pharmacol Res (2004) 50(4):433–40.

Gilman S., Koller M., Black R. S., Jenkins L., Griffith S. G., Fox N. C., Eisner L., Kirby L., Rovira M. B., Forette F., Orgogozo J. M.; AN1792(QS-21)-201 Study Team. Clinical effects of Abeta immunization (AN1792) in patients with AD in an interrupted trial. Neurology (2005) 10;64(9):1553-62.

Greenspan A, Eerdekens M, Mahmoud R. Is there an increased rate of cerebrovascular events among dementia patients? Poster presented at: 24th Congress of the Collegium Internationale Neuro-Psychopharmacologicum (CINP); June 20–24, 2004; Paris, France.

Harada CN, Shega JW, Sachs GA. Rivastigmine for dementia associated with Parkinson's disease. N Engl J Med (2005) 31;352(13):1387

Hardy J, Selkoe DJ. The amyloid hypothesis of Alzheimer's disease: Progress and problems on the road to therapeutics. Science (2002) 297: 353–356.

Hock C, Konietzko U, Papassotiropoulos A, Wollmer A, Streffer J, von Rotz R, Davey G, Moritz E, Nitsch RM. Generation of antibodies specific for beta-amyloid by vaccination of patients with Alzheimer disease. Nat Med (2002) 8(11):1270–5.

Hock C, Konietzko U. Streffer JS, Tracy J, Signorell A, Müller-Tillmanns B, Lemke U, Henke K, Moritz E, Garcia E, Wollmer MA, Umbricht D, de Quervain DJF, Hofmann M, Maddalena A, Papassotiropoulos A, Nitsch RM. Antibodies against beta-amyloid slow cognitive decline in Alzheimer's Disease. Neuron (2003) 22; 38(4):547–554.

Hock C, Wettstein A, Giannakopoulos P, Schüpbach B, Müller-Spahn F. Diagnose und Therapie von Verhaltensstörungen bei Demenz, Praxis (2000) 89: 1907–1913

Hock C, Nitsch RM. Alzheimerdemenz, Schweiz Rundsch Med Prax (2000) 23;89(13):529–40.

Holmes C, Hopkins V, Hensford C, MacLaughlin V, Wilkinson D, Rosenvinge H. Lavender oil as a treatment for agitated behaviour in severe dementia: a placebo controlled study. Int J Geriatr Psychiatry (2002) 17:305–308.

Holmes C, Wilkinson D, Dean C, et al. The efficacy of donepezil in the treatment of neuropsychiatric symptoms in Alzheimer disease. Neurology (2004) 63:214–219.

Knapp, M. J., D. S. Knopman & P.R.A. Solomon. 30 week randomized controlled trial of high-dose tacrine in patients with Alzheimer's disease J Am Med Assoc (1994) 271: 985–991.

Lyketsos CG, DelCampo L, Steinberg M, et al. Treating depression in Alzheimer disease: efficacy and safety of sertraline therapy, and the benefits of depression reduction: the DIADS. Arch Gen Psychiatry (2003) 60:737–746.

Lyketsos CG, Lopez O, Jones B, Fitzpatrick AL, Breitner J, DeKosky S. Prevalence of neuropsychiatric symptoms in dementia and mild cognitive impairment: results from the Cardiovascular Health Study. JAMA (2002) 288:1475–1483.

Malloy P, Grace J. A review of rating scales for measuring behavior change due to frontal systems damage. Cogn Behav Neurol (2005) 18(1):18–27.

McKeith I, Del Ser T, Spano P, et al. Efficacy of rivastigmine in dementia with Lewy bodies: a randomised, double-blind, placebo-controlled international study. Lancet (2000) 356:2031–2036.

McKeith IG, Ballard CG, Harrison RW. Neuroleptic sensitivity to risperidone in Lewy body dementia. Lancet (1995) 346:699.

Moretti R, Torre P, Antonello RM, Cazzato G, Bava A. Frontotemporal dementia: paroxetine as a possible treatment of behavior symptoms. A randomized, controlled, open 14-month study. Jur Neurol. 2003;49(1):13–9.

Nicoll JA, Wilkinson D, Holmes C, Steart P, Markham H, and Weller RO. Neuropathology of human Alzheimer disease after immunization with amyloid-beta peptide: a case report. Nat Med (2003) 9, 448–452.

Orgogozo J-M, Gilman S, Dartigues J-F, Laurent B, Puel M, Kirby LC, Jouanny P, Dubois B, Eisner L, Flitman S, Michel BF, Boada M, Frank A and Hock C. Subacute meningoencephalitis in a subset of patients with AD after Abeta42 immunization. Neurology (2003) 61:46–54.

Pasquier F, Richard F, Lebert F. Frontotemporal dementia: a randomised, controlled trial with trazodone. Dement Geriatr Cogn Disord (2004) 17(4):255–9.

Porsteinsson AP, Tariot PN, Erb R, et al. Placebo-controlled study of divalproex sodium for agitation in dementia. Am J Geriatr Psychiatry (2001) 9:58–66.

Raskind MA, Peskind ER, Truyen L, Kershaw P, Damaraju CV. The cognitive benefits of galantamine are sustained for at least 36 months: a long-term extension trial. Arch Neurol (2004) 61(2):252–6.

Reisberg B, Borenstein J, Salob SP, Ferris SH, Franssen E, Georgotas A. Behavioral symptoms in Alzheimer's disease: phenomenology and treatment. J Clin Psychiatry (1987) May;48 Suppl:9–15

Reisberg B, Doody R, Stöffler A, Schmitt F, Ferris S, Möbius HJ. Memantine in moderate-to-severe Alzheimer's disease. N Engl J Med (2003) 348:1333–1341.

Ritchie CW, Bush AI, Mackinnon A, et al. Metal-protein attenuation with iodochlorhydroxyquin (clioquinol) targeting Abeta amyloid deposition and toxicity in Alzheimer disease: a pilot phase 2 clinical trial. Arch Neurol (2003) 60:1685–1691.

Rösler, M., R. Anand, A. Cicin-Sian et al. Efficacy and safety of rivastigmine in patients with Alzheimer's disease: international randomized controlled trial. Br Med J (1999) 318: 633–658.

Rogers SL, Doody RS, Pratt RD, Ieni JR. Long-term efficacy and safety of donepezil in the treatment of Alzheimer's disease: final analysis of a US multicentre open-label study. Eur Neuropsychopharmacol (2000) 10:195–203.

Rosen WG, Mohs RC, Davis KL. A new rating scale for Alzheimer's disease. Am J Psychiatry (1984) 141:1356–1364.

Sechi G, Agnetti V, Masuri R, et al. Risperidone, neuroleptic malignant syndrome and probable dementia with Lewy bodies. Prog Neuropsychopharmacol Biol Psychiatry (2000) 24:1043–1051.

Schenk D. Amyloid-beta immunotherapy for Alzheimer's disease: the end of the beginning. Nat. Rev Neurosci (2002) 3, 824–828.

Schneider LS, Pollock VE, Lyness SA. A meta-analysis of controlled trials of neuroleptic treatment in dementia. J Am Geriatr Soc (1990) 38:553–563.

Sink KM, Holden KF, Yaffe K. Pharmacological treatment of neuropsychiatric symptoms of dementia: a review of the evidence. JAMA (2005) 2;293(5):596–608.

Street JS, Clark WS, Gannon KS, et al. Olanzapine treatment of psychotic and behavioral symptoms in patients with Alzheimer's disease in nursing care facilities: a double-blind, randomized, placebo-controlled trial. Arch Gen Psychiatry (2000) 57:968–976.

Swartz JR, Miller BL, Lesser IM, Darby AL. Frontotemporal dementia: treatment response to serotonin selective reuptake inhibitors. J Clin Psychiatry (1997) 8(5):212–6.

Tariot PN, Erb R, Podgorski C, et al. Efficacy and tolerability of carbamazepine for agitation and aggression in dementia. Am J Psychiatry (1998) 155:54–61.

Tariot PN, Farlow MR, Grossberg GT, Graham SM, McDonald S, Gergel I. Memantine treatment in patients with moderate to severe Alzheimer disease already receiving donepezil: a randomized controlled trial. JAMA (2004) 291:317–324.

Tiraboschi P, Hansen LA, Alford M, Sabbagh MN, Schoos B, Masliah E, Thal LJ, Corey-Bloom J. Cholinergic dysfunction in diseases with Lewy bodies. Neurology (2000) 25;54(2):407–11.

Watkins PB, Zimmerman HJ, Knapp MJ, Gracon SI, Lewis KW. Hepatotoxic effects of tacrine administration in patients with Alzheimer's disease. JAMA (1994) 271:992–998.

Wilcock GK. Memantine for the treatment of dementia. Lancet Neurol (2003) 2(8):503–5.

Wilcock G, Howe I, Coles H, Lilienfeld S, Truyen L, Zhu Y, Bullock R, Kershaw P; GAL-GBR-2 Study Group. A long-term comparison of galantamine and donepezil in the treatment of Alzheimer's disease. Drugs Aging (2003) 20(10):777–89.

Winblad B, Engedal K, Soininen H, et al. A 1-year, randomized, placebo-controlled study of donepezil in patients with mild to moderate AD. Neurology (2001) 57:489–495.

Winblad B, Poritis N. Memantine in severe dementia: results of the 9M-Best Study (Benefit and efficacy in severely demented patients during treatment with memantine).
Int J Geriatr Psychiatry (1999) 14(2):135–46.

Teil 5
Stationäre Versorgung demenzbetroffener Menschen – Unterstützung der Angehörigen und Pflegenden

Christoph Held & Bettina Ugolini

1. Annäherung an die Bedürfnisse demenzbetroffener Menschen in den Alters- und Pflegeeinrichtungen

Noch vor zehn Jahren war der Umgang mit demenzbetroffenen Menschen geprägt von Schreckensbildern des Zerfalls, der Leere und des Verlustes. Buchtitel wie «The Vanishing Mind» (Heston & White 1991) oder «Alzheimer's Disease: Coping with a Living Death» (Woods 1989) zeugen noch von einer diskriminierenden Haltung gegenüber den Betroffenen (s. Kapitel Wettstein in diesem Band). Heute würde es keiner Pflegefachkraft in einem Alters- oder Pflegeheim mehr in den Sinn kommen, demenzbetroffene Personen als «lebende Tote» zu bezeichnen. Vielmehr wissen wir durch langjährige Betreuungsarbeit in unseren Pflegezentren, dass auch bei Demenzbetroffenen mit schweren Sprach- und Denkstörungen eine Kommunikation, wenn auch in veränderter Form, möglich ist.

Was häufig im alltäglichen Umgang als schwieriges oder herausforderndes Verhalten oder gar als Verhaltensstörung beschrieben wird, stellt oft nichts anderes dar als eine spezifische Art, wie Demenzbetroffene Bedürfnisse, Wünsche oder ihren Willen ausdrücken. Natürlich setzen eine Kommunikation und der Umgang mit demenzbetroffenen Menschen voraus, dass die Umgebung das Verhalten des Demenzbetroffenen versteht und richtig deuten kann.

Leider gehören aber verbale und körperliche Auseinandersetzungen zwischen Demenzbetroffenen und dem betreuenden Personal nach wie vor zum bestimmenden Alltag in den Pflegeeinrichtungen. Herausforderndes Verhalten demenzbetroffener Menschen zum Beispiel ereignet sich vor allem am Morgen bei den alltäglichen Pflegeverrichtungen. Die Kernfragen, welche deshalb von den Pflegenden in den Alters- und Pflegeheimen immer wieder gestellt werden, sind stets die gleichen.

Kernfragen der Pflege zur Kommunikation mit demenzbetroffenen Menschen
1. Wie erkläre ich dem demenzbetroffenen Menschen die Notwendigkeit einer bestimmten Pflegehandlung?
2. Wie vermeide ich herausforderndes Verhalten wie zum Beispiel verbale oder körperliche Aggressionen?
3. Wie trete ich überhaupt in eine Beziehung zum demenzbetroffenen Menschen?

Diese Fragen können wegen der Komplexität des Krankheitsbildes Demenz nicht sofort und handlungsanweisend beantwortet werden. Sowohl Pflegende wie Angehörige müssen zuerst grundlegend begreifen, in welch existentieller Weise demenzbetroffene Menschen von ihnen und ihrer Umgebung abhängig sind. Weil die Umgebung in einem Heim auch geprägt wird von der Hauswirtschaft, der Küche und vor allem von der Gestaltung der Räume und der Umgebung, ist bei der stationären Betreuung von Demenzpatientinnen und -patienten interdisziplinäre Teamarbeit von besonderer Bedeutung. Damit sie erfolgreich ist, müssen die einzelnen Teammitglieder die Zusammenhänge (zum Beispiel bei der Verpflegung) verstehen und ihre Rolle bei der Betreuung Demenzbetroffener kennen, was auch den Willen voraussetzt, mit den übrigen Dienstleistungen in einer Pflegeinstitution in gegenseitigem Respekt zusammenzuarbeiten.

Zur Kommunikation mit Demenzbetroffenen und einem erleichterten Umgang mit ihnen haben sich zahlreiche demenzspezifische Betreuungs- und Behandlungstechniken etabliert, die wir im Folgenden zusammenfassen:

«Validation»
Feil (1990) entwickelte ein Kommunikationskonzept mit Demenzbetroffenen unter dem Begriff der «Validation», was wörtlich «etwas für gültig erklären» bedeutet. Feils Anleitungen, die Aussagen demenzbetroffener Menschen nicht durch die Realität zu korrigieren, sondern zu akzeptieren und dadurch den Betroffenen auf einer emotionalen Ebene «wertschätzend» zu begegnen, führen im Pflegealltag zu weniger konfliktgeladenen Auseinandersetzungen und können das Selbstwertgefühl des Demenzbetroffenen für kurze Zeit stabilisieren.

Diese Validationsmethode und insbesondere die aus ihr entwickelte *«integrative Validation»* nach Richard erhebt nicht den Anspruch auf eine Therapie, sondern hilft, die Beziehung zwischen Betreuenden und Demenzbetroffenen aufzubauen. Die Validationsmethode hat das historische Verdienst, einen Perspektivenwechsel in der Kommunikation mit Demenzbetroffenen in die Wege geleitet zu haben.

«Person-zentrierter Umgang»
Tom Kitwood (1994) und seine Forschergruppe in Bradford sehen Demenz – neben der geschwächten Denk- und Erinnerungsfähigkeit und Lernschwierigkeiten – vor allem geprägt durch Überforderung sowie eine erhöhte Sensibilität auf Umgebung und Personen. Ziel des von Kitwood entwickelten «person-zentrierten Umgangs» («positive person work») ist es, Nähe und Geborgenheit zu schenken, soziale Verbundenheit zu sichern, die Betroffenen in ein normales Leben einzubinden und Beschäftigung zu suchen. Ein optimaler Umgang ist für ihn dann erreicht, wenn Demenzbetroffene eine angepasste Umwelt vorfinden, in welcher jeder «Schub» krankheitsbedingter Veränderungen durch positive Personenarbeit aufgefangen wird. Allerdings kann der Umgang mit Demenzbetroffenen zu Abwehrreaktionen und zu massiver Angst bei den Angehörigen und Betreuenden führen. Es ist die Angst, von etwas Chaotischem und Bedrohlichem überflutet zu werden, weil sich das Verhalten des Demenzbetroffenen oft jeglicher logischen

Vernunft entzieht. Das Pflegeziel, den demenzbetroffenen Menschen in seinem «Person-Sein» zu akzeptieren, ist nicht ohne eine gleichzeitige psychische Veränderung des betreuenden Personals zu erreichen. Die Pflegenden sollten sich bei der Betreuung mit ihrer ganzen Person zur Verfügung stellen und eben nicht nur als vernünftige Expertinnen und Experten. Sie sollten *mit* den Demenzbetroffenen leben, anstatt *für* sie etwas zu tun.

Ermutigung («encouraging»)
Archibald (1997) empfiehlt, den demenzbetroffenen Menschen im Alltag zu ermutigen und zu befähigen, bei den alltäglichen Verrichtungen so viel wie möglich für sich selbst und auch für andere zu tun und ihn die alltäglichen Abläufe auf der Abteilung mitbestimmen zu lassen. In der Tat gibt es kaum eine Situation in Pflegeheimen, welche aggressives Verhalten dermassen fördert, wie wenn man einem demenzbetroffenen Menschen ständig sagt, was er zu tun hat. Viele Demenzbetroffene reagieren auf diese Freiheitseinschränkung auch mit Apathie und Depression. Es stellt sich aber die Frage, ob Pflegeziele wie die genannte Maximierung von Selbstkontrolle und Auswahlmöglichkeiten von Beschäftigungen in mittleren und späten Demenzphasen wirklich immer hilfreich sind oder sich nicht gerade kontraproduktiv auswirken. Bei unserer langjährigen Tätigkeit in Heimen haben wir jedenfalls häufig erlebt, dass schwer demenzbetroffene Bewohner durch falsch verstandenes «Encouraging» hoffnungslos überfordert werden. Noch schwieriger sind Pflegeziele wie «Maximierung der persönlichen Kontrolle» in der letzten Phase der Demenz zu verwirklichen, wenn die Betroffenen nicht mehr selbständig gehen und nur noch für begrenzte Zeitdauer stehen, sitzen oder ihren Kopf aufrecht halten können. Hier ist vernünftigerweise unter Wahlmöglichkeit zu verstehen, dass die Betroffenen unter Beobachtung und mit eingreifender Hilfe ihre letzten Bewegungsversuche noch ausleben können.

«Retrogenese»
Nach Reisberg (1981) nehmen im Verlauf der Alzheimerkrankheit nicht nur die geistigen, sondern auch die funktionellen Fähigkeiten im Alltag zunehmend ab – und zwar in entgegengesetzter Richtung wie eben diese Fähigkeiten im Verlaufe der Entwicklung eines Kindes zunehmen (s. Kapitel Wettstein in diesem Band). Die Fähigkeit zum Beispiel, Kleider entsprechend der Witterung auszuwählen und anzuziehen, entwickelt ein Kind ungefähr mit sechs bis sieben Jahren. Bei fortgeschrittener Alzheimerkrankheit geht eben diese Fähigkeit zu einem ganz bestimmten Zeitpunkt unwiderruflich verloren. Ermahnungen der Angehörigen, nachts und in der Kälte nicht im Schlafanzug auf die Strasse zu gehen, bleiben dann ebenso erfolglos wie diesbezügliches Tadeln oder gar Schimpfen. Angst und trotzig-aggressives Verhalten bei alltäglichen Pflegehandlungen sind nach Reisberg nicht nur Ausdruck von biochemischen Veränderungen im Gehirn, sondern auch psychische Reaktionsweisen auf eine chronische Überforderung, wie man

sie auch bei überforderten Kindern beobachten kann. Angehörige und Pflegende sollten sich deshalb bewusst sein, dass sie durch zu «erwachsenes» Umgehen mit den Demenzbetroffenen, insbesondere durch dauernde Konfrontation, Kränkung und Überforderung, die beschriebenen Verhaltensstörungen auslösen oder verstärken können. Keinesfalls sind aber demenzbetroffene Menschen einfach wie Kinder zu behandeln.

Phasengerechte stationäre Betreuung: Das «Drei-Welten»-Konzept
Held et al. (2000) haben für die stationäre Betreuung von Menschen mit Demenz eine phasengerechte dreistufige Strategie entwickelt, welche in der Schweiz unter dem Namen «Drei-Welten»-Konzept bekannt geworden ist. Das adaptive-milieutherapeutische Konzept berücksichtigt den natürlichen Verlauf von Alzheimerdemenz und nimmt durch eine angepasste Alltagsbewältigung auf verloren gegangene Fähigkeiten Rücksicht, wobei alle Hilfestellungen diskret und diplomatisch geleistet werden müssen. Die angepasste Alltagsbewältigung muss auf feinen Zwischenstufen aufgebaut sein und der Tatsache Rechnung tragen, dass Demenzbetroffene an ein und demselben Tag sehr unterschiedliche Fähigkeiten zeigen können.

Die drei Phasen werden für die Betreuenden anschaulich beschrieben als «Welten» der «kognitiven Erfolglosigkeit», der «kognitiven Ziellosigkeit» und schließlich der «kognitiven Schutzlosigkeit» und gehen einher mit dem Schweregrad der Demenz. Diese drei Phasen im Verlauf einer Demenz sollten räumlich möglichst von einander getrennt und die Milieugestaltung, Betreuung und Aktivierung den jeweiligen verbliebenen Fähigkeiten angepasst werden.

- *Phase der leichten bis mittelschweren Demenz: Welt der kognitiven Erfolglosigkeit*
  In dieser Phase reagieren die Betroffenen mit Kränkung, Trauer, Angst oder gar Wut auf ihre Defizite. Sie versuchen, ganz normal zu leben, scheitern jedoch an diesem Anspruch wegen ihrer Fehlleistungen, wofür sie sich ständig entschuldigen. Der Sinn für Privates, für Eigentum und soziale Umgangsformen ist zwar noch vorhanden, doch treten diesbezüglich immer wieder Ängste auf, welche außen Stehende kaum nachvollziehen können: Ängste, mit Menschen zu sprechen, sich in Gesellschaft falsch zu benehmen, am Tisch dem Gespräch nicht folgen zu können, Aussagen zu missverstehen und ähnliches.
  Natürlich ist es wichtig, den von Demenz betroffenen Menschen zu ermutigen und ihn zu befähigen, bei den alltäglichen Verrichtungen soviel wie möglich für sich selbst zu tun. Er soll möglichst viel Mitsprache und Entscheidung im Bezug auf seine Lebensgestaltung bewahren, was Erfolgserlebnisse vermittelt. Allerdings ist es ebenso wichtig, ihn in dieser bei allem Bemühen als zunehmend erfolglos erlebten Welt zu entlasten. So kann man zum Beispiel bewusst eine Konversation führen, die nicht nur auf episodischer Gedächtnisleistung beruht, sondern sich mit semantischem Wissen der Betroffenen, mit Sicht-

barem und unmittelbar Erlebtem befasst und so nicht durch fehlende Erinnerung getrübt wird. Die gemeinsame Alltagsbewältigung kann zum Beispiel die gemeinsame Zubereitung einer Mahlzeit sein, zu der Betroffene durch Teilarbeiten das ihre beitragen können, ohne für das ganze Essen verantwortlich zu sein.
Alle Hilfestellungen müssen natürlich diskret und diplomatisch geleistet werden. Als ausgezeichneten Lebensraum für diese erste Phase der Alzheimerdemenz eignet sich die betreute Gemeinschaft mit sechs bis acht Wohnpartnerinnen und -partnern. In den Wohngruppen besteht für jede Person die Möglichkeit, individuelle Aktivitäten zu unternehmen, die bei Bedarf begleitet werden, etwa Kinobesuche, Einkaufsbummel, Spaziergänge und anderes. Neben den alltäglichen und den individuellen Tätigkeiten werden auch strukturierte und begleitete Gruppenaktivitäten angeboten, über deren Teilnahme jeder selbst entscheidet: Spielnachmittage, Ausdrucksmalen, Chorgesang, Backen usw.

- *Phase der mittelschweren bis schweren Demenz: Welt der kognitiven Ziellosigkeit*
In dieser Phase der fortgeschrittenen Demenz erfolgen die Handlungen der Betroffenen immer absichtsloser und weniger bewusst. Ihre Handlungen wirken ziellos, und innert weniger Sekunden ist die Aufmerksamkeit für eine Handlung oder ein Objekt verschwunden und richtet sich auf etwas anderes. Wegen den Erkennungs- und Orientierungsstörungen wird die bekannte Umgebung immer wieder erkundet, erlaufen, erprobt und ertastet, als wäre alles neu und fremd. Sprachliche Kommunikation und soziale Fähigkeiten nehmen ab. Dafür können kindlich anmutende Gefühle wie ausgelassene Fröhlichkeit und Enthemmung, aber auch Eifersucht und Streitlust auftreten. Weil der Sinn für Eigentum und Privatsphäre abnimmt, behändigen Alzheimerkranke in dieser mittleren Demenzphase oft fremde Gegenstände oder Kleider, gehen in fremde Zimmer oder legen sich gar in fremde Betten. Auch bleiben die Bewohnerinnen und Bewohner tagsüber nicht im eigenen Zimmer, sondern wandern am liebsten durch endlos ineinander führende Räumlichkeiten ohne Türen oder Absperrungen.
Rundwege, welche jedoch immer wieder ins Zentrum führen, sowie eingezäunte Außenanlagen lassen diese Art von Ziellosigkeit zu und schützen vor Weglaufen und Gefährdung im Straßenverkehr. Helle, freundliche und breite Gänge verhelfen dazu, dass die wandernden Betroffenen konfliktfrei aneinander vorbei gehen können. Auch der Toilettengang kann in dieser Phase nicht mehr selbständig erledigt werden; häufig findet der Stuhlgang oder das Wasserlösen in öffentlichen Räumen statt, was in nicht spezialisierten Heimen natürlich zu Streit mit nicht Demenzbetroffenen führen kann.
Übergeordnetes Ziel in dieser Phase ist das Zulassen des beschriebenen Verhaltens, was allerdings gut ausgebildetes Betreuungspersonal mit entsprechender Toleranz voraussetzt. Ein realitätsorientierender Umgang macht meistens keinen Sinn mehr; Erklärungen und Zurechtweisungen wirken kontraproduktiv,

da sie erfolglos sind und bei den Kranken Gefühle des Nichtverstandenwerdens und damit Aggressionen oder Traurigkeit hervorrufen.
- *Phase der schweren Demenz: Welt der kognitiven Schutzlosigkeit*
Schwere und terminale Demenz, wie sie die Welt der kognitiven Schutzlosigkeit kennzeichnet, ist geprägt von umfassender Pflegebedürftigkeit mit Bettlägerigkeit der Betroffenen sowie ihrer zunehmenden Unfähigkeit, Nahrung und Flüssigkeit aufzunehmen. Parallel zum Verlust von Sprache und Gestik nimmt auch die Fähigkeit ab, Wünsche und Bedürfnisse, aber auch Schmerzen und Gefühle ausdrücken zu können. Jetzt sind sie Außenreizen schutzlos ausgeliefert und können sich zum Beispiel weder gegen lautes Sprechen, laute Musik noch gegen grobes Anfassen wehren. Dazu kommen häufige medizinische Komplikationen wie Stürze und Infektionen, insbesondere der Harnwege sowie der Lunge durch Aspiration von Nahrung und Sekreten. Untergewicht und Immunschwäche führen schließlich zum terminalen Zustand.

Um dem – relativen – Wohlbefinden schwerst Demenzbetroffener nahe zu kommen, müssen zunächst ihre Bedürfnisse erkannt werden. Beobachtungsinstrumente, die vor allem Schmerzen, Veränderungen und Schwierigkeiten beim Essen sowie motorische Äußerungen erfassen, sind hierzu sehr hilfreich. Ein speziell für diese letzte Phase gestaltetes Milieu mit Musik, Klängen, Düften und leisem Sprechen der Betreuenden schützt diese einerseits vor Reizüberflutung und Aufregung, andererseits vor Deprivation, wie sie bettlägerige demenzbetroffene Patientinnen und Patienten erleben, die, allein in ihrem Zimmer, den ganzen Tag an die Decke starren. Angepasste Nahrungsaufnahme und differenzierte Schmerzerfassung und -behandlung sind weitere Pfeiler einer solchen Intensivbetreuung. Eine palliative medizinische Behandlung wird heute in der Regel von den Angehörigen breit akzeptiert.

2. Demenzgerechte Einrichtungen («special care units»)

Auf Grund des oben beschriebenen Wandels in der Pflege und Betreuung demenzbetroffener Menschen muss auch die Gestaltung ihres Wohn- und Lebensraums neu konzipiert und in Praxis umgesetzt werden. In den USA und Großbritannien, aber auch in Schweden, Frankreich und Holland wurden bereits in den 1980er Jahren spezielle Betreuungsstätten für diese Menschen eingerichtet – so genannte «Special Care Units Dementia» (demenzgerechte Spezialabteilungen). In der Schweiz und in Deutschland dagegen gibt es erst vereinzelt Institutionen, die solch innovative Ansätze realisiert haben.

Trägerschaften und Verantwortliche von Alters- und Pflegeheimen sehen sich auf Grund der Demographie und der Prävalenz von Demenz mit einer gewaltigen Herausforderung konfrontiert: Sie müssen ihr bisheriges Angebot, das bisher auf geistig gesunde und urteilsfähige betagte Menschen ausgerichtet war, für die spezifischen Bedürfnisse von Bewohnenden erweitern, die von Demenz betroffen sind, indem sie demenzgerechte Einrichtungen schaffen und für entsprechend ausgebildetes Personal sorgen müssen.

Politikerinnen, Planer, Architektinnen und Betreiber von Alters- und Pflegeheimen müssen sich sodann über die notwendige Infrastruktur klar werden. Es stellt sich vorab die grundsätzliche Frage, was eine solche «Special Care Unit» gegenüber herkömmlichen Alters- und Pflegeheimen auszeichnet und inwiefern sich deren Inbetriebnahme überhaupt rechtfertigt. In Betracht zu ziehen ist ferner, ob ein demenzgerechtes Heim mittels Neubau zu realisieren, oder ob lediglich spezialisierte Abteilungen in eine bestehende Institution integriert oder einer solchen angegliedert werden sollen. Eine Lösung könnte allenfalls auch die Umgestaltung eines Einfamilien- oder Personalhauses zur demenzgerechten Wohngruppe darstellen.

1992 erteilte das amerikanische Office of Technology Assessment (OTA) den Auftrag, die bisherigen Erfahrungen mit demenzgerechten Heimen zu erfassen. Dabei zeigte sich, dass die meisten der als «special» deklarierten Heime ursprünglich keineswegs für demenzbetroffene Personen geplant, gebaut und eingerichtet worden waren. Ihre Besonderheit erschöpfte sich in einer geschlossenen Abteilung oder einem Alarmsystem, um die Betroffenen am Verlassen des Hauses zu hindern. Solche Maßnahmen sind auch in der Schweiz noch wesentliche Merkmale von so genannten geschützten Demenz-Abteilungen.

Fasst man die übrigen Resultate der frühen OTA-Studien zusammen, so ergeben sich im Wesentlichen zwei Qualitätspole:

- An der Spitze der Skala steht das ideale Heim für Demenzbetroffene, geführt von einem kompetenten Team, das bezüglich Pflege und Betreuung demenzbetroffener Menschen sowie Gestaltung ihrer Umwelt geschult ist. Es soll darüber hinaus mit den neuesten Erkenntnissen der Demenzforschung vertraut sein und im Umgang mit der Krankheit Bescheid wissen. Solche exemplarische Heime sind in der Regel wohnlich gestaltet, mit zahlreichen liebevollen Details ausgestattet. Ihre Bewohner leben in eigenen Zimmern, die mit eigenen, vertrauten Möbeln und persönlichen Gegenständen eingerichtet sind.
- Am anderen Ende der Skala rangieren Heime mit schlecht ausgeleuchteten Abteilungen, lieblosem Brockenhausmobiliar, unsauberen Böden, üblem Geruch. Körperpflege und Kleidung der Heimbewohner wirken verwahrlost. Häufig sind sie sich selbst überlassen, da wenig und schlecht ausgebildetes Betreuungspersonal zur Verfügung steht. Gleichzeitig werden bei unruhigen Patientinnen und Patienten physikalische Zwangsmassnahmen wie Fixieren durch Gurte oder Stillkissen angewendet und Türen abgeschlossen. Beruhigende Medikamente werden häufig, über längere Zeit und in hoher Dosierung verabreicht.

Methodisch anspruchsvoller und umfassender als die erwähnten OTA-Studien sind dagegen die Untersuchungen, die im Rahmen der vom National Institute of Aging geförderten Forschungsprogramme über demenzgerechte Heime durchgeführt wurden. Erfasst wurden nicht nur die Auswirkungen auf die körperlichen und geistigen Fähigkeiten der Bewohner, sondern auch deren Verhalten und die Lebensqualität. Auch diese Studien, deren Resultate durch Grant (2000) für die USA zusammengefasst wurden, können die Frage, ob demenzgerechte Einrichtungen auf der Basis wissenschaftlicher Resultate gebaut werden können, nicht schlüssig beantworten.

Reimer et al. (2004) vergleichen erstmals in einer prospektiven Studie Bewohnerinnen und Bewohner in spezialisierten Abteilungen gegenüber solchen aus herkömmlichen gemischten Heimen. Die Autoren erhoben dreimal pro Jahr deren Lebensqualität anhand von differenzierten Mess- und Beobachtungsinstrumenten in den Bereichen der Kognition, des alltäglichen Lebens sowie des Verhaltens und der emotionalen Befindlichkeit. In der Auswertung zeigt sich, dass die Bewohnerinnen und Bewohner der demenzspezialisierten Abteilungen in ihren Alltagsaktivitäten stabiler bleiben, mehr Interesse an ihrer Umgebung zeigen und weniger kränkende und negative Gefühle erleben als diejenigen konventioneller Heime.

Trotz der schmalen versorgungswissenschaftlichen Datenlage sind wir durch unsere langjährige Erfahrung davon überzeugt, dass Demenzbetroffene in Heimen eine intensive und umfassende Betreuung erfordern, die in nicht spezialisierten Heimen kaum zu leisten ist. Ein Blick in die Praxis wird selbst die Befürwortenden von integrativen Betreuungsformen überzeugen, dass eine getrennte Abteilung mit angepasstem Lebensraum und auf den Umgang mit Demenzbetroffenen spezialisiertes Personal sich für alle Beteiligten positiv auswirkt.

2.1 Spezifische Merkmale demenzgerechter Einrichtungen

Die therapeutische Wirkung einer demenzgerechten Einrichtung hängt nicht von Einzelmerkmalen ab – ausschlaggebend ist vielmehr das Zusammenwirken aller Komponenten, die den demenzbetroffenen Menschen umgeben:
- bauliche Gestaltung
- psychosoziales Milieu
- personelle Organisation

In einer ausgezeichneten Vergleichsübersicht von 20 Einrichtungen in Europa, den USA und Australien fassen Marshall und Judd (1998) die wesentlichen *baulichen und gestalterischen Kriterien* für eine demenzgerechte Einrichtung zusammen. Die Wohneinheit sollte klein und übersichtlich sein. Denn: zu viele Bewohnerinnen und Bewohner und zu große Einrichtungen führen vermehrt zu Konflikten, Irritationen und Verhaltensstörungen wie Angst, Unruhe und Aggression. In schwedischen Institutionen variiert die Anzahl der Mitbewohnenden zwischen sechs und acht; in schottischen Wohngruppen sind es acht bis zehn; in US-amerikanischen Einrichtungen zwölf und mehr. Entsprechend klein und übersichtlich wird in den erwähnten Modelleinrichtungen auch die Grundarchitektur gestaltet: In der Regel handelt es sich dabei um ebenerdige oder höchstens eingeschossige Anlagen mit kurzen Korridoren; verwirrende Räume, Sackgassen oder tote Winkel werden vermieden.

Natürlich sollte die bauliche Gestaltung der verminderten geistigen Leistungsfähigkeiten der Bewohnerinnen und Bewohner Rechnung tragen und deshalb leicht lesbar sein: anschauliches Beispiel hierfür ist das westaustralische «The Village». Alle Zimmertüren münden zum Beispiel unmittelbar in einen gemeinsamen Aufenthaltsbereich, wo sich immer jemand aufhält. Andere Einrichtungen wie das «Antje-Pikhof-Gebäude» in Haarlem, Holland, oder das «Gradmann-Haus» in Stuttgart, Deutschland, versuchen die Orientierung mit einer Art Kreuzgang um einen zentralen Innenhof herum zu erleichtern.

Strukturelle Unterstützung kann aber auch durch Lichtführung, durch Bodenbeläge, Farbgebung, kurz: durch unverwechselbare und einprägsame Gestaltung einzelner Räumlichkeiten erreicht werden. Ebenso soll die *bauliche Konzeption* die Unabhängigkeit der Demenzbetroffenen fördern, soweit dies noch möglich ist. Komplexe Aufgaben sollen durch *angepasstes Mobiliar* vereinfacht werden – denkbar sind etwa Glastüren in Therapieküchen, offenes Aufstellen von Utensilien, Spezialschränke, wo die Kleider in der richtigen Reihenfolge des Anziehens aufbewahrt werden usw. Es zeigt sich, dass beschriftete Schilder kaum registriert werden und nur im Anfangsstadium hilfreich sind, während Farben viel länger orientierend wirken.

In allen untersuchten Institutionen ist auch die *Sicherheit der Bewohnerinnen und Bewohner wie des Personals* ein wichtiges Thema. Hier gilt es, ein sinnvolles Mittelmass einerseits zwischen der Bewegungsfreiheit und andererseits der Würde der Betroffenen, die sich durch Weglaufen gefährden können, zu finden. Aus diesem Grund sind die meisten Einrichtungen eingezäunt und die Haustüren nachts abgeschlossen. Ebenfalls der Sicherheit dienen ebenerdige Lokalitäten mit rutschfesten Bodenbelägen, Handläufen, Sicherheitssteckdosen und -schalter sowie Wasseranschlüsse, an denen sich niemand verbrennen kann. Zu den unverzichtbaren Sicherheitsvorkehrungen gehören sowohl die Wahl von Geräten und Messern, mit denen man sich nicht verletzen kann, wie auch die sichere Aufbewahrung von Medikamenten und Reinigungsmitteln. Und schließlich dürfen in Haus und Garten keine giftigen Pflanzen wachsen.

Wichtige *innenarchitektonische Prinzipien* sind Reizüberflutung und Reizverarmung der Demenzbetroffenen. Beides soll durch bauliche Vorkehrungen und Einrichtungen vermieden werden. So können zum Beispiel schlecht beleuchtete Räume, unruhige Muster, Spiegelungen, plötzlicher Lärm oder hallige Flure Angst, Unruhe oder Halluzinationen bei den Bewohnern hervorrufen oder verstärken. Andererseits können Einrichtungen mit Aufforderungscharakter – etwa Wohnküchen mit sichtbar angeordneten Utensilien und stimulierenden Gerüchen oder Räume mit Musik, Werkbank, Bügelbrett oder Spielzeug der Passivität entgegenwirken und Kompetenzen wie handwerkliche Fähigkeiten erhalten.

Auch die *Herkunft der Bewohnerinnen und Bewohner* gilt es bei der Raumgestaltung zu berücksichtigen, wird dadurch doch die persönliche Identität wesentlich unterstützt. Emotional positiv besetzte Gegenstände aus der Vergangenheit, ja sogar die identische Möblierung des aktuellen Zimmers mit dem ehemaligen Zuhause können Geborgenheit und Sicherheit vermitteln. In verschiedenen Heimen wurden so genannte Reminiszenzräume eingerichtet, deren Gestaltung bewusst einer bestimmten Zeitepoche nachgebildet ist. Phippen (1998) weist nachdrücklich auf die Problematik hin, dass Architektinnen und Architekten auf Grund ihrer Ausbildung einem modernen Stil mit klaren Oberflächen, Metallflächen oder Glaskonstruktionen usw. verpflichtet sind. So entstünden zwar architektonisch überzeugende Neubauten, die jedoch in keiner Weise die bisherige Lebensweise und die Bedürfnisse betagter und vor allem demenzbetroffener Menschen widerspiegelten. Deren aktuelles Erleben wird, wie Witzig (1998) eindrücklich aufzeigt, durch gesellschaftliche Haltungen oder Einrichtungen aus deren Kindheit und Adoleszenz geprägt.

Die Forderung nach einem Milieu «wie früher zu Hause» anstelle einer institutionell geprägten Umgebung ist allerdings leichter erhoben als umgesetzt. «Wie zu Hause» kann für jede Person etwas anderes bedeuten. Nicht selten kann nur schon der Umgang mit den persönlichen Dingen und die Alltagsgewohnheiten dem demenzbetroffenen Menschen ein Gefühl von «Heimat» vermitteln. Dazu gehören in der Regel häufig das eigene Bett, der eigene Nachttisch, Lampen, Bilder und persönliche Erinnerungsgegenstände, was natürlich genügend große Zimmer voraussetzt. Auch in einer konventionellen Heimumgebung kann durch einfachste gestalterische Maßnahmen der institutionelle Charakter erheblich reduziert werden. So wurde zum Beispiel im Krankenheim «Seeblick» in Stäfa, Schweiz, die öffentliche Garderobe im Eingangsbereich entfernt, was bewirkte, dass die Demenzbetroffenen aufhörten, gegen Abend nach ihren Mänteln und dem Ausgang zu suchen.

Ein demenzgerechtes Heim leitet sich also nicht von neuen Ideen beziehungsweise Konzepten her, noch hängt es ausschließlich von Geld ab. Ausschlaggebend ist vielmehr eine Planung, die sich an den Bedürfnissen und Möglichkeiten der Bewohnenden orientiert. Diese wandeln sich jedoch, wie bereits beschrieben, im Verlauf der Demenzerkrankung fundamental. Erschwerend kommt hinzu, dass in einem Heim Personen mit verschiedenen Demenz-Schweregraden leben.

Schon relativ früh wurde erkannt, dass es von Vorteil ist, wenn Betroffene mit ähnlichem Schweregrad zusammenleben. Personen einer Demenzwohngruppe zum Beispiel sind in ihrem Verhalten und ihren Fähigkeiten von vornherein sehr unterschiedlich. Daher sind kaum alle imstande, an Aktivitäten innerhalb der Gruppe teilzunehmen, sondern auf den konstanten Austausch mit einer Betreuungsperson angewiesen. Aus diesem Grund ist die anfängliche Euphorie für dieses ausschließliche Wohngruppenmodell in Großbritannien und Schweden verflogen. Dagegen wächst in vielen Ländern die Bereitschaft, Patientinnen und Patienten je nach Ausmaß ihrer Demenz zusammenzunehmen und sich vom Gedanken des «Home for a Life» (ein Heim fürs Leben) zu lösen. Dies gilt in besonderem Maß für schwerst betroffene Menschen.

3. Demenzgerechte Pflege und Betreuung

Gute Pflege beruht auf einer gemeinsamen Wertehaltung, die in der Regel in einem Pflegeleitbild festgehalten ist. Demenzgerechte Pflege hat zum Ziel, das «Person-Sein» (Kitwood, 2000) des demenzbetroffenen Menschen zu bewahren. Sie muss ihm deshalb in dem Maße wachsende Kompensationsangebote zur Verfügung stellen, in dem seine geistigen Fähigkeiten abnehmen. Demenzgerechte Pflege ist geprägt von einer therapeutischen Haltung, die durch innere Ruhe, Flexibilität, Elastizität geprägt ist sowie die Fähigkeit, Situationen und Druck auszuhalten.

Seit der Errichtung der ersten demenzgerechten Heime in den frühen 1980er-Jahren gibt es eine Fülle von Pflegezielen und Annäherungen an den von Demenz betroffenen Menschen. Das Spektrum reicht von einer kustodialen Pflege nach dem Motto «warm – satt – sauber» bis hin zur ganzheitlich ausgerichteten Pflege, die auf einer psychosozialen Annäherung an Demenz beruht. Als wichtiges Element wird die Anerkennung der Einzigartigkeit jedes Individuums mit seiner persönlichen Biografie, seinen Anlagen und Fähigkeiten gesehen. Im Folgenden sollen die grundlegenden Pflege- und Betreuungstechniken, die sich in der Praxis bewährt haben, kurz dargestellt werden.

3.1 Biografiearbeit

Der Arbeit mit Lebensbiografien liegt die Beobachtung zu Grunde, dass bei dementen Menschen die Prägungen in der Kinder- und Jugendzeit eine wichtige Rolle spielen. Die meisten der heutigen Heimbewohnerinnen und -bewohner wuchsen in der Zwischenkriegszeit, also zwischen 1920 und 1930 auf. Witzig (1999) zeigt auf, dass die Pflegenden in Alters- und Pflegeheimen keine Ahnung haben von den damaligen ökonomischen Rahmenbedingungen wie Arbeitslosigkeit, Sparzwang oder strikte Unterscheidung und Respektierung von Werk- und Feiertagen. Ebenso wenig wissen sie, wie sehr Religionszugehörigkeit oder moralisch besetzte Tabus wie Körperlichkeit und Sexualität die betagten Menschen geprägt haben. Sowohl für die Gestaltung eines demenzgerechten Heimes als auch für den Umgang mit dessen Bewohnerinnen und Bewohnern ist es wichtig, Gesetze, Regeln und Konformität des Alltagslebens jener Generationen zu kennen. Nur so können die entsprechenden Einsichten und Erkenntnisse in den Pflegealltag einfließen. Dieses Wissen darf sich sogar bis in die Gestaltung des Speisezettels niederschlagen.

3.2 Aktivierungstherapie

Es gibt zahlreiche Leitfäden, Bücher, Anleitungen, Materialien und Angebote zur Aktivierung von Demenzbetroffenen. Doch kann sie nur dann gelingen, wenn sich die Betreuenden auch im Klaren sind über das Warum dieser Beschäftigungen. Zu oft wird davon ausgegangen, durch irgendwelche Tätigkeiten etwas Kurzweil in das vermeintlich öde Dasein im Heim zu bringen. Arbeit um der Beschäftigung willen ist jedoch entwürdigend und belastet die Betroffenen erheblich. Vielmehr sollte daher immer wieder überprüft werden, ob die Tätigkeit den Beschäftigten auch wirklich entspricht, gefällt und Spaß macht. In frühen Phasen der Demenz können unter Anleitung fast alle Alltagsarbeiten recht gut bewältigt werden. Soziale Aktivitäten hingegen wie ein Restaurantbesuch, Ausflüge, Teilnahme an Anlässen oder in Vereinen, können den Betroffenen überfordern und belastende Misserfolge sind kränkend und rufen das Gefühl dauernder Erfolglosigkeit hervor, was zu Rückzug und Depression führen kann.

In mittleren und fortgeschrittenen Demenzstadien verlieren die Betroffenen zunehmend die Fähigkeit, mit einer Beschäftigung zu beginnen, sich darauf zu konzentrieren und über einen gewissen Zeitraum dabei zu bleiben. Manche stehen häufig auf und laufen weg, andere stören durch lautes Sprechen oder Singen, und noch andere sind unruhig und klopfen oder schlagen auf den Tisch. Auch Apathie und scheinbares Verweigern erschweren eine aktivierende Tätigkeit. Bei Menschen mit fortgeschrittener Demenz sind deshalb nur Aktivierungen sinnvoll, die 10 bis 15 Minuten dauern, dafür jedoch umso häufiger erfolgen. Die unterschiedlichen Aktivitäten zielen auf eine Reizung der Sinne (gezielt Musik hören, Rhythmusinstrumente spielen, Gewürze und Düfte riechen, Rasselbüchsen, Gegenstände ertasten). Sie wecken Erinnerungen und reaktivieren semantisches Wissen (Sprichwörter, Karten, Gegensätze, Märchen und Geschichten, Singen und Musik), sie fördern die Kreativität (Malen und Gestalten mit verschiedenen Materialien) und sie reanimieren die Motorik (Bälle, Tücher, Tischpingpong, Würfelspiele, Wühlen).

3.3 Milieutherapie

Der Grundgedanke der Milieutherapie entstammt der Systemtherapie: Patientinnen und Patienten sind immer Teil ihres Umfeldes und stehen in dauernder Interaktion mit diesem. Schwierigkeiten sind also immer vor dem Hintergrund des individuellen Milieus zu betrachten. Auf Grund der existentiellen Abhängigkeit der demenzbetroffenen Person von der Umwelt ist deshalb Milieutherapie die Psychotherapie der Wahl. Verhaltensmodifikationen durch Korrektur von Problemverhalten, ein grundsätzlich wertschätzender und empathischer Umgang, Validation, sensorische Integration (Dabeisein, Dazugehören) sind in allen Demenzphasen wichtig. Kognitionsfördernde und aktivierende Interventionen wie Gedächtnistraining, Gärtnern, Malen, Gestalten, Tanzen, Spazieren, Tiere besuchen etc. sind vor allem in den Anfangsphasen der Demenz geeignet. Unspezifische Interventionen wie helles Licht, Massagen, Fussbäder, Aromatherapie, «Snoezelen», Singen oder Musik hören sind vor allem in den späteren Demenzphasen geeignet.

3.4 Basale Stimulation

Basale Stimulation – in den 70er Jahren von Andreas Fröhlich ursprünglich für geistig behinderte Kinder entwickelt – fußt auf der Grundlage, dass schwerst behinderte Menschen auf Sinnesreize wie Berührungen, Musik, Gerüche reagieren. Durch eine regelmäßig und therapeutisch durchgeführte Stimulation dieser Sinne kann eine Deprivation durch Isolation und Reizlosigkeit verhindert werden. Weil Menschen mit fortgeschrittener Demenz ihre körperlichen Signale nicht mehr selbst wahrnehmen können, verlieren sie das Gefühl von Hunger oder Durst und «verweigern» angeblich das Essen. Um Mangelernährung und deren Folgen wie Dekubitalgeschwüre, Immobilität und Infektionsanfälligkeit zu vermeiden, kann vorbereitend auf das Essen der Mundbereich zum Beispiel durch langsames Ausstreichen der Backen zum Mund bewusst gemacht und ein zusammengepresster Mund durch eine leichte Massage der Kiefermuskulatur geöffnet werden. Eine weitere Vorbereitung besteht in der Stimulation mit bekannten Gerüchen, Geschmäckern und Konsistenzen. Man streicht den Betroffenen etwas Honig, Marmelade, Säfte, oder etwas Saures oder Salziges mit dem Finger auf die Zungenspitze oder hält ihnen zum Beispiel eine zusammengedrückte Orangenschale unter die Nase. Menschen, welche auf diese Weise regelmässig und differenziert oral stimuliert werden sind nicht nur wacher, aktiver und kooperativer bei der Pflege, sondern es kann auch ihr Gewicht stabilisiert, Schluckschwierigkeiten können hinausgezögert und die Aspiration von Nahrung kann reduziert werden. Basale Stimulation umfasst nicht nur die Stimulation von Sinnesreizen, sondern auch die muskulo-skelettale Wahrnehmung und Rückmeldung. Durch rhythmische Waschungen, Massagen, eingrenzende Lagerungen und geführte Bewegungen können Körperregionen bewusst gemacht sowie Fehlhaltungen, die zu Spastik und Schmerzen führen, vermieden werden.

3.5 Kinästhetik

Das Wort Kinästhetik steht für «Lehre von den Bewegungsempfindungen». Es ist eine Ableitung des Wortes Kinästhesie, dessen Ursprung im Griechischen in den Wörtern kinesis (Berührung) und aisthesis (Empfindung) zu suchen ist. Kinästhetik als eigenständiges Konzept wurde von den beiden amerikanischen Ärzten Frank Hatch und Lenny Majetta formuliert. Kinästhetik beinhaltet das Bewusstwerden der eigenen Bewegungsfähigkeit und ist eine kreative lösungs- und prozessorientierte Bewegungskommunikation mit Menschen, deren Bewegungspotential eingeschränkt ist. Bewegung, als neuro-muskulo-skelettäres Ereignis definiert, bildet die Grundlage jeglicher menschlicher Bewegungsform.

Es gibt einen Teil des Nervensystems, den man als propriozeptives oder Eigenwahrnehmungssystem bezeichnet. Dieses ist für die Wahrnehmung unseres Selbst zuständig, und wird entsprechend des Ursprungsortes in unterschiedlichen Körperteilen in drei Gruppen unterteilt:

- das Bewegungsgefühl, das von den Muskeln und dem Skelett stammt und auch als kinästhetischer Sinn bezeichnet wird;
- das Orientierungsgefühl, das die Position des Körpers im Raum beschreibt und von einem Teil des Innenohres, dem so genannten Labyrinth, vermittelt wird;
- die so genannten viszeralen Empfindungen von inneren Organen, zum Beispiel zur Verdauung und Ausscheidung.

Werden nun diese Aussagen mit dem bio-psychosozialen Aspekt eines schwer demenzbetroffenen Menschen in Bezug gesetzt, so stellt man fest, dass die Systeme für propriozeptive Wahrnehmungen untereinander nicht mehr koordiniert werden können. Die Auswirkungen sind bekannt; sie manifestieren sich in jenen Menschen, die von den Pflegefachkräften als schwer beweglich und wenig kooperativ eingestuft werden. Die für pflegerische Handlungen notwendigen Lageveränderungen werden oft entsprechend unsanft und ruckartig ausgeführt. Anders gestalten sich dagegen die Bewegungen der Kinästhetik: einzelne Körperteile erfahren Bewegung und werden so nacheinander in die gewünschte Lage bewegt. Konsequent täglich durchgeführte Bewegungsaktivitäten fördern die Propriozeption des demenzbetroffenen Menschen. Die Pflege und Betreuung gestaltet sich durch diese Technik zu einem partnerschaftlich, lösungsorientierten Bewegungs- und Beziehungsprozess.

4. Aspekte zur Verpflegung/Ernährung demenzbetroffener Menschen

Demenzgerechtes Kochen und demenzgerechte Verpflegung sind interdisziplinär und setzen Information über die jeweils aktuellen Ressourcen der Pensionäre voraus. In allen unterschiedlichen Demenzphasen muss der Ernährungsauftrag garantiert, aber auch ständig angepasst und relativiert werden. Frühere Gewohnheiten, Vorlieben, Abneigungen und Prägungen spielen eine zentrale Rolle. In frühen Phasen der Demenz sind die Betroffenen mit der Selbstversorgung überfordert, weil sie ihre Mahlzeiten ohne fremde Hilfe nicht mehr planen, einkaufen und zubereiten können. Schon lange vor Heimeintritt ernähren sie sich deshalb mangelhaft, weshalb Untergewicht vor allem bei allein stehenden Demenzbetroffenen ein häufiger Eintrittsbefund ist. Im weiteren Verlauf kommen bald Probleme bei der Auswahl oder der Abfolge der Speisen hinzu. Später erschwert die so genannte Apraxie, die Schwierigkeit im Umgang mit Besteck, Tassen und Gläsern, die Nahrungsaufnahme. Noch später ist das Essen geprägt von Komplikationen mit Beissen, Kauen und Schlucken. Für die Verpflegung bedeutet dies eine spezielle Zubereitung der Speisen.

Fingerfood wird inzwischen in zahlreichen demenzgerechten Heimen angeboten, und es gibt viele Bücher darüber, in denen mehr oder weniger originelle Fingerfood-Rezepte unter Berücksichtigung von Nährwert, Farbe, Aussehen, Duft und Geschmack angegeben werden. Vielen Demenzbetroffenen fällt es schwer, für eine Mahlzeit am Tisch sitzen zu bleiben. Für sie hat es sich bewährt, kleine Imbissstellen im Gang oder im Garten mit kleinen Häppchen in grossen Platten bereitzustellen, wo sie sich sozusagen ambulant verpflegen können.

5. Pharmakotherapie demenzbetroffener Patientinnen und Patienten im Heim

Demenzabklärung, Demenzverlauf und Therapie, insbesondere jedoch die demenziellen Verhaltensstörungen BPSD (Behavioural and Psychological Symptoms of Dementia) sind zu einem eigenständigen Gebiet von Diagnostik und Therapie geworden. Es empfiehlt sich daher, für die Inbetriebnahme eines demenzgerechten Heims eine geriatrisch oder gerontopsychiatrisch versierte Heimärztin oder einen Heimarzt mit eben diesem Fachwissen für alle Bewohnenden zu engagieren. Der geronto-psychiatrische Leistungskatalog umfasst weit mehr als nur das Verschreiben von beruhigenden Medikamenten. Die ärztliche Eintrittsuntersuchung umfasst auch eine einfache psychometrische Testung. Für die hiesigen Heime hat sich für die kognitiven Fähigkeiten der Mini-Mental-Status-Test (MMST) nach Folstein bewährt, für die Alltagskompetenz der erweiterte Barthel-Index nach Mahoney und für Verhaltensstörungen das neuropsychiatrische Inventar (NPI) nach Cummings (s. Kapitel Brand & Markowitsch). MMST und Barthel-Index nehmen bei Alzheimerkrankheit kontinuierlich gleichförmig ab und erlauben in mittleren und späten Phasen der Demenz eine recht zuverlässige Bestimmung des Demenz-Schweregrades. Neu auftretende Verhaltensstörungen können mit dem NPI gut erfasst und der Erfolg der Pharmakotherapie evaluiert werden. Weil sich das Verhalten und das psychische Zustandsbild der Demenzbetroffenen rasch und häufig verändern können, ist die Ärztin/der Arzt auf die Beobachtung und Erfassung von Krankheitssymptomen in hohem Masse auf die Pflegenden angewiesen.

Bei der Pharmakotherapie dementer Personen unterscheidet man einerseits zwischen Medikamenten, welche die demenzbedingten kognitiven und funktionellen Defizite stabilisieren, und andererseits den eigentlichen Psychopharmaka, die eingesetzt werden zur Beeinflussung von Affektstörungen, Wahnsymptomen, Unruhe und Schlaf. Verhaltensstörungen wie Schlagen, Beissen oder sexuelle Enthemmung können selbst bei optimalem Milieu auftreten und für die Umgebung so zerstörerisch wirken, dass die körperliche und seelische Integrität des Personals gefährdet ist. Da heute ein differenziertes pharmakotherapeutisches Angebot zur Verfügung steht, ist eine möglichst genaue Differenzierung und Charakterisierung der Symptome unerlässlich. Rapp, Flint, Herrmann & Proulx (1992) empfehlen deshalb, vor jeder medikamentösen Intervention bei Verhaltensstörungen diagnostisch die so genannte ABC-Regel anzuwenden (s. Kapitel Wettstein in diesem Band).

Eine medikamentöse Behandlung führt zu einer deutlichen Entlastung der Betreuenden und verhindert eine Einweisung in eine psychiatrische Institution. Damit wird nicht nur der traumatisierende Milieuwechsel für Betroffene und ihre Angehörigen vermieden, es können auch hohe stationäre Kosten eingespart werden. Weil demente Menschen ihre Schmerzen weder aussprechen noch lokalisieren können, gehört die Schmerzerfassung und -behandlung zu den wichtigsten heimärztlichen Aufgaben. Unbehandelte Schmerzen führen zu Inappetenz und Gewichtsverlust, zu Stürzen, Unruhe und herausforderndem Verhalten. Wichtig ist, dass die Schmerzmittel gleich nach dem Erwachen verabreicht werden, also bevor Lagerungen, Transfers, Toilette oder Ankleiden durchgeführt werden.

6. Betreuung und Begleitung der Angehörigen in einer demenzgerechten Institution

6.1 Die Bedeutung von Angehörigenarbeit

Angehörigenarbeit ist in der geriatrischen Langzeitpflege bereits seit längerer Zeit ein wichtiges und viel diskutiertes Thema. Die Annahme, dass Familien oder Angehörige ihre alten und pflegebedürftigen Verwandten in Heime geben und sich dann anschliessend nicht mehr um sie kümmern, ist längst überholt und widerlegt. Im Gegenteil ist die Einweisung in eine Institution in den meisten Fällen erst dann möglich, wenn sich wirklich alle familialen und ambulanten öffentlichen Ressourcen erschöpft haben (Chenowetz & Spencer, 1986; Morycz, 1985). Das Bewusstsein dafür, dass Angehörige ein Teil der Bewohnerin/des Bewohners sind und deren Wohlbefinden auch davon abhängt, wie sicher und wohl sich die Angehörigen in der Institution fühlen, ist im Laufe der Zeit gestiegen.

Gerade weil im Zentrum des Auftrags einer Institution die Pflege und Betreuung der von Demenz betroffenen Personen steht, verdienen die Angehörigen eine besondere Beachtung. Sie waren bis zum Eintritt für den von Demenz betroffenen Menschen die Orientierung und ein entscheidender Halt im zunehmenden Vergessen. Diese Rolle wird in fremder Umgebung und bei progredienter Entwicklung der Krankheit noch bedeutender. Die Angehörigen sind somit ein wichtiger Bestandteil der eigentlichen Kundinnen und Kunden der Institution und sie sollten trotz begrenzter Ressourcen unbedingt Berücksichtigung erfahren.

Im Interesse der zu betreuenden Person ist die Arbeit mit Angehörigen vor allem auch deshalb entscheidend, weil sie diejenigen sind, die Informationen geben können, die den Mitarbeitenden wegen verloren gegangener Fähigkeiten der dementen Person sonst verborgen blieben. Sie sind also neben der Bewohnerin/dem Bewohner die wichtigste Informationsquelle für die Institution. Oftmals sind es genau diese Informationen, die das Bild von einer Person und ihren möglichen Bedürfnissen klarer werden lassen, was in der Folge zu einer qualitativ besseren und effizienteren Betreuung führen kann. Im Weiteren sind die Angehörigen für die Bewohnerinnen und Bewohner eine wichtige Verbindung zwischen der Welt, aus der diese kommen und der neuen Lebenswelt Heim oder Institution.

Das wichtigste Anliegen für Bewohnerinnen und Bewohner von Heimen ist das Aufrechterhalten ihrer Beziehung zu ihrem sozialen Umfeld (Harel, 1981). Angehörige bedeuten und bieten den von Demenz Betroffenen emotionale Sicherheit durch die Kontinuität ihrer Beziehung und die erlebte Vertrautheit. Durch ihr Kommen und ihre Integration bauen sie eine Brücke zur Vergangenheit und sind ein lebendiger Beweis dafür, dass es ein Leben vor der Demenz gab. Dieses wiederum hilft das Selbstwertgefühl der Betroffenen zu erhalten und unterstützt das von Kitwood (2000) geforderte «Person-Sein». Gerade da, wo Sprache nach und nach verloren geht, gewinnt das wortlose Verstanden-Werden, das Wissen, was die andere Person fühlt, denkt und sich wünscht, an existenzieller Bedeutung.

Aus der Perspektive der Institution gestaltet sich das Tätigkeitsfeld in der Betreuung von dementen Menschen komplex, wodurch wiederum dem Austausch mit Angehörigen eine bedeutende Rolle zukommt. Aber nicht nur die Komplexität, sondern auch die Zunahme der Demenzerkrankungen fordert einen vermehrten Einbezug der Angehörigen in die zu fällenden Entscheidungen. Ein ebenso wichtiger Grund für die Integration von Angehörigen liegt in der Tatsache, dass sie die von Demenz Betroffenen zu Hause betreuten. Sie wurden dadurch zu Expertinnen und Experten in der Pflege und Betreuung dieser speziellen Person. Durch dieses Erfahrungswissen stellen sie nicht nur eine grosse Ressource für die Bewohnerinnen und Bewohner, sondern eben auch für die Institution selbst dar. Der Rückgriff auf die gemachten Erfahrungen und dieses besondere Wissen kann für die Pflegenden eine Erleichterung ihrer Arbeit zur Folge haben. Die Beziehung zwischen den pflegenden Angehörigen dementer Menschen und den professionell Helfenden ist daher für die Qualität der Pflege und Betreuung, und auch für das Wohlbefinden aller Beteiligten von zentraler Wichtigkeit.

Angehörigenarbeit wird und muss demnach weiter an Bedeutung gewinnen. Denn wenn diese nicht geschieht, so zeigt es sich im Alltag, kann durch Eskalation einer Konfliktsituation oder durch die erlebte Überforderung des Personals, die Betreuung der Angehörigen schließlich mehr Aufwand fordern, als die Pflege der Bewohnenden selbst. Das endet nicht selten in der Überforderung der Mitarbeitenden, die sich dann in dem Spannungsfeld zwischen der Erfüllung ihres Hauptauftrages und der Beruhigung und Begleitung der Angehörigen befinden. Unzufriedenheit des Personals und Unzufriedenheit der Angehörigen sind oftmals die Folge solcher Situationen.

Auf verschiedenen Ebenen sind bereits wichtige Massnahmen zur Integration und Beteiligung von Angehörigen getroffen worden. So finden sich fast in allen Institutionen kaum noch Beschränkungen der Besuchszeit, es gibt Angehörigenabende oder spezielle Vorträge und Anlässe für Angehörige (Urlaub, 1995). Über solche konkreten Angebote hinaus geschieht Angehörigenarbeit im Alltag aber oftmals noch zufällig und eher situativ als geplant und standardisiert. Um an dieser Stelle eine Professionalisierung in Gang zu setzen, bedarf es zunächst der Auseinandersetzung mit der Situation und den Belastungen, unter denen Angehörige oftmals leiden.

6.2 Die Situation der Angehörigen

Es ist wohl ein Trugschluss, wenn man davon ausgeht, dass sich beim Heimeintritt die Belastung der Angehörigen durch Übergabe der Pflege an Professionelle reduziert (Keefe & Fancey, 2000). In der neueren Literatur finden sich Hinweise darauf, dass sich mit der Aufgabe der Betreuung von Demenzkranken, sei es durch Todesfall oder Eintritt in eine Institution, zwar die Beschwerden der Betreuenden vermindern, die Anzahl der Arztbesuche sich jedoch verdoppeln (Grässl, 2002). Dieser Befund mag überraschen, da sich die objektiven Belastungsfaktoren im Normalfall bei einem Heimeintritt reduzieren. Die von den meisten Angehörigen geleisteten pflegerischen Tätigkeiten werden von professionellen Pflegenden übernommen. Körperliche und zeitliche Ressourcen sollten in Abhängigkeit zum Engagement der jeweiligen Person im Heim eher wieder frei werden. In der Regel findet aber kein «Abschieben» der dementen Person statt, sondern der Kontakt bleibt durch regelmässige Besuche bestehen (Evans & Scullion, 2000). Entscheidender als die objektive Belastung ist hier die innerpsychische Verarbeitung der Situation der einzelnen Person. Die Art, wie sie die Situation bewertet, welche Motivation sie bewegt und welche Handlungsmöglichkeiten sie sieht, münden in Bewertungsprozesse des eigenen Handelns, die die subjektive Belastung sehr wohl mitbestimmen (Lazarus & Folkman, 1984).

In empirischen Untersuchungen konnte gezeigt werden, dass emotionale Abhängigkeit der Angehörigen in stärkerem Zusammenhang mit der subjektiven Belastung steht als die objektiven Belastungsfaktoren (Adler, 1996; Wilz, 1999). Die emotionale Abhängigkeit ist gekennzeichnet durch das Erleben von Schuldgefühlen bei Unternehmungen ohne den Kranken, durch die Unfähigkeit, Hilfe anderer anzunehmen, durch subjektiv erlebte Unentbehrlichkeit in der Pflege, durch die enge Verknüpfung des eigenen Wohlbefindens mit der von Demenz betroffenen Person und durch das Fehlen eigener Perspektiven ausserhalb der Pflege. Auch das Zurückstellen eigener Wünsche und Bedürfnisse stellt an sich schon eine Belastung dar (Jones & Jones, 1994). Auf psychischer und physischer Ebene hinterlässt Belastung Spuren wie beispielsweise ein geringes Ausmass an Lebenszufriedenheit oder chronifizierte körperliche Beschwerden (Gunzelmann, 1991). Auch Veränderungen im sozialen Leben der Betreuenden wie deutliche Einschränkungen der Aktivitäten bis hin zur Isolierung sind beobachtbar.

Der Eintritt einer von Demenz betroffenen Person in eine Institution geht in diesem Sinne nicht zwangsläufig mit einer Entlastung der Angehörigen einher. Auch wenn sich objektive Belastungen reduzieren, stehen die Angehörigen vor neuen Aufgaben, die zum Teil ganz neue belastende Herausforderungen für sie beinhalten. Das Verantwortungsgefühl für das physische und emotionale Wohlbefinden und auch die aktive Bereitschaft, einen Teil der Pflege zu übernehmen, bleibt in vielen Fällen bestehen (Keefe & Fancey, 2000). So ist allein die Entscheidung für eine Heimplatzierung für die Angehörigen emotional extrem belastend und kann durchaus als Familienkrise angesehen werden (Zarit & Whitlatch, 1992). Dieses Moment stellt oftmals einen Tiefpunkt im Familienleben dar. Auch wenn die Familie intakt bleibt, wird die von Demenz betroffene Person in Zukunft an einem anderen Ort leben und nie mehr in die zuvor gelebten Rollen zurückkehren.

Die Rollen von Angehörigen und Dementen verändern sich und müssen aktiv neu gestaltet werden. Dazu gehört auch, dass Aufgaben neu übernommen werden müssen und, gerade in Paarbeziehungen, Dominanz- und Unterwerfungsverhältnisse oftmals einer Korrektur bedürfen. Auch für erwachsene Kinder stellt dieser Schritt eine besondere Herausforderung dar, nicht zuletzt durch die in unserer Kultur definierten Pflichten von Kindern gegenüber ihren Eltern. Trotz Individualisierung und hoher Wertschätzung von Selbstverwirklichung und Eigenständigkeit fühlen sich erwachsene Kinder stark verpflichtet, ihren Eltern in Zeiten der Not und Hilfsbedürftigkeit beizustehen (Rossi & Rossi, 1991). Wie diese Pflicht zu erfüllen ist, wird allerdings nur sehr unklar definiert (Schütze & Wagner, 1991), so dass die Heimunterbringung leicht als Verletzung der filialen Pflicht interpretiert wird und bei den erwachsenen Kindern Schuldgefühle erzeugt (Schütze, 1989). Auch unter besten Bedingungen ist der Eintritt mit Gefühlen des Verlassens verbunden und führt auf innerpsychischer Ebene nicht selten zu Konflikten und schlechtem Gewissen (Nolan & Dellasega, 1999, Spark & Brody, 1970). Durch Besuche und Kontakte zu dem geliebten Menschen können diese Gefühle zwar reduziert werden, die Sorge um das Wohl des dementen Menschen bleibt jedoch bestehen. Und auch wenn sich die erlebte Belastung reduziert, findet sich nicht unbedingt ein gesteigertes Wohlbefinden (Zarit & Whitlatch, 1992).

Das fehlende Wissen darüber, was Einen im Heim erwartet, gekoppelt mit dem, was an Informationen in der Öffentlichkeit über Alters- und Pflegeeinrichtungen weitergegeben wird, führt nicht selten zu Zweifeln und Unsicherheit in dieser Situation. Auch die Auseinandersetzung mit einer komplett neuen Lebenssituation erfordert hohe Anpassungsleistungen. Nach ausgefüllten Tagen mit der Pflege, aus der sie neben der Belastung auch das Erleben von Befriedigung ziehen konnten, stehen Angehörige meist vor dem Alleinsein, und sehen sich nicht selten ihrer Alltagsaufgabe beraubt. Pflege und Betreuung ist in dem Sinn nicht nur Last, sondern sie gibt auch Selbstbestätigung, in dem man etwas für den anderen tun kann. Angehörige müssen sich nach dem Heimeintritt mit der räumlichen, aber häufig auch mit der emotionalen Distanz ihrer «abgegebenen» Angehörigen auseinandersetzen. Neu ist auch, dass andere, fremde Menschen die Verantwortung für einen vertrauten Menschen übernehmen. Das eigene Expertenwissen und die Zweifel über die Richtigkeit der getroffenen Entscheidung können an dieser Stelle den Prozess der Vertrauensbildung zum Personal erschweren.

6. Betreuung und Begleitung der Angehörigen

Gleichzeitig darf nicht vergessen werden, dass Angehörige viel Belastendes mit in die Institution tragen. Eigene Ängste bezogen auf die Zukunft, damit im Zusammenhang stehende Trauer und Verlustgefühle sind nicht selten treue Begleiter der Angehörigen. Auch in deren Leben geht durch den Einzug in eine Institution etwas zu Ende. Manchmal muss an diesem Punkt die empfundene Verpflichtung gegenüber dem persönlichen Lebensentwurf abgewogen werden (vgl. Hedtke-Becker 1999). Aber da sind auch Ängste vor der Entwicklung der Demenz. Der schrittweise Verlust und der drohende körperliche und geistige Zerfall stellen eine wohl kaum nachzuempfindende Belastung dar. Miterleben zu müssen, wie sich die Persönlichkeit eines vertrauten und geliebten Menschen verändert, ist für viele Angehörige nahezu unerträglich. Und nicht zuletzt leiden vor allem Ehepartnerinnen und -partner häufig bereits selbst unter ihren eigenen körperlichen Beschwerden.

Das Leben von Beziehung ist in einer Altersinstitution ebenfalls deutlich schwieriger. Intimität im eigentlichen Sinne kann häufig fast nicht gewährleistet werden. Allein die Alltagsstruktur der Institution gibt einen Rahmen für die Möglichkeit von echten Begegnungen vor. Angehörige müssen plötzlich lernen, sich gegenüber Blicken und den Urteilen der vielen anderen wie Besucherinnen und Besuchern, Personal und weitere Bewohnerinnen und Bewohnern abgrenzen zu können. Das gemeinsame Leben findet damit weit mehr in der Öffentlichkeit statt. Auch die vielen Informationen, die die Mitarbeitenden über die demente Person benötigen, um eine gute, individuelle Betreuung gewährleisten zu können, fordern auch von Ehepartnerinnen und -partnern oder Kindern ein nicht unbedeutendes Mass an Offenheit.

Die Rücksichtnahme auf die Situation des von Demenz betroffenen Menschen kann dazu führen, dass Angehörige eigene, wahre Gefühle manchmal gar nicht wahrnehmen oder zur Seite schieben, was einer Bewältigung nicht ungedingt förderlich ist. Auseinandersetzung mit dem Anderen ist oft nicht mehr möglich oder wird vermieden, so dass sich vermuten lässt, dass die Beziehungsgestaltung durch das Leben in räumlich getrennten Welten in eine neue Phase geht, die die Angehörigen selbst aktiv gestalten müssen. Abschiednehmen von gelebter Beziehung und Offenheit für eine andere neue Art der Begegnung, scheint hier gefordert.

Angehörige vermissen in ihrer extrem belasteten Situation oft Wärme und Geborgenheit (Käppeli, 1989). Sie erleben Situationen, in denen es scheint, als weichen ihnen die Pflegenden aus, und so empfinden sie sich in der Schlussfolgerung als Störfaktor und als zusätzliche Belastung für das Pflegepersonal (Meier, 1989). Durch die Übergabe der Betreuung an professionelle Pflegekräfte kämpfen Angehörige nicht selten mit dem Gefühl der Bedeutungslosigkeit. Kellet (2000) konnte zeigen, dass Angehörige insbesondere darunter leiden, keine Kontrolle zu haben, nicht gehört zu werden, sich ausgeschlossen zu fühlen, Pflege nicht teilen zu können und in konstanter Verunsicherung zu leben. Die Situation der Angehörigen birgt somit eine Menge an neuen Aufgaben, Belastungen und Herausforderungen, die individuell bewältigt werden müssen. Auch wenn eine Integration der Angehörigen angestrebt wird, stehen alle Beteiligten damit vor einer nicht leicht zu bewältigenden Aufgabe und der Alltag in der Situation gestaltet sich oft als schwierig.

6.3 Quellen von Schwierigkeiten im Umgang mit Angehörigen

Eine eher grundsätzliche Problematik der auftretenden Schwierigkeiten zwischen Angehörigen und Mitarbeitenden liegt wohl darin, dass das familiale und professionelle Versorgungssystem andere Interessen verfolgt und ihnen eine andere Logik zugrunde liegt. Die beiden Personengruppen haben eine unterschiedliche Perspektive auf den von Demenz betroffenen Menschen (Kickbusch, 1981). Für die Mitarbeitenden ist diese bestimmte Person «nur» ein Teil ihrer gesamten Aufgaben. Je höher der Zeitdruck und geringer die Ressourcen, desto mehr tritt die einzelne Person mit ihren ganz individuellen Bedürfnissen in den Hintergrund. Es gilt dann Prioritäten so zu setzen, dass alle Beteiligten in gewisser Form zu ihrem Recht kommen. Für die Angehörigen aber sieht die Situation anders aus. Hier stehen ein ganz bestimmter Mensch und die Wahrnehmung seiner individuellen Wünsche im Mittelpunkt von Denken und Handeln.

Diese Tatsache kann zu Missverständnissen auf beiden Seiten führen. Die Pflegenden erleben die Ansprüche der Angehörigen als überhöht und können ihnen nicht gerecht werden, während die Angehörigen die Pflege als unzureichend erleben, da individuelle Bedürfnisse nicht ausreichend berücksichtigt werden. Dass beide Personengruppen das Wohlbefinden der Bewohnerin oder Bewohners als oberstes Anliegen verfolgen, wird dabei schnell aus den Augen verloren.

Auch Faktoren, wie Alter, Geschlecht, Bildung und kulturelle Hintergründe können im Alltag zu Schwierigkeiten und Unverständnis führen. Barker (1994) geht davon aus, dass zwei Personen sich besser verstehen je ähnlicher sie einander in Bezug auf Werte und Sprache sind. Oft liegen aber mehrere Generationen zwischen Mitarbeitenden und Angehörigen, und die damit verbundenen unterschiedlichen Lebensvorstellungen können zu Kommunikationsproblemen, Missverständnissen und konfliktreichen Beziehungen führen (Fineman, 1992) und machen das einander Verstehen nicht einfach.

Unklare Aufgabenteilung und nicht definierte Zuständigkeiten zwischen den Professionellen und den Angehörigen (Schwartz & Vogel, 1990, Vinton & Mazza, 1994) lassen ebenfalls Konflikte entstehen. Oft sehen die Pflegenden das Leben im Heim als echte Alternative zum Leben zu Hause und wollen damit alle Verantwortlichkeiten unausgesprochen übernehmen – auch die, die Angehörige weiterhin bei sich selbst sehen (vgl. Pillemer et al. 1998). Es fehlt das Bewusstsein dafür, dass die emotionale Beziehung zwischen Heimbewohnerin beziehungsweise -bewohner und Angehörigen von keiner Institution ersetzt werden kann. Konkurrenzprobleme können dann die Folge sein. Wer kennt die zu betreuende Person besser und weiss genauer, was ihr jetzt gut täte? Diskussionen, die schließlich in mangelndem Vertrauen oder gar Misstrauen auf beiden Seiten enden.

Auch ist Fehlverhalten auf Seiten der Pflegenden (Iecovich, 2000) wie lautes Reden, Ausdruck von Ungeduld, Missachtung der Autonomie und der Selbstbestimmung der Bewohnerinnen und Bewohner Anlass für Diskussionen und Auseinandersetzungen. Hier scheint ein Mangel an Wissen, Akzeptanz, Verständnis für die Situation des anderen und festgefahrene Einstellungen oder gar Vorurteile eine entscheidende Rolle zu spielen.

Unzufriedenheit mit der Qualität und Angemessenheit der Pflege auf Seiten der Angehörigen lassen auch häufig Kontroversen entstehen. Immer dann, wenn Angehörige ihre Erwartungen in Bezug auf die Betreuung nicht erfüllt sehen, können Spannungen folgen (Vinton & Mazza, 1994). Konflikthafte Beziehungen haben oftmals auch ihren Ursprung in mangelhafter Information über einander. Sich gegenseitig zu informieren trägt zur Entwicklung von Verständnis für die anderen bei. Ganz sicher gibt es verschiedenste Gründe und Ursachen für Schwierigkeiten und Konflikte im Umgang mit Angehörigen, die eine gute Kooperation erschweren. Wichtig scheint an dieser Stelle das Bewusstsein dafür, dass es wohl in den seltensten Fällen nur eine Ursache gibt. Es braucht also das Wissen um die vielen verschiedenen Gründe und eine gute Diagnostik, um die Quelle für die aktuellen Spannungen benennen und gegebenenfalls zum Wohle aller Beteiligten, vor allem aber für den von Demenz betroffenen Menschen, auch bearbeiten zu können.

6.4 Angehörigenarbeit mit und für Angehörige

Die vorangegangenen Ausführungen machen deutlich, dass etwas zur Integration von Angehörigen getan werden muss, wenn die Qualität der Betreuung und das Wohl der anvertrauten Menschen ein wichtiges Ziel ist. Gerade im Umgang mit dementen Menschen kann Angehörigenarbeit als Türöffner in die Welt der Gefühle und Werte der Patientin/des Patienten gesehen werden. Trotzdem scheint es nicht ganz einfach, am richtigen Punkt anzusetzen. Die Bedürfnisse und das Rollenverständnis der Angehörigen sind oft sehr unterschiedlich.

Grundsätzlich gilt es wohl zunächst, die verschiedenen Haltungen als gegeben und über viele Jahre gewachsen hinzunehmen. Eine Institution, und damit alle Mitarbeitenden, müssen sich bewusst machen, dass Angehörige keine homogene Gruppe sind. Im Gegenteil: Wir haben es hier mit einer äussserst heterogenen Zielgruppe zu tun, wenn man nur die Varianz des Alters, der Verwandtschaftsgrade und der emotionalen Bindungen an den von Demenz Betroffenen betrachtet. Hinzu kommen aber noch die individuellen Lebensumstände und die daraus resultierenden Erwartungen an die Institution. Alle Angehörigen sind zwar Betroffene einer ähnlichen Situation, die Informationen und Entlastung benötigen, aber sie sind nicht zwangsläufig Klientin oder Co-Patient, sondern sie sind und bleiben eigenständige Persönlichkeiten. Nur mit einer solchen Haltung kann in Zukunft aus einem immer noch bestehenden asymmetrischen Verhältnis eine wirklich partnerschaftliche Zusammenarbeit entstehen. Der Ansatz der Partnerschaft zwischen Angehörigen und Mitarbeitenden ist für eine Institution auch ein wichtiges Mittel zur Erreichung einer qualitativ hoch stehenden Pflege und Betreuung (Penning & Keating, 2000).

Beim Blick in die Praxis fällt auf, dass es an dieser Stelle an Perspektivenübernahme und entsprechenden konzeptionellen Vorstellungen zur Arbeit mit Angehörigen fehlt. Es wird vieles getan, häufig aber ohne ein wirkliches Konzept und die notwendigen Strukturen. Ohne Strukturen in einer Institution aber wird Angehörigenarbeit weder effizient noch funktional für alle Beteiligten, im Gegenteil, sie wird zu einer zusätzlichen Belastung. Eine Studie des Kuratoriums Deutsche Altershilfe (2000) konnte zeigen, dass eine verbesserte Zusammenarbeit mit Angehörigen auch die Beziehung zu ihnen verbesserte und die Mitarbeitenden entlastet waren. Erst strukturierte Angebote für Angehörige binden diese an die Institution. Wenn also wirklich etwas für Angehörige getan werden soll, dann nicht als einmalige Veranstaltung, sondern immer unter dem Gesichtspunkt eines begleitenden Prozesses. Dabei sind Interventionen vor allem am Anfang, rund um den Eintritt, von besonderer Bedeutung, die dann schließlich in eine kontinuierliche Begleitung münden sollten (Zarit & Whitlatch, 1993).

Gegenseitiges Verständnis und Respekt schaffen
Ein erster Schritt zu einer guten Interaktion zwischen Angehörigen und Mitarbeitenden ist, gegenseitiges Verständnis und Respekt für die Lebenserfahrung und den sozialen Kontext der jeweils anderen Seite zu schaffen. Eine offene Grundhaltung innerhalb der Institution ist wohl die Basis für die Möglichkeit einer guten Zusammenarbeit. Mitarbeitende benötigen Wissen über die Belastungssituation von Angehörigen und auch Angehörige müssen Respekt vor der Kultur, der Kompetenz und Individualität der professionell Pflegenden und deren Beziehung zu den Bewohnenden entwickeln können (Tobin, 1995). Es muss darum gehen, Einstellung und Stereotype zu verändern und das Kommunikationsverhalten der Mitarbeitenden zu verbessern, gerade weil Pflege oftmals ein Aushandlungsprozess ist, der hohe kommunikative Kompetenzen erfordert. Das bedingt selbstverständlich auch, die Kanäle für Kommunikation zu prüfen und gegebenenfalls zu optimieren (Iecovich, 2000). Wenn Angehörige sich in ihrer Situation ernst genommen fühlen, entwickeln sie auch mehr Verständnis für vielleicht auftretende Fehler. Andererseits sind Mitarbeitende, die über ausreichende Kenntnis über die Situation von Angehörigen verfügen und gleichzeitig auf ein Hintergrundswissen über die Wirksamkeit von integrativen Massnahmen zurückgreifen können, motiviert, ein wirklich partnerschaftliches Verhältnis mit Angehörigen einzugehen

(George & George, 2003). Es ist bekannt, dass es eines der wichtigsten Anliegen von Angehörigen ist, enger mit den professionell Pflegenden zusammenzuarbeiten (Russel & Foreman, 2002, Pillemer et al., 1998).

Klärung der Erwartungen und Rollen
Allerdings bedingt eine partnerschaftliche Zusammenarbeit auch eine Klärung der verschiedenen Erwartungen und der Rollen, die dann auch von beiden Seiten akzeptiert wird. Der Eintritt in eine Institution verlagert de facto viele Verantwortlichkeiten von der Familie auf die Institution, trotzdem sind die Rollen und der Grad der Verantwortlichkeit vielfach unklar.

So schreiben Angehörige zwar dem Personal Verantwortung für bestimmte Aufgaben zu, fühlen sich aber selbst dafür verantwortlich, die Ausführung und Effektivität der Massnahme zu beurteilen (Bowers, 1988). Unterschiedliche Meinungen darüber, was in der Pflege wichtig ist führen oft zu Konflikten. Da den Angehörigen die psychische Betreuung der von Demenz betroffenen Person sehr viel bedeutet, beobachten sie in der Folge eben nicht nur, was man für den dementen Menschen tut, sondern vor allem, wie diese Dinge getan werden.

Unterschiedliche Erwartungen benötigen ein klärendes Gespräch, um weitere Quellen für Stress und Unzufriedenheit auszuschalten (Vinton & Mazza, 1994). Wichtig scheint an diesem Punkt, dass es hier nicht um eine strikte Aufgabenteilung gehen kann, sondern dass Aufgaben und Verantwortung miteinander verwoben bleiben müssen. Gerade weil Angehörige bestimmte Vorstellungen von selbsterhaltender Pflege haben, aber nicht immer anwesend sein können, ist ein gemeinschaftliches Wahrnehmen der Betreuung wichtiger als eine Arbeitsteilung. Die Aufteilung von Aufgaben reflektiert keineswegs wirkliche Partnerschaft, sondern eine erfolgreiche Zusammenarbeit muss auf gemeinsamen Perspektiven, Zielsetzungen und einem ähnlichen Verständnis für die Situation basieren (Tilse, 1997). Diese gemeinsamen Perspektiven lassen sich nur finden, indem in Gesprächen eine Bereitschaft zur Auseinandersetzung immer wieder neu signalisiert und erarbeitet wird.

Angehörigengruppen
Damit Angehörigenarbeit prozessbegleitend stattfindet, sollten weitere Angebote zur Entlastung überlegt werden. Internationale Studien kommen in der Frage der Belastungsverarbeitung pflegender Angehöriger zu der Schlussfolgerung, dass belastungsreduzierende und damit gesundheitsfördernde Bewältigungsreaktionen problemorientiertes Coping, Problemanalysen, Informationssuche, realistische Sicht und Akzeptieren der Pflegesituation sind (Cox & Ephross, 1989; Monohan, 1995). Ebenso wird die positive Wirkung von sozialer Unterstützung durch zahlreiche Studien bestätigt (Stommel et al., 1990). Auf dieser Erkenntnisbasis sind diverse Angehörigengruppen und Angehörigenschulungen speziell für Demenzkranke ins Leben gerufen worden. Die Wirksamkeit dieser Gruppen wird sowohl

von den Angehörigen als auch von den Gruppenleitungen übereinstimmend positiv beurteilt.

Von den Angehörigen wurden vor allem der Austausch mit Anderen, die mit ähnlichen Problemen konfrontiert sind, Informationen über Krankheiten und das Kennenlernen neuer Lösungswege als bedeutsame Aspekte benannt. Die Gruppenleitung beobachtet in erster Linie eine erweiterte Kompetenz im Umgang mit dem zu Pflegenden und die emotionale Entlastung der Angehörigen. Solche Gruppen können in einer Institution auch dann, wenn der grösste Teil der Betreuung von professionell Pflegenden übernommen wird, sehr hilfreich für die Angehörigen sein. Sie hätten hier die Gelegenheit, die neuen Herausforderungen, die durch den Heimeintritt auf sie zukommen, mit ähnlich Betroffenen auszutauschen und sich damit möglicherweise emotional zu entlasten. Gruppen können zudem helfen, Familien in ihrer neuen Rolle oder sogar der Rollenfindung zu unterstützen, Stress abzubauen, Besuchsanleitung zu geben und die Interaktion mit den Mitarbeitenden zu erleichtern (Cox & Ephross, 1989).

Einladung zu Gesprächen und Austausch
Angehörige benötigen Unterstützung bei der Anpassungsleistung der Veränderung der Beziehung und in der Fürsorge für den von Demenz Betroffenen (Kellet, 2000). Diese soziale und emotionale Unterstützung kann nicht nur in Gruppen, sondern auch durch regelmässige Gespräche mit einer pflegerischen Bezugsperson angeboten werden. Dabei spielen Freundlichkeit, Verständnis und die echte Gesprächsbereitschaft eine entscheidende Rolle. Angehörige wollen sich nicht allein fühlen und brauchen eine Einladung, um sich öffnen zu können. Eine Ansprechperson zu kennen und in den Begegnungen das Gefühl der Echtheit und Freiwilligkeit spüren zu dürfen, ist oft ein Bedürfnis von Angehörigen. Sie möchten erleben, dass Fachkräfte ihnen zur Seite stehen *wollen*. Die professionell Pflegenden sollten sichtbar und erkennbar sein als Mitverantwortliche und Mitsorgende. Familien möchten willkommen geheissen werden und Respekt erleben für das, was sie bisher geleistet haben und für ihr Expertenwissen, das sie mitbringen (Tornatore & Grant, 2004).

Gestaltung der Besuche
Die regelmässigen Besuche der Angehörigen können gerade auch zu Beginn sehr unterschiedliche emotionale Reaktionen hervorrufen. Sie können entlasten vom schlechten Gewissen, sie können aber auch belastend sein, dadurch, dass man sich als Störfaktor erlebt oder aber mit vielen anderen Schicksalen konfrontiert sieht. Deshalb müssen Angehörige sich an die Routine in einer Institution gewöhnen können. Sie müssen vertraut werden dürfen mit den Mitarbeitenden und den Abläufen und sie müssen, wie bereits oben erwähnt, ihre Abgrenzung zu der professionellen Tätigkeit kennen lernen. Hilfreich ist es hier, mitzuhelfen, Besuche sinnvoll zu gestalten (Ross et al., 2001). Dabei benötigen sie die Erlaubnis, kom-

men und auch wieder gehen zu dürfen, das kann den Druck erleichtern und reduziert die Angst, die Routine zu stören.

Beteiligung bei der Pflege, Übernahme von Verantwortung
Wenn man nach weiteren Faktoren sucht, die den Übergang in diese neue Situation erleichtern, kann unter anderem auch das Gefühl, ein bestimmtes Mass an Kontrolle über eine Situation zu haben, entlastend wirken (Morgan & Zimmermann, 1990). Auch an diesem Punkt kann ein Konzept zur Angehörigenarbeit ansetzen. Das Kontrollerleben der Angehörigen könnte beispielsweise beeinflusst werden durch die Teilnahme an der Pflege, durch eine genaue Kenntnis des Pflegeteams und durch die Möglichkeit, Verantwortung übernehmen zu dürfen.

Die Beteiligung an der praktischen Pflege kann erleichtern, das Selbstwertgefühl der dementen Person zu erhalten und die Schuld- und Schamgefühle und die Besorgnis der Angehörigen zu reduzieren. Die Zufriedenheit mit der Betreuung steigt durch ein Sich-mit-einbezogen-fühlen und sich beteiligen können (Maier-Schmitz & Tomasini, 2000). Außerdem kann die Beteiligung in der Pflege bei der Bewältigung der Krise des Heimeintritts hilfreich sein (Kellett, 1999). Die Integration kann Schuldgefühle der Angehörigen reduzieren und auch ihr Verhalten gegenüber den Mitarbeitern positiv beeinflussen. So sollten Familien eingebunden sein in die Planung und nach Möglichkeit auch in die Durchführung der Pflege. Dabei können sie einzelne Aufgaben übernehmen, wie beispielsweise einfach bei einer Mahlzeit dabei sein und damit auch der von Demenz betroffenen Person Halt und Orientierung ermöglichen. An dieser Stelle soll ausdrücklich darauf hingewiesen werden, dass Familienmitglieder aber selbst darüber entscheiden müssen, wie viel und worin sie sich engagieren wollen – die richtige Balance kann nur gefunden werden, in dem man sie teilnehmen lässt und die Teilnahme gemeinsam evaluiert. Eine Institution kann nur das Angebot und die notwendigen Strukturen schaffen, das Engagement der Angehörigen muss freiwillig bleiben und es ist darauf zu achten, bei dem Angebot jeglichen moralischen Druck, der wieder zu vermehrten Schuldgefühlen führen könnte, zu vermeiden.

Offene, reziproke Kommunikation und Information
Ein weiterer wichtiger Punkt ist die transparente und offene Kommunikation und Information. In der Begegnung mit Angehörigen ist spürbar, dass die Angehörigen von heute informiert sein wollen, Mitsprache einfordern und ein deutlich höheres Anspruchsniveau haben als früher. Sie wünschen offene Information auch über negative Veränderungen. Das Personal, das manchmal aus einem Schutzverhalten heraus Informationen zurückhält, muss sich bewusst sein, dass nicht informieren auch heisst, nicht zu integrieren und damit unter Umständen ein wichtiger Prozess für den von Demenz Betroffenen, aber auch für die Angehörigen verhindert wird.

Angehörige wollen aber nicht nur informiert werden, sondern auch ihre Informationen abgeben können. Es muss also immer um einen reziproken Austausch von Informationen gehen. Hier kommt dem Erstgespräch eine grosse Bedeutung zu. Es dient sicher dem Beziehungsaufbau und zur emotionalen Entlastung, aber auch, um sich gegenseitig zu informieren, Fakten aus der Biografie, und die Möglichkeiten der Integration zu besprechen (Ross et al., 2001). Für Angehörige von dementen Menschen ist auch von besonderer Wichtigkeit, bereits hier erwartbare Probleme, die in Folge der Demenz auftreten können, anzusprechen und festzulegen, wie dann zum gegebenen Zeitpunkt damit umgegangen werden soll (Held & Ermini-Fünfschilling, 2000).

Die Gesprächstermine sollten individuell vereinbart werden, da Sprechzeiten gerade von Berufstätigen wenig genutzt werden können und die «zwischen-Tür-und-Angel-Gespräche» nicht wirklich hilfreich sind. Das sich Einlassen am Anfang erspart später Zeit und Nerven, weil sich Vertrauen bilden kann, und das motiviert, die Toleranz für den einen oder anderen Fehler, der tatsächlich passiert, zu erhöhen. Hinzu kommt, dass gemeinsame Gespräche darüber, was für den von Demenz Betroffenen gut ist, deutlich auf das gemeinsame Ziel hinweist; auch dieses fördert Vertrauen und Verständnis auf beiden Seiten. Da wenig Kommunikation der Grund für die Entwicklung von Misstrauen ist und das Gefühl von geringer Einflussnahmemöglichkeit verstärkt (Herzberg & Ekman, 2000), sollten Orte und Ereignisse für einen kontinuierlichen Austausch geschaffen werden. Gleichzeitig sollten Strukturen vorhanden sein, in denen es möglich ist, Informationen über institutionelle Veränderungen oder Projekte an die Angehörigen zu geben. Regelmässige Angehörigenabende oder Versand von Informationsbroschüren sind in der Praxis als bewährte Instrumente bereits weit verbreitet.

Gewähren einer Privatsphäre
Eine andere Massnahme sollte die maximale Berücksichtigung der Privatsphäre der Angehörigen mit der von Demenz betroffenen Person sein, um die Beziehung fortführen zu können, ohne sich den Blicken und Fragen von fremden Menschen aussetzen zu müssen. Zu viele Ehepartnerinnen und -partner geben an, dass ihre Beziehung durch den Heimeintritt beeinträchtigt wurde (Wright, 2000). Da gilt es, Möglichkeiten zu schaffen, um die zwangsläufig veränderte Beziehung unter möglichst optimalen Bedingungen leben zu können.

Pflegen einer Abschiedskultur
Obwohl gerade das Krankheitsbild durch immer wieder neue Abschiede von Fähigkeiten oder Teilen der Persönlichkeit geprägt ist, stellt das endgültige Loslassen noch einmal eine ganz besondere Herausforderung dar. Den vielen Fragen und Ängsten zum Thema Tod und Sterben kann durch eine institutionelle Abschiedskultur Rechnung getragen werde. In der Zeit des Sterbens die Wünsche und Be-

dürfnisse der Betroffenen ernst zu nehmen, sie zu integrieren und Angehörige in der Ambivalenz ihrer Gefühle auszuhalten und zu begleiten, ist ebenfalls eine Herausforderung, die nicht einfach ad hoc bewältigt werden kann. Auch hier ist es notwendig, den Abschied von Beginn an in Haltung und Struktur einzubetten.

Zusammenfassend soll darauf hingewiesen werden, dass nicht einzelne Massnahmen wichtig sind, sondern dass es grundsätzlich der Kompetenz, auf die Vielfalt von Anliegen und Bedürfnissen reagieren zu können, bedarf. Die Entwicklung eines Konzepts mit einem differentiellen Angebot an Unterstützungsmassnahmen auf der Zeitachse von der Entscheidung zum Eintritt bis zum Todesfall, aus dem der Angehörige für sich selbst das Geeignete wählt, kann in der komplexen Situation für den Angehörigen hilfreich sein und in der Institution zur Konfliktvermeidung und besseren Integration der Angehörigen als Ressource beitragen. Dabei sollten sowohl psycho-edukative Massnahmen wie auch psycho-soziale Unterstützung und die Möglichkeit zur aktiven Beteiligung ins Auge gefasst werden. Wenn bei der Umsetzung dann besonderer Wert auf die Schulung und Begleitung der Mitarbeitenden aller Dienstbereiche gelegt wird, erst dann kann aus einer Begegnung mit Angehörigen eine Arbeit für, mit und an Angehörigen werden.

7. Pflege der Pflegenden

7.1 Die Situation der Pflegenden im Umgang mit dementen Menschen

Es ist hinreichend bekannt, dass die Betreuung und Begleitung von Menschen, die von einer Demenz betroffen sind, eine besonders grosse Herausforderung darstellt. Anders als in anderen Bereichen der Langzeitpflege gibt es keine klaren Lösungen im Umgang mit ganz bestimmten Pflege- oder Betreuungsproblemen. Je nach gewähltem Konzept zur Begleitung der dementen Menschen kommt der betreuenden Person eine zentralere Rolle zu. So ist bei der Anwendung von Validation besonders wichtig, ob hinter den Techniken die Haltung von Ehrlichkeit und Respekt spürbar wird (Feil, 2000). Auch der person-zentrierte Ansatz fordert ein grosses Mass an persönlicher Entwicklung und Reife (Kitwood, 2000). Durch den langsamen Verlust der verbalen Kommunikation muss oft auf Informationen von Angehörigen oder das eigene empathische Empfinden zurückgegriffen werden.

Im Laufe der letzten Jahre sind, wie bereits weiter oben erwähnt, verschiedenste Konzepte für den Umgang mit Dementen entwickelt und erprobt worden. Trotzdem kommen Pflegeteams immer wieder an die Grenzen der Belastbarkeit. Gründe dafür lassen sich auf verschiedenen Eben identifizieren. Oftmals wird von Angehörigen das Ausmass an Pflegebedürftigkeit zu Beginn verschwiegen oder verharmlost. Implizit werden damit aber auch die Arbeit und die Belastung der Pflegenden abgewertet und bagatellisiert. Meist gehen dem Übertritt in eine Institution viele Dinge wie Einsatz von ambulanten Diensten, teilstationäre Betreuung oder auch Kurzaufenthalte zur Entlastung der Angehörigen oder zur Optimierung der medikamentösen Therapie voraus. Erst, wenn sich alle Ressourcen und Möglichkeiten erschöpft haben, kommt es zur Einweisung in das Heim. Damit erfahren sich die Pflegenden auf bewusster oder unbewusster Ebene als letztes Glied in der Kette. Sie können den Situationen, die auf sie zukommen, nicht ausweichen und erleben oft das Gefühl, mit einer Aufgabe allein gelassen zu werden, die niemand will (Rohner & Terhorst, 1989).

Außerdem nimmt das Pflegepersonal in dem System Heim eine zentrale, aber auch spannungsgeladene Position ein. Sie stehen nicht selten in der Mitte des Spannungsfeldes zwischen Ärztin/Arzt, Angehörigen und natürlich dem von Demenz betroffenen Menschen. In dieser Situation erleben sie direkt, und mehr als alle anderen beteiligten Personengruppen, die Nöte, Schwierigkeiten und Gebrechen der Patientinnen und Patienten und müssen fähig sein oder lernen, diesen zu begegnen oder sie auszuhalten. Sie sind gleichzeitig direkte Ansprechpartnerinnen und -partner für alle anderen Dienstbereiche und die Angehörigen, die oft Unterstützung in ganz existenziellen Fragen erwarten. Auch hier wird von ihnen gefordert, Antworten zu finden und Begleitung anzubieten im Chaos der Gefühle von Angst und Hoffnung, Verzweiflung, Trauer und Enttäuschung, zwischen festhalten und loslassen. Die permanente Konfrontation mit Krisensituationen und mit der Situation von geistiger Instabilität, etwas vor dem sich der Mensch wohl am meisten fürchtet, stellt eine aussergewöhnliche Belastung für die Pflegenden dar. Das Pflegen von dementen Personen kann auch bei ihnen die Ängste vor dem Krankheitsbild und der eigenen Betroffenheit im familiären Umfeld verstärken. Die Bedrohung von Vernunft und Autonomie, zwei Werten, die in unserer westlichen Welt eine bedeutende Rolle spielen, täglich vor Augen zu haben, ihre Folgen nicht nur zu sehen, sondern auch auszuhalten, stellt hohe Anforderungen an das eigene «Person-Sein». So müssen die professionell Pflegenden immer bereit sein, Verständnis für das Verhalten und die Bedürfnisse der Bewohnerinnen und Bewohner aufzubringen und sie müssen zugleich, wie in Kapitel 6 dargestellt, auch Verständnis für die Situation der Angehörigen entwickeln.

7.2 Bedeutung der beruflichen und persönlichen Qualifikation

Damit eine demenzgerechte Einrichtung ihrem Auftrag und ihrer Zielsetzung gerecht werden kann, braucht es nicht nur ausreichend, sondern auch gut rekrutiertes respektive ausgebildetes Personal. Das Verhältnis zwischen diplomiertem und nicht diplomiertem Personal ist im speziellen Fall dem Auftrag und der Institution anzupassen. So kann beispielsweise eine Wohngruppe mit Bewohnerinnen und Bewohnern mit Demenz im Anfangsstadium mit deutlich weniger diplomierten Pflegenden und mit mehr nicht diplomierten Personen gute Qualität bieten, während eine Abteilung mit eher fortgeschrittenen Demenzstadien mehr ausgebildete Fachkräfte benötigt. Ganz besonders ist aber darauf zu achten, dass gerade im Umgang mit dementen Menschen nicht nur die fachliche Qualifikation, sondern auch persönliche Fähigkeiten, wie beispielsweise Flexibilität, genaues Beobachten und Wahrnehmen, Einfühlungsvermögen und Interesse am Dialog, auch non verbal, von Bedeutung sind. Die soziale und kommunikative Kompetenz im Umgang mit anderen Teammitgliedern und ausreichende Konfliktfähigkeit sind ebenso wichtige Fähigkeiten wie die Qualifikation, eigene Grenzen erkennen zu können und Unterstützung einzufordern. Kitwood (1997) fordert ein durch Lebenserfahrung geprägtes Selbst für die Betreuung von Demenzbetroffenen. Eine gute Grundhaltung der Teammitglieder bringt Zufriedenheit und geringere Fluktuation.

7.3 Unterstützende Massnahmen

Gelebte Leitbilder
Ganz grundsätzlich ist es wichtig, qualitätsfördernd und hilfreich für das Pflegepersonal, wenn in der Institution ein Leitbild vorhanden ist. Sich an gemeinsamen Werthaltungen orientieren zu können oder diese sogar in einem gemeinsamen Prozess erarbeiten zu können, fördert die Identifikation mit dem Arbeitsplatz und stärkt die Teambildung. Allerdings ist darauf hinzuweisen, dass Leitbilder und Konzepte, die nicht gelebt und unterstützt werden, ihren Sinn und ihre Wirkung verlieren. Wenn man die Planung einer demenzgerechten Institution und die Entwicklung von Konzepten und Leitbildern ins Auge fast, sollte man auf Bestehendes zurückgreifen und den Prozess nur in Anpassung an die personellen, zeitlichen und finanziellen Ressourcen angehen, damit eine Praxisumsetzung wirklich realistisch wird. Bei Einführung neuer Mitarbeitenden ist darauf zu achten, dass neben der Bekanntmachung mit der Organisation und den einzelnen Dienstbereichen genauso entscheidend die Einführung in die dem Leitbild zugrunde liegenden Werte und Zielsetzungen ist. Nur so kann von Beginn an, auch bei neuen Personen, der Prozess der Identifikation mit der Institution in Gang gesetzt werden.

Fort- und Weiterbildung
Eine andere wichtige unterstützende Massnahme für die Pflegenden ist die Fortbildung. Es ist entscheidend, dass zum einen ausreichend Basiswissen über die Demenz und die verschiedenen Verläufe und auch neuropsychologische Grundkenntnisse vermittelt werden. Erst wenn die Pflegenden wirklich wissen, was bei einer Demenz passiert und was anders herum ihr Verhalten in einem Menschen mit Demenz auslösen kann, ist ein erster Grundstein zur demenzgerechten Pflege und Betreuung gelegt, auf dem im Weiteren aufgebaut werden kann. Die oben bereits ausführlicher dargestellten demenzspezifischen Betreuungs- und Behandlungstechniken wie beispielsweise Validation, sollten dann zusätzlich geschult werden.

Es bietet sich bei einer ausreichenden Anzahl von Teilnehmenden an, eine solche Veranstaltung intern mit externen Fachdozierenden durchzuführen. So kann vor Ort auf die speziellen und institutionsspezifischen Bedingungen eingegangen werden, so dass der Praxistransfer solcher Veranstaltungen eher gewährleistet ist. Aber unabhängig davon, ob die Fortbildung intern angeboten und besucht wird oder einzelne Mitarbeitende an externen Kursen teilnehmen, eines Coachings zur Umsetzung des Gelernten bedarf es auf jeden Fall. Dieses zu organisieren und anzubieten liegt in der Verantwortung der Vorgesetzten.

Genauso sollte Wert auf spezielle Fortbildungsangebote im Bereich von Kommunikation und der eigenen Wahrnehmung gelegt werden. Es wurde im voranstehenden Kapitel mehrfach auf die Bedeutung der kommunikativen Fähigkeiten nicht nur im Umgang mit den dementen Personen, sondern auch mit ihren Angehörigen hingewiesen. Damit sich die Mitarbeitenden den anspruchsvollen Aufgaben gewachsen fühlen können, muss die Institution auch das Angebot zur Kompetenzerweiterung machen. Wenn demenzgerechte Pflege geprägt sein soll von innerer Ruhe, Flexibilität und der Fähigkeit, Situationen und Druck auszuhalten, dann wird bereits hier deutlich, dass auch bei optimaler Rekrutierung nicht jede Pflegekraft gleichermassen damit ausgestattet ist. Der Entwicklung von inneren Einstellungen und Fertigkeiten, die für eine gute Betreuung notwendig sind, wurde bisher nur sehr wenig Aufmerksamkeit geschenkt. Eine demenzgerechte Institution muss den Mitarbeitenden die Möglichkeit geben, genau an diesen persönlichen Fähigkeiten eben auch arbeiten zu können.

Rapport, Fallbesprechung, Teamentwicklung
Der tägliche Rapport kann einen gewissen Teil dazu beitragen, in dem sich die Betreuungspersonen auch darüber austauschen können, was sie mit dem von Demenz Betroffenen erleben und was das in ihnen selbst auslöst. Zusätzlich aber sind weitere Gefässe nötig. So können Teamsitzungen zur Teamentwicklung mit verbesserter Kommunikation untereinander einen entlastenden Charakter haben. Befähigung des Teams zu einem Klima, das getragen wird von gegenseitiger Wertschätzung und Respekt, kommt in der Folge auch den zu Betreuenden zu Gute. Unter Begleitung einer externen Fachperson sollten in regelmässigen Abständen die Situation einzelner dementer Personen besprochen und reflektiert werden. Bei dieser Art von Fallbesprechungen scheint uns zentral, dass nicht nur das Verhalten der von Demenz betroffenen Person, sondern auch das Verhalten des Pflegeteams beleuchtet und reflektiert wird. Gemeinsam sollte darin festgelegt werden, wie in Zukunft die therapeutische Haltung und Interventionen aussehen sollen.

Supervision
Da die Begleitung von Personen mit Demenz eine besondere Herausforderung ist, sollten die Pflegenden unter Supervision die Möglichkeit bekommen, sich selbst mit dem eigenen Altwerden auseinander zu setzen. Auch die eigene Einstellung zum Tod und zur persönlichen Endlichkeit muss von den einzelnen Teammitgliedern gefunden werden. Die beschriebene Angst vor Demenz und Chaos muss bearbeitet und abgebaut werden können, damit sich überhaupt eine therapeutische Haltung zu entwickeln vermag. Psycho-Hygiene als präventive Massnahme in Form von Zuwendung zur eigenen Person ist für die Pflegenden von dementen Menschen besonders wichtig. Diese Art von Betreuung ist ein Prozess, in dem die Pflegenden nicht allein gelassen werden dürfen. Auch hier sollte eine Fachperson zur Verfügung gestellt werden.

Wertschätzung durch die Vorgesetzten
Abschliessend sei noch einmal darauf hingewiesen, dass die Arbeit mit Demenzbetroffenen und ihren Angehörigen eine der anspruchsvollsten Aufgaben im Gesundheitswesen ist. Dafür gebührt auch den professionell Pflegenden jeglicher Respekt und vor allen Dingen Wertschätzung, nicht zuletzt auch durch ihre Vorgesetzten. Gerade an dieser Stelle kann eine demenzgerechte Institution die Bedeutung des «Person-Seins» am Beispiel der Mitarbeitenden vorleben.

8. Literatur

Adler, C., Gunzelmann, T., Machold, C., Schumacher, J. & Wilz, G. (1996). Belastungserleben pflegender Angehöriger von Demenzpatienten. *Zeitschrift für Gerontologie und Geriatrie, 29,* 143–149.
Archibald, C. (1997). *Specialised dementia units: A practice guide for staff.* Dementia Services Developmental Centre.
Barker, J. C. (1994). Recognizing cultural differences: Health-care providers and elderly patients. *Gerontology and Geriatrics Education, 15*(1), 9–21.
Böhm, E. (1999). *Psychobiographisches Pflegemodell.* Wien: Wilhelm Maudrich.
Bowers, B. J. (1988). Family perceptions of care in a nursing home. *The Gerontologist, 28*(3), 361–368.
Chenowetz, B. & Spencer, B. (1986). Dementia. The experience of family caregivers. *The Gerontologist, 26,* 267–272.
Citron, I. (1998). *Kinästhetisch handeln in der Pflege.* Stuttgart: Thieme.
Cox, C. & Ephross, P.H. (1989). Group work with families of nursing home residents: Is socialization and therapeutic functions. *Journal of Gerontological Social Work, 13,* 61–73.
Cummings, J. L., Mega, M., Gray, K., Rosenbergthompson, S., Carusi, D. A. & Gornbein, J. (1994). The Neuropsychiatric Inventory – Comprehensive assessment of psychopathology in dementia. *Neurology, 44*(12), 2308–2314.
Evans, A. & Scullion, H.F. (2000). Family and staff perceptions of role of families in nursing homes, *Journal of Advanced Nursing, 32,* 626–634.
Feil, N. & Klerk-Rubin, V. d. (1992). *Validation ein neuer Weg zum Verständnis alter Menschen* (3. Aufl.). Wien: Altern & Kultur.
Feil, N. (2000). *Validation. Ein Weg zum Verständnis verwirrter alter Menschen.* München: Reinhardt- Verlag.
Fineman, N. (1992). The social construction of noncompliance: Implications for crosscultural geriatric practice. *Journal of Cross Cultural Gerontology, 6,* 219–228.
Folstein, M. F., Folstein, S. E. & McHugh, P. R. (1975). Mini-Mental State – Practical Method for Grading Cognitive State of Patients for Clinician. *Journal of Psychiatric Research, 12*(3), 189–198.
Fröhlich, A. D. (1998). *Basale Stimulation das Konzept.* Düsseldorf: Verlag Selbstbestimmtes Leben.
George, W. & George, U. (2003). *Angehörigenintegration in der Pflege.* Ernst Reinhardt Verlag: München.
Grant, L. A. & Orey, M. (2000). Alzheimer spezial care units in the United States. In J. A. Teresi & M. Ory (Eds.), *Special Care Units* (pp. 19–43). Paris/New York: Serdi/Springer.
Gräßl, E. (2002). When home care ends. *Journal of American Geriatric Society, 50,* 843–849.
Gunzelmann, T. (1991). Problemsituationen und Beratung von Angehörigen dementiell erkrankter älterer Menschen: Stand von Forschung und Praxis. *Zeitschrift für Gerontopsychologie und –psychiatrie, 4*(1), 41–56.

Harel, Z. (1981). Quality of care, congruence and well being among institutional aged. *The Gerontologist, 21,* 523–531.
Hedtke-Becker, A. (1999). *Die Pflegenden pflegen.* Freiburg: Lambertus.
Held, C. & Ermini – Fünfschilling, D. (2000). *Das demenzgerechte Heim. Lebensraumgestaltung, Betreuung und Pflege für Menschen mit leichter, mittelschwerer und schwerer Alzheimerkrankheit.* Basel: Karger.
Held, C. (2000). Management von Verhaltensstörungen bei dementen Patienten. *Praxis Schweizerische Rundschau für Medizin, 89,* 1376–1385.
Held, C. (2002, 17.08.2002). Das Durchlaufen dreier Welten. Lebensraumgestaltung und Betreuung von Patienten mit Alzheimerkrankheit. *Neue Zürcher Zeitung.*
Hertzberg, A. & Ekman, S.-L. (1996). How the relatives of elderly patients in institutional care percieve the staff. *Scandinavian Journal of Caring Science, 10*(4), 205–11.
Hertzberg, A. & Ekman, S.-L. (2000). `We, not them and us?` Views on the relationship and interactions between staff and relatives of older people permanently living in nursing homes. *Journal of Advanced Nursing, 31*(3), 614–622.
Iecovich, E. (2000). Sources of stress and conflicts between elderly patients, their family members and personnel in care settings. *Journal oft Gerontological Social Work, 34*(2), 73–88.
Jones, S. & Jones, K. J. (1994). Caregiver burden: Who the caregivers are, how they give care, and what bothers them. *Journal of Health & Social Policy, 6*(2), 71–89.
Judd, S., Marshall, M. & Phippen, P. (1998). *Design for Dementia.* London: Hawker.
Käppeli, S. (1989). Projekt "Treffpunkt». Ein Aktionsforschungsprojekt in einem Pflegeheim. *Pflege, 2,* 49–57.
Keefe, J. & Fancey, P. (2000). The care continues: Responsibility for elderly relatives before and after admission to a long term care facility. *Family Relations, 49,* 235–244.
Kellet, U. (1999). Searching for new possibilities to care: a qualitative analysis of family caring involvement in nursing homes. *Nursing Inquiry, 6,* 9–16.
Kellet, U. (2000). Bound within the limits: Facing constrains to family caring in nursing homes. *International Journal of Nursing Practice, 6,* 317–323.
Kickbusch, I. (1981). Die Bewältigung chronischer Krankheit in der Familie: Einige forschungskritisch-programmatische Bemerkungen. In B. Badura (Eds.), *Soziale Unterstützung und chronische Krankheit.* Frankfurt: Suhrkamp.
Kitwood, T. & Mèuller-Hergl, C. (2000). *Demenz der person-zentrierte Ansatz im Umgang mit verwirrten Menschen* (1. Aufl., dt.-sprachige Ausg. ed.). Bern: Huber.
Kitwood, T. (1997). *Dementia Reconsidered: The Person Comes First.* Buckinghamshire: Open University Press.
Kitwood, T. (2000). *Der personenzentrierte Ansatz im Umgang mit verwirrten Menschen.* Bern: Huber.
Kuratorium Deutsche Altershilfe (2000). *Familiäre Kontakte und die Einbeziehung von angehörigen in die Betreuung und Pflege in Einrichtungen.* Studie im Rahmen des Forschungsverbundes «Möglichkeiten und Grenzen selbständiger Lebensführung in Einrichtungen» vom Institut für Sozialforschung und Gesellschaftspolitik e. V., Köln in Zusammenarbeit mit Prof. K-H., Fachhochschule Köln. Köln: Kuratorium Deutsche Altershilfe (Thema 162).
Lazarus, R. S. & Folkman, S. (1984*). Stress, appraisal, and coping.* New York: Springer.
Mahoney, S. & Barthel, D. (1965). Functional evaluation: The Barthel Index. *Maryland State Medical Journal, 14,* 61–65.
Maier-Schmitz, B. & Tomasini, H. (2000). Aus dem Blickwinkel der Angehörigen. *Nova, 11,* 14–16.
Marshall, M. (1999). *Tools for the future. A strategic brief and audit tool for buildings where people with dementia live as a group supported by staff.*
Meier, M. (1989). Angehörige in der Langzeitpflege. *Pflege, 2,* 92–104.

Monahan, D. J. (1995). Informal caregivers of institutionalized dementia residents: Predictors of burden. *Journal of Gerontological Social Work, 23*, 65–82.

Morgan, A. & Zimmermann, M. (1990). Easing the transition to nursing homes: Identifying the needs of spousal caregivers at the time of institutionalization. *Clinical Gerontologist, 9*, 1–17.

Morycz, R. K. (1985). Caregiving strain and the desire to institutionalize family members with Alzheimer's disease. Possible predictors and model developement. *Research on Aging, 7*, 329–361.

Nolan, M. & Dellasega, C. (1999). «It's not the same as him being at home». Creating caring partnerships following nursing home placement. *Journal of Clinical Nursing, 8*(6), 723–730.

Office of Technology Assessment (1992). *Special care units for people with Alzheimer's and other dementias: Consumer education, research, regulatory and reimbursement issues*. Washinton, DC: Office of Technology Assessment.

Penning, M. T. & Keating, N. C. (2000). Self, informal and formal care partnerships in community-based and residential long-term care settings. *Canadian Journal of Aging, 19*, 75–100.

Peppard, N. R. (1991). Special needs dementia units, development and operations. New York: Springer.

Pillemer, K., Hegeman, C. R., Albright, B. & Henderson, C. (1998). Building bridges between families and nursing home staff: The partners in caregiving program. *The Gerontologist, 38*(4), 499–503.

Rapp, M. S., Flint, A. J., Herrmann, N. & Proulx, G.B. (1992). Behavioural disturbances in the demented elderly: phenomenology, pharmacotherapy and behavioural management. *Canadian Journal of Psychiatry, 37*(9), 651–657.

Reisberg, B., Auer, S. R., Monteiro, I., Franssen, E. & Kenowsky, S. (1998). A rational psychological approach to the treatment of behavioural disturbances and symptomatology in Alzheimer's disease based upon recognition of the developmental age. *International Academy for Biomedical and Drug Research, 13*, 102–109.

Reisberg, B., Kenowsky, S., Franssen, E. H., Auer, S. R. & Souren, L. E. (1999). Towards a science of Alzheimer's disease Management: A model based upon current knowledge of retrogenesis. *International Psychogeriatrics, 11*(1), 7–23.

Rohner, R. & Terhorst, B. (1989). Zusammenarbeit zwischen Angehörigen und Pflegenden im stationären Bereich – Möglichkeit und Hindernisse. In D. Kleiber & D. Filsinger (Eds.), *Altern – bewältigen und helfen: psychosoziale Hilfe zur Selbsthilfe* (S. 119–123). Heidelberg: Asanger.

Ross, M. M., Carswell, A. & Dalziel, W.B. (2001). Family caregiving in long-term care facilities. *Clinical Nursing Research, 10*(4), 347–363.

Rossi, A. S. & Rossi, P. H. (1991). Normative obligations and parent-child help exchange across the life course. In K. Pillemer & K. McCartney (Eds.), *Parent child relations throughout life* (pp. 201–223). Hillsdale, NJ: Lawrence Erlbaum.

Russel, H. & Foreman, P. E. (2002). Maintaining a relationship with a family member in a nursing home: The role of visitor. *Journal of Family Studies, 8*(2), 147–164.

Schütze, Y. & Wagner, M. (1991). Sozialstrukturelle, normative und emotionale Determinanten der Beziehungen zwischen erwachsenen Kindern und ihren alten Eltern. *Zeitschrift für Sozialisationsforschung und Erziehungssoziologie, 11*, 295–313.

Schütze, Y. (1989). Intergenerationale Beziehungen zwischen Erwachsenen und ihren alten Eltern – Ergebnisse einer Pilotstudie. *Zeitschrift für Familienforschung, 1*(3), 72–102.

Schwartz, A. N. & Vogel, M. E. (1990). Nursing home staff and residents' families role expectations. *The Gerontologist, 30*(1), 49–53.

Spark, G. & Brody, E. M. (1970). The aged are family members. *Family Process, 9*, 195–210.

Steiner-Hummel, I. (1988). Angehörigenarbeit in Einrichtungen der Altenhilfe. *Archiv für Wissenschaft und Praxis der sozialen Arbeit, 19*(3), 198–211.
Stommel, M., Given, C. W. & Given, B. (1990). Depression as an overriding variable explaining caregiver burden. *Journal of Aging and health, 2,* 81–102.
Tilse, C. (1997). She wouldn't dump me: The purpose and meaning of visiting a spouse in residential care. *Journal of family Studies, 3*(2), 196–208.
Tobin, S. S. (1995). Fostering family involvement in institutional care. In G. C. Smith, S. S. Tobin, E. A. Robertson-Tchabo & P. W. Power (Eds.), *Strengthening aging families: Diversity in practice and policy* (pp. 25–44). Thousand Oaks, CA: Sage.
Tornatore, J. B. & Grant, L. A. (2004). Family caregiver satisfaction with the nursing home after placement of a relative with dementia. *Journal of Gerontology: Social Sciences, 59B*(2), 80–88.
Urlaub, K. (1995). *Angehörigenarbeit in Heimen – Konzepte und Erfahrungen.* Köln: Kuratorium Deutsche Altershilfe.
Vinton, L. & Mazza, N. (1994). Aggressive behavior directed at nursing home personnel by residents' family members. *The Gerontologist, 34*(4), 528–533.
Volicer, L. (1998). *Hospice care for patients with advanced progressive dementia.* New York, NY: Springer.
Wilz, G., Adler, C., Gunzelmann, T. & Brähler, E. (1999). Auswirkungen chronischer Belastungen auf die physische und psychische Befindlichkeit – Eine Prozessanalyse bei pflegenden Angehörigen von Demenzkranken. *Zeitschrift für Gerontopsychologie und –psychiatrie, 32,* 255–265.
Wright, F. (2000). The role of family care-givers for an older person resident in a care home. *British Journal of Social Work, 30,* 649–661.
Zarit, S. H. & Whitlatch, C. J. (1992). Institutional placement: Phases of the transition. *The Gerontologist, 32,* 665–672.
Zarit, S. H. & Whitlatch, C. J. (1993). The effects of placement in nursing homes on family caregivers: Short and long term consequences. *The Irish Journal of Psychology, 14*(1), 25–37.

Teil 6 Genetik demenzieller Erkrankungen

Andreas Papassotiropoulos

1. Genetische Beratung

Die heutigen Fortschritte der Molekularbiologie führen nicht nur zu einem zunehmenden Wissen über molekulare Pathomechanismen, sondern auch zu einer technischen Vereinfachung der Anwendung molekularbiologischer Messmethoden: Variationen im menschlichen Genom (Mutationen, Polymorphismen) können heutzutage schnell und präzise nachgewiesen werden. Diese Möglichkeit hat den gesamten Bereich der medizinischen Diagnostik nachhaltig beeinflusst: Während medizinische Diagnosen auf Befunden basieren, die mit einer breiten Spanne an Unsicherheit behaftet sein können (zum Beispiel EKG-Veränderungen beim Myokardinfarkt, Blut-Glukose-Konzentration beim Diabetes), kann der Nachweis einer einzigen genetischen Veränderung absolute Sicherheit über das Vorhandensein oder den Ausschluss einer Erkrankung geben. Die Präzision und der deterministische Charakter gendiagnostischer Aussagen stellen einen Paradigmenwechsel in der medizinischen Diagnostik dar.

Die Tatsache, dass durch die Gendiagnostik (gewollt oder ungewollt) weitere Mitglieder einer Familie miteinbezogen werden können, macht die Entwicklung einer besonderen Vorgehensweise erforderlich. Wünsche nach der Durchführung einer Gendiagnostik bestehen vor allem dann, wenn der Familienstammbaum Hinweise auf das Vorhandensein einer Erkrankung mit dominantem oder rezessivem Erbgang ergibt. Hierbei kann die Gendiagnostik dazu beitragen, dass:

a) der klinische Verdacht bestätigt wird
b) die Erkrankung ausgeschlossen wird
c) eine nicht-symptomatische Person Gewissheit erlangt, ob es zu einem späteren Ausbruch der Erkrankung kommt.

Im Fall von Erkrankungen, die therapeutisch wenig beeinflussbar sind, können die Ergebnisse der Gendiagnostik gravierende Konsequenzen haben. Dies gilt auch für die oben beschriebenen demenziellen Erkrankungen.

Es gibt seltene Formen der Alzheimerdemenz (AD), der Frontotemporalen-Demenz (FTLD) und der vaskulären Demenz (VD), die einen Mendel'schen Erbgang aufweisen. Da viele krankheitsverursachende Mutationen bei diesen Erkrankungen bekannt sind, können die betroffenen Personen einer genetischen Testung unterzogen werden. Angesichts fehlender adäquater Therapien sollte das diagnostische Prozedere vom Prinzip her ähnlich dem bei der genetischen Diagnostik der

Erkrankung Chorea Huntington sein und mit den existierenden Leitlinien zur molekulargenetischen Diagnostik und genetischen Beratung übereinstimmen.

Die folgende Aufzählung zeigt die wichtigsten Punkte der Leitlinien zur molekulargenetischen Labordiagnostik. Für ausführliche Informationen sei auf die entsprechenden Publikationen des Berufsverbandes Medizinische Genetik oder auf die Homepage (www.bvmedgen.de) verwiesen.

Leitlinien zur molekulargenetischen Labordiagnostik:
1. Jede molekulargenetische Labordiagnostik muss mit dem Angebot einer genetischen Beratung verbunden sein. Die Inanspruchnahme der Untersuchung ist freiwillig. Die Untersuchung darf nur mit der Einwilligung der betreffenden Person bzw. der gesetzlichen Vertretung durchgeführt werden. Die ratsuchende Person kann jederzeit die Einstellung der Untersuchung verlangen.
2. Bei molekulargenetischer Labordiagnostik zur Absicherung klinischer Verdachtsdiagnosen muss spätestens nach Erhebung eines auffälligen Befundes der Patientin/dem Patienten bzw. den Eltern eine genetische Beratung angeboten werden. Der betroffenen Person bleibt anheimgestellt, ihre Familienangehörigen auf die Möglichkeit oder Notwendigkeit einer molekulargenetischen Diagnostik hinzuweisen. Eine aktive Beratung (Informierung von Angehörigen durch die Ärztin/den Arzt) darf nicht erfolgen.
3. Eine genetische Beratung muss bereits vor der Untersuchung dann angeboten werden, wenn abzusehen ist, dass der Befund für die Familienplanung der untersuchten Person oder deren Angehörige von Bedeutung sein könnte.
4. Die Untersuchung klinisch gesunder Minderjähriger setzt in der Regel deren Einwilligungsfähigkeit voraus. Eine Ausnahme kann dann gesehen werden, wenn sich aus dem Befund unmittelbare Konsequenzen hinsichtlich präventiver oder therapeutischer Maßnahmen für die untersuchte Person ergeben. In seltenen Fällen kann die Untersuchung eines Kindes unabdingbar sein, um eine Aussage über den Überträgerstatus oder die Erkrankungswahrscheinlichkeit eines Familienangehörigen treffen zu können.
5. Der Umfang einer molekulargenetischen Laboruntersuchung soll der jeweiligen Fragestellung angemessen sein.
6. Das der anfordernden Ärztin oder dem anfordernden Arzt mitgeteilte schriftliche molekulargenetische Gutachten sollte die relevanten Labordaten, eine Interpretation des Befundes und gegebenenfalls eine Stellungnahme über den klinischen Bezug enthalten.
7. Sofern im Rahmen der qualitätssichernden Maßnahmen (Ringversuche) des Berufsverbandes Standards für die Qualität und den Umfang der Diagnostik definiert werden, ist diesen Standards in ihrer gültigen Fassung zu folgen.
8. Zu den Voraussetzungen für die selbständige und verantwortliche Erstellung molekulargenetischer Befunde und Gutachten zählen der Nachweis einer mindestens zweijährigen Tätigkeit auf diesem Gebiet und die entsprechende Quali-

fikation. Für das Labor besteht die Verpflichtung zur Teilnahme an qualitätssichernden Maßnahmen, sofern sie vom Berufsverband veranlasst werden.

Auch zur genetischen Beratung existieren Leitlinien, die den Rahmen und den Ablauf der Gespräche festlegen. Ziel der genetischen Beratung ist, einer einzelnen Person oder einer Familie zu helfen, medizinisch-genetische Fakten zu verstehen, Entscheidungsalternativen zu bedenken und individuell angemessene Verhaltensweisen zu wählen. Ein Beratungsgespräch dauert mindestens eine halbe Stunde und je nach Bedarf sollen wiederholte Gespräche angeboten werden.

Die beschriebenen Leitlinien prägen die internationalen Empfehlungen zur Durchführung eines genetischen Vorhersagetests bei der Chorea Huntington. Wichtiger Bestandteil dieser Richtlinien ist der Einbau eines zeitlichen Intervalls (mindestens drei Monate) zwischen der Erstberatung und der Ergebnismitteilung. In der Erstberatung werden allgemeine Informationen über Krankheit und Genetik gegeben. Besonderes Augenmerk wird auf die persönlichen und familiären Konsequenzen im Falle eines Gentests gerichtet. Von grosser Bedeutung ist das Angebot einer psychotherapeutischen Betreuung während des gesamten Beratungsablaufs. Im Falle der Chorea Huntington hat sich dieses Vorgehen bewährt. Deshalb sollte es auch bei anderen, bisher unheilbaren Erkrankungen (zum Beispiel bei Demenzen) in ähnlicher Weise angewandt werden.

2. Genetik demenzieller Erkrankungen

Häufige Erkrankungen und pathologische Zustände können grundsätzlich als die Folge des Zusammenspiels genetischer und nicht-genetischer Faktoren angesehen werden. Die klinische Forschung und die Grundlagenforschung versuchen, diese Faktoren zu identifizieren, um die Entstehungsmechanismen dieser Zustände besser zu verstehen. Dadurch ergibt sich allerdings auch die Möglichkeit, diagnostische Prozesse zu optimieren sowie neue therapeutische Wege zu erkunden.

Psychische Störungen sind im Alter häufig. Grosse europäische Feldstudien halten übereinstimmend fest, dass ca. 25 Prozent der über 65-Jährigen an einer psychischen Störung mit signifikantem Krankheitswert leidet. Die Demenzen spielen dabei die mit Abstand grösste Rolle und werden als die psychischen Alterserkrankungen schlechthin angesehen. Demenzen treten vor dem 60. Lebensjahr selten auf aber nehmen mit zunehmendem Alter an Häufigkeit exponentiell zu.

Unter einer Demenz versteht man eine chronische und/oder fortschreitende Erkrankung des zentralen Nervensystems, welche mit einer Beeinträchtigung höherer kortikaler Funktionen (Gedächtnis, logisches Denken, räumliche und zeitliche Orientierung, Auffassung, Rechnen, Lernfähigkeit, Sprache, Urteilsvermögen) einhergeht. Demenzen sind vielgestaltig und sind häufig mit emotionalen und Verhaltensstörungen (zum Beispiel Depression, aggressives Verhalten, Enthemmung) verbunden. Eine wichtige soziale und gesundheitsökonomische Folge der Demenzen ist die Beeinträchtigung der Alltagsfertigkeiten der Betroffenen, so dass übliche und überlebenswichtige Aufgaben nicht mehr unabhängig bewältigt werden können.

Die Ursachen einer demenziellen Entwicklung können äusserst heterogen sein. Aus molekularbiologischer Sicht können mehrere Stoffwechselprozesse in das klinische Bild der Demenz münden. Dennoch lassen sich nach geltenden Konsenskriterien über 95 Prozent aller Demenzen in folgende Kategorien unterteilen:

- Alzheimerdemenz
- das Spektrum der Frontotemporallappen-Demenzen
- vaskuläre Demenzen

Wie alle häufigen Erkrankungen sind auch die Demenzen von ihrer Entstehung her komplex und müssen als die *Folge des Zusammenspiels zwischen genetischen und nicht-genetischen Faktoren* angesehen werden.

2.1 Genetik der Alzheimerdemenz

Die Alzheimerdemenz (AD) ist eine häufige, primär neurodegenerative Erkrankung bei Individuen über 60 Jahren. Das Risiko der Entwicklung einer AD steigt mit zunehmendem Alter, die Prävalenz dieser Erkrankung in der Allgemeinbevölkerung ist ca. ein Prozent bei Personen unter 65 Jahren und erreicht eine Höhe von 40 Prozent bei Individuen über 90 Jahren (Evans, D. A. et al., 1989).

Aus neuropathologischer Sicht wird die AD durch das Auftreten von Ablagerungen aggregierter Proteine charakterisiert: neuritische Plaques und neurofibrilläre Bündel. Neuritische Plaques sind extrazelluläre Ablagerungen und bestehen hauptsächlich aus aggregiertem β-Amyloid-Peptid (Aβ). Die neurofibrillären Bündel lassen sich hingegen innerhalb der Zelle nachweisen und bestehen aus Filamenten hyperphosphorylierter Formen des Tauproteins, welches eine wichtige Funktion für die Strukturintegrität einer Nervenzelle besitzt. Das neurotoxische Aβ entsteht durch enzymatische Abspaltung aus einem grösseren Protein, dem β-Amyloid-Vorläuferprotein (βAPP). Obwohl die physiologische Bedeutung des βAPP immer noch nicht eindeutig identifiziert werden konnte, weisen in vitro-Befunde auf eine Rolle des βAPP im Zell-Zell Kontakt und in der Zellmigration hin.

Die AD ist eine genetisch komplexe Erkrankung mit multifaktorieller Ätiologie. Es gibt viele genetische und nicht-genetische Faktoren, die das Risiko der Entwicklung der AD beeinflussen, das Ersterkrankungsalter modifizieren und das klinische Bild sowie den Verlauf der Erkrankung determinieren. Diese Faktoren können sein:

1. genetische Faktoren (zum Beispiel prädisponierende Risikoallele)
2. soziodemographische Faktoren (zum Beispiel schulische Bildung)
3. Lebensstil (Ernährungsfaktoren)
4. Umweltfaktoren im weitesten Sinn (zum Beispiel Kopftrauma)
5. klinische Faktoren (Komorbidität und medizinische Anamnese)
6. medikamentöse Faktoren (zum Beispiel langjähriger Gebrauch von nichtsteroidalen Antirheumatika)

Betrachtet man die Anzahl der potenziellen beeinflussenden Faktoren sowie die Anzahl der potenziellen Interaktionen, muss von einer sehr komplexen Ätiologie ausgegangen werden. Allerdings wird den oben erwähnten möglichen Faktoren nicht die gleiche Bedeutung untereinander beigemessen. Der Beitrag von genetischen Faktoren allein zum allgemeinen Erkrankungsrisiko ist sehr gross: etwa 74 Prozent des Erkrankungsrisikos, zumindest für die spät beginnenden Formen der AD, können genetischen Faktoren zugeschrieben werden (Gatz, M. et al., 1997).

2.1.1 Nicht-genetische Faktoren

Trotz langjähriger Forschungsanstrengungen und gross angelegter epidemiologischer Studien ist es bisher nur unzureichend gelungen, verlässliche nicht-genetische Riskofaktoren der AD zu identifizieren. Ein erhöhtes AD Risiko wurde in sozialen Schichten mit geringer Schulbildung und geringen beruflichen Qualifikationen nachgewiesen. Schwere Kopfverletzungen, welche mit einem vorübergehenden Bewusstseinsverlust einhergehen, zählen auch zu den häufig nachgewiesenen Risikofaktoren. Ferner zählen zu den Faktoren, die aus epidemiologischer Sicht das Erkrankungsrisiko erhöhen, der Bluthochdruck, Diabetes mellitus, erhöhter Serumcholesterinspiegel, fettreiche Ernährung, Alkoholmissbrauch und Rauchen. Zusätzlich kann eine langfristige Medikamenteneinnahme das AD Risiko beeinflussen: Hormonsubstitution nach der Menopause, nichtsteroidale Antiphlogistika, blutdrucksenkende Mittel und Statine (cholesterinsenkende Medikamente) sind mit einer erniedrigten Inzidenz der AD assoziiert worden. Allerdings muss man einschränkend festhalten, dass sich die Aussagen über nicht-genetische Faktoren auf retrospektive Daten stützen. Prospektive Erhebungen und experimentell untermauerte Daten am Menschen fehlen. Zudem sind die potentiellen Mechanismen, über welche die nicht-genetischen Faktoren ihre Wirkung entfalten, absolut unklar.

2.1.2 Genetische Faktoren

Aus einer genetischen Perspektive kann die AD je nach Vererbungsmodus in drei Formen unterteilt werden:

1. autosomal dominante familiäre AD
2. familiäre AD ohne klaren mendel'schen Vererbungsmodus (familiäre Aggregation)
3. sporadische AD ohne familiäre Aggregation.

Nur eine kleine Anzahl aller AD-Erkrankungen kann durch das Vorhandensein genetischer Faktoren vollständig erklärt werden (autosomal dominante AD). Diese Erkrankungen werden durch Mutationen in den Genen APP, Presenilin I (PSEN1) und Presenilin II (PSEN2) verursacht. Abgesehen von diesen seltenen Erkrankungen haben viele Studien demonstriert, dass Angehörige von AD-Patientinnen und -patienten ein erhöhtes Erkrankungsrisiko als Angehörige von Kontrollpersonen besitzen (Heston, L. L., Mastri, A. R., Anderson, V. E., & White, J., 1981; Heyman, A. et al., 1983; Breitner, J. C. & Folstein, M. F., 1984; Breitner, J. C., Folstein, M. F., & Murphy, E. A., 1986; Huff, F. J., Auerbach, J., Chakravarti, A., & Boller, F., 1988; Farrer, L. A., O'Sullivan, D. M., Cupples, L. A., Growdon, J. H., & Myers, R. H., 1989; Korten, A. E. et al., 1993; Silverman, J. M. et al., 1994).

Diese familiäre Aggregation der AD kann durch das Vorhandensein von gemeinsamen genetischen oder, zumindest theoretisch, auch von Umweltfaktoren innerhalb von Familien erklärt werden. Die Mehrzahl der AD-Erkrankungen ist allerdings sporadisch, d. h. ohne Hinweise für eine Aggregation.

Es gibt im allgemeinen zwei Strategien für die Untersuchung derjenigen Risikofaktoren, die in der Entstehung von genetisch komplexen und häufigen Erkrankungen involviert sind: *Kopplungsstudien* und *Assoziationsstudien*.

In *Kopplungsstudien* werden geeignete genetische Marker in Familien mit mehreren erkrankten Mitgliedern untersucht. Werden in den untersuchten Familien der genetische Marker und die Krankheit überzufällig häufig gemeinsam vererbt, so liegt Kopplung vor, d. h. der Marker und der Krankheitsgenort liegen benachbart auf dem gleichen Chromosom. Durch Kopplung kann somit die Lage des Krankheitsgenortes bestimmt werden, aber nicht der Genort selbst. Die weitere Eingrenzung des Genortes und seine exakte Identifizierung können mit der Technik des positionalen Klonierens und des «fine-mappings» erfolgen. Diese Strategie war für die Identifizierung von Genen, die klassische monogene Erkrankungen hervorrufen, sehr erfolgreich. Im Falle der AD haben diese Strategien dazu geführt, dass drei Gene identifiziert wurden, welche für die Entwicklung von autosomal dominanten Formen der AD verantwortlich sind (APP, PSEN1, PSEN2).

2.1.3 Genetik der autosomal dominanten AD

Schon vor vielen Jahren war bekannt, dass weltweit eine kleine Anzahl von Familien existiert, in denen die AD als klassische autosomal dominante Erkrankung mit vollständiger Penetranz weitervererbt wird. Diese Erkrankungsformen waren, trotz ihrer Seltenheit, wegweisend für die Identifizierung von krankheitsrelevanten Genen und somit für die Identifizierung von relevanten pathophysiologischen Kaskaden. Diese werden im Folgenden im Überblick dargestellt.

Amyloid-Vorläuferprotein (amyloid precursor protein, APP)
Im Jahr 1987 haben St. George Hyslop und Mitarbeitende einen genetischen Defekt, der eine autosomal-dominante AD verursacht, auf dem langen Arm des Chromosoms 21 lokalisiert (St George-Hyslop, P. et al., 1987). Das APP-Gen, welches für das Amyloid-Vorläuferprotein kodiert, wurde ebenfalls in dieser Region lokalisiert (Tanzi, R. E. et al., 1987). Gleichzeitig wurde von einer Mutation im Exon 16 des APP-Gens berichtet, welche die so genannte niederländische Form der hereditären zerebralen Hämorrhagie mit Amyloidose (hereditary cerebral haemorrhage with amyloidosis of the dutch type, HCHWA-D) verursacht (Levy, E. et al., 1990). Die HCHWA-D ist mit Ansammlungen von β-Amyloidpeptid in den zerebralen Blutgefässen und mit rezidivierenden zerebralen Hämorrhagien assoziiert. Im Gehirn von Betroffenen mit HCHWA-D wurden Amyloidplaques beobachtet, ähnlich wie im Gehirn von denen mit AD, was als Hinweis auf mögliche

pathophysiologische Zusammenhänge zwischen diesen Erkrankungen gewertet wurde.

Aufgrund dieser Beobachtungen wurde vermutet, dass APP-Mutationen möglicherweise auch für die Entwicklung der autosomal dominanten Formen der AD verantwortlich sein können. Im Jahr 1991 wurde von Goate und Mitarbeitenden die erste Mutation im APP-Gen (Exon 17) beschrieben, welche mit einer familiären AD kosegregiert (Goate, A. et al., 1991). Nachfolgende Studien haben zusätzliche APP-Mutationen in Familien mit preseniler AD identifiziert. Interessanterweise befinden sich alle bisher beschriebenen Mutationen in den Exonen 16 und 17 des APP-Gens, diese Exone kodieren für die β-Amyloid-Region des Amyloid-Vorläuferproteins (Tab. 1). Diese Mutationen resultieren in einer Überproduktion des amyloidogenen, 42 aminosäurelangen β-Amyloid-Peptides (Aβ42), in dem sie die proteolytische Spaltung innerhalb der β-Amyloid-Region beeinflussen. Trotz extensiver Suche wurden bisher keine APP-Mutationen identifiziert, die keine örtliche Nähe zur β-Amyloid-Region aufweisen.

Zusätzlich zur deterministischen Natur dieser Mutationen können Gen-Interaktionen beobachtet werden: Mutationsträgerinnen und -träger, die zusätzlich Trägerinnen und Träger des ε4-Alleles des Apolipoprotein-E-Gens (APOE) sind, weisen ein jüngeres Ersterkrankungsalter auf als solche, die dieses Allel nicht tragen.

Die Identifizierung von Mutationen im APP-Gen war für das Verständnis der metabolischen Prozesse, welche zu einer erhöhten Amyloid-β-Produktion führen, sehr wichtig und hat zu der Formulierung der Amyloidhypothese der AD geführt (Hardy, J. A. & Higgins, G. A., 1992). Allerdings wird nur ein kleiner Prozentsatz aller autosomal dominanten AD durch APP-Mutationen verursacht. Kopplungsuntersuchungen bei Familien ohne nachweisbare APP-Mutation haben zur Identifizierung einer neuen Gen-Familie geführt, die Preseniline.

Tabelle 1: Mutationen im APP-Gen

Exon	Mutation	Quelle
16	K670N	(Mullan, M. et al., 1992)
16	M671L	(Mullan, M. et al., 1992)
17	A692G	(Hendriks, L. et al., 1992)
17	A693Q	(Levy, E. et al., 1990)
17	I716V	(Eckman, C. B. et al., 1997)
17	V717I	(Goate, A. et al., 1991)
17	V717G	(Chartier-Harlin, M. C. et al., 1991)
17	V717L	(Murrell, J. R., Hake, A. M., Quaid, K. A., Farlow, M. R., & Ghetti, B., 2000)

Presenilin I (PSEN1)
Schellenberg und Mitarbeitende haben 1992 einen Genlocus auf dem langen Arm des Chromosoms 14 entdeckt, welcher zur Entwicklung von AD-Erkrankungen mit jungem Ersterkrankungsalter geführt hat (Schellenberg, G. D. et al., 1992). Positionales Klonieren und die Untersuchung zahlreicher Transkripte dieser chromosomalen Region haben zu der Entdeckung des Presenilin I (PSEN1) auf 14q24.3 geführt. Dieses Gen enthielt fünf unterschiedliche kodierende Mutationen, welche mit einer Frühform der AD kosegregierten (Sherrington, R. et al., 1995). Zahlreiche PSEN1-Mutationen in über 80 Familien wurden seither nachgewiesen (**Tab. 2**).

Gemeinsames Merkmal all dieser Mutationen ist die Verursachung einer aggressiven Form der AD; das Ersterkrankungsalter bewegt sich zwischen 35 und 65 Jahren. Die Mehrzahl der Mutationen, welche eine autosomal dominante AD verursachen, können PSEN1 zugeschrieben werden. Interessanterweise sind diese Mutationen nicht zufällig im gesamten PSEN1-Gen verteilt, sondern sind in der Nähe von transmembranösen Domänen geclustert, welche für die Proteinfunktion der Preseniline wichtig sind.

Eine ausgeprägte Gen-Interaktion mit dem APOE-Gen scheint nicht zu existieren (Levy-Lahad, E., Lahad, A., Wijsman, E. M., Bird, T. D., & Schellenberg, G. D., 1995). Allerdings ist es sehr wahrscheinlich, dass andere genetische Faktoren mit PSEN1 interagieren, da eine ausgeprägte phänotypische Variabilität zwischen PSEN1-Mutationsträgerinnen und -trägern (selbst in der selben Familie) beobachtet werden kann. Diese phänotypische Variabilität beschränkt sich nicht nur auf ein variables Ersterkrankungsalter, sondern erstreckt sich bis zu deutlichen Unterschieden im klinischen Bild der AD (Axelman, K., Basun, H., & Lannfelt, L., 1998; Campion, D. et al., 1995a; Ezquerra, M. et al., 1999). Darüberhinaus kann auch eine inkomplete Penetranz beobachtet werden, da vereinzelt Mutationsträgerinnen und -träger bekannt sind, welche eine AD nie entwickelt haben.

Die Entdeckung von PSEN1 als ein für die AD kausales Gen hat die Frage nach dem krankheitsverursachenden Mechanismus aufgeworfen. Untersuchungen in Fibroblasten-Kulturen von PSEN1-Mutationsträgerinnen/-trägern haben gezeigt, dass diese Mutationen mit erhöhten Konzentrationen von Aβ42 einhergehen, und somit einen Zusammenhang zwischen PSEN1 und APP-Prozessierung herstellen (Scheuner, D. et al., 1996). Vielmehr hat sich in Nachfolgeuntersuchungen gezeigt, dass PSEN1 die APP-Spaltung und Aβ-Produktion direkt beeinflusst.

Presenilin II (PSEN2)
Bird und Mitarbeitende haben 1988 eine Gruppe von Familien mit einer autosomal dominanten, früh auftretenden AD beschrieben. Es handelte sich um die Nachkommen einer deutschen Familie, die erst nach Russland und dann in die Vereinigten Staaten emigrierte (Founder effect) (Bird, T. D. et al., 1988). In diesen

Tabelle 2: Mutationen im PSEN1-Gen

Exon	Mutation	Quelle
4	A79V	(Cruts, M. & Van, Broeckhoven C., 1998)
4	V82L	(Campion, D. et al., 1995b)
4	V96F	(Kamino, K. et al., 1996)
4	F105L	(Finckh, U. et al., 2000a)
5	L113P	(Raux, G. et al., 2000b)
5	Y115H	(Campion, D. et al., 1995b)
5	Y115C	(Cruts, M. & Van, Broeckhoven C., 1998)
5	T116N	(Romero, I. et al., 1999)
5	P117L	(Wisniewski, T. et al., 1998)
5	E120K	(Hutton, M. et al., 1996)
5	E120D	(Reznik-Wolf, H. et al., 1996)
5	K123E	(Yasuda, M. et al., 1999)
5	M139V	(Boteva, K. et al., 1996)
5	M139T	(Campion, D. et al., 1995b)
5	M139I	(Boteva, K. et al., 1996)
5	I143F	(Rossor, M. N., Fox, N. C., Beck, J., Campbell, T. C., & Collinge, J., 1996)
5	I143T	(Cruts, M. et al., 1995)
5	I143F	(Palmer, M. S. et al., 1999)
5	M146L	(Sorbi, S. et al., 1995)
5	M146L	(Sherrington, R. et al., 1995)
5	M146V	(1995)
5	M146I	(Jorgensen, P., Bus, C., Pallisgaard, N., Bryder, M., & Jorgensen, A. L., 1996)
5	L153V	(Raux, G. et al., 2000a)
6	H163Y	(1995)
6	H163R	(Sherrington, R. et al., 1995)
6	L166R	(Ezquerra, M., Carnero, C., Blesa, R., & Oliva, R., 2000)
6	S169L	(Taddei, K. et al., 1998)
6	S169P	(Ezquerra, M. et al., 1999)
6	L171P	(Ramirez-Duenas, M. G. et al., 1998)
7	G209V	(Lannfelt, L., 1996)
7	G209R	(Sugiyama, N. et al., 1999)
7	I213T	(Kamino, K. et al., 1996)
7	L219P	(Smith, M. J. et al., 1999)
7	A231T	(Campion, D. et al., 1995b)
7	A231V	(Cruts, M. & Van, Broeckhoven C., 1998)

Exon	Mutation	Quelle
7	M233T	(Kwok, J. B. et al., 1997)
7	M233L	(Aldudo, J., Bullido, M. J., & Valdivieso, F., 1999)
7	L235P	(Campion, D. et al., 1995b)
7	A246E	(Sherrington, R. et al., 1995)
7	L250S	(Hutton, M. et al., 1996)
8	A260V	(Rogaev, E. I. et al., 1995)
8	L262P	(Forsell, C. et al., 1997)
8	C263R	(Wasco, W. et al., 1995)
8	P264L	(Campion, D. et al., 1995b)
8	P267S	(1995)
8	R269G	(Perez-Tur, J. et al., 1996)
8	R269H	(Gomez-Isla, T. et al., 1997)
8	R278T	(Kwok, J. B. et al., 1997)
8	E280A	(1995)
8	E280G	(1995)
8	L282R	(Aldudo, J., Bullido, M. J., Arbizu, T., Oliva, R., & Valdivieso, F., 1998)
8	A285V	(Rogaev, E. I. et al., 1995)
8	L286V	(Sherrington, R. et al., 1995)
	Δ9	(Perez-Tur, J. et al., 1995)
9	E318G	(Sandbrink, R. & Beyreuther, K., 1996)
11	G378E	(Besancon, R. et al., 1998)
11	G384A	(Cruts, M. et al., 1995)
11	L392V	(Rogaev, E. I. et al., 1995)
11	L392P	(Tedde, A. et al., 2000)
11	A409T	(Aldudo, J., Bullido, M. J., & Valdivieso, F., 1999)
11	C410Y	(Campion, D. et al., 1995b)
12	L424R	(Kowalska, A. et al., 1999)
12	A426P	(Poorkaj, P. et al., 1998)
12	1548GC-TG	(Devi, G. et al., 2000)
12	P436S	(Palmer, M. S. et al., 1999)
12	P436Q	(Taddei, K. et al., 1998)

Familien von Wolga-Deutschen konnten weder APP noch Presenilin-I-Mutationen nachgewiesen werden.

Tab. 3: Mutationen im PSEN2-Gen

Exon	Mutation	Quelle
5	N141I	(Levy-Lahad, E. et al., 1995)
5	V148I	(Lao, J. I., Beyer, K., Fernandez-Novoa, L., & Cacabelos, R., 1998)
7	M239I	(Finckh, U. et al., 2000a)
7	M239V	(Rogaev, E. I. et al., 1995)

Die Suche nach Proteinen homolog zu PSEN1 hat zu der Klonierung und Charakterisierung des Presenilin II (PSEN2) geführt, welches auf dem langen Arm des Chromosoms 1 lokalisiert ist (1q31-q42). Bisher wurden vier PSEN2-Mutationen beschrieben (**Tab. 3**), eine in Familien von Wolga-Deutschen und drei andere Mutationen in zwei italienischen und einer niederländischen Familie. Analog zu PSEN1 gibt es keine nennenswerten Interaktionen mit APOE. Inkomplete Penetranz und phänotypische Variabilität können auch innerhalb von Familien mit PSEN2-Mutationen beobachtet werden.

2.2 Genetik der sporadischen AD

Die Mehrzahl aller AD Erkrankungen können als sporadisch bezeichnet werden. Auch hier beeinflussen genetische Faktoren das Risiko des Auftretens der Erkrankung. Die Untersuchung dieser genetischen Faktoren wird zumeist mittels *Fall-kontroll-Assoziationsstudien* durchgeführt. Die Strategie der Assoziationsstudien weist im Vergleich zu den Kopplungsuntersuchungen grosse Unterschiede auf. Basierend auf theoretischen Überlegungen und experimentellen Untersuchungen werden Gene gewählt, welche in der Pathogenese der AD involviert sind. Variationen in diesen Genen, die idealerweise mit einer veränderten Genfunktion einhergehen, werden dann im Hinblick auf eine mögliche Assoziation mit der AD untersucht. Diese Variationen (genetische Polymorphismen) können entweder Risikofaktoren sein oder einen protektiven Effekt ausüben. Die Hypothese der Assoziation des zu untersuchenden Polymorphismus mit der AD wird anhand der allelischen Frequenz in einer Population von AD-Betroffenen und in einer unabhängigen Population von Kontroll-Probandinnen und -Probanden untersucht. Assoziationsstudien weisen viele Vorteile auf:

- Die Selektion von Genen von Kandidierenden ist plausibel und basiert auf einem empirischen Hintergrund: Es können biologisch definierte Kandidierende ausgewählt werden, Gene anhand von Ergebnissen der differentiellen Expression, oder Gene, welche sich in der Nähe einer interessanten chromosomalen Region befinden.

- Bei häufigen und genetisch komplexen Erkrankungen haben Assoziationsstudien eine grössere statistische Power als Kopplungsuntersuchungen. Mehrere Assoziationsstudien haben zum Beispiel gezeigt, dass das ε4-Allel des APOE-Gens zumindest in europäischen und nordamerikanischen Populationen ein starker Risikofaktor für die Entwicklung einer AD ist. In diesen Populationen weisen APOE4-Allel-Trägerinnen und -Träger ein vierfach erhöhtes Risiko im Vergleich zu denen, die das Allel nicht tragen, auf. Das APOE-Gen ist auf dem langen Arm des Chromosoms 19 lokalisiert. Trotz dieses starken Effektes auf das Erkrankungsrisiko wurde in keiner Kopplungsuntersuchung das APOE-Gen als Risikogen nachgewiesen.
- Ein weiterer Vorteil der Assoziationsstudien liegt, statistisch und methodisch gesehen, im klar definierten Design, welches die einfache Durchführung von unabhängigen Replikationsstudien erlaubt.

Es gibt allerdings zwei Punkte, die für die richtige Interpretation der Ergebnisse von Assoziationsuntersuchungen von Wichtigkeit sind:

1. Die Validität einer Assoziationsstudie ist von der korrekten Auswahl der Patientinnen und Patienten und Kontrollprobandinnen und -probanden abhängig. Die gegenseitige Anpassung (Matching) beider Untersuchungskollektive für Merkmale wie Alter, Geschlecht und Ausbildung ist zwar relativ einfach. Allerdings gestaltet sich das Matching für Ethnizität (d.h. genetisch ähnlicher Hintergrund) speziell in populationsbasierten Assoziationsstudien als schwierig. Ein unbalanciertes Design einer Fallkontroll-Assoziationsstudie für Ethnizität kann zu falsch-positiven oder falsch-negativen Ergebnissen führen.

2. Mit den heutigen molekularbiologischen Techniken ist es im Allgemeinen einfach, eine grosse Zahl von potenziellen Kandidaten-Genen in Fallkontroll-Assoziationsstudien zu untersuchen. Diese grosse Anzahl führt aber zwangsläufig zur Inflation des Typ I statistischen Fehlers, d.h. dass falsch-positive Resultate sehr wahrscheinlich werden. Es gibt in der Tat eine sehr grosse Anzahl von Studien, die über positive Assoziationsresultate von Kandidaten-Genen mit der AD berichten. Allerdings ist die Anzahl der unabhängigen Replikationsstudien, welche die ursprünglichen Ergebnisse bestätigen, gering.

Die Entwicklung von familienbasierten Assoziationsuntersuchungen hat das Ziel, das Problem des unterschiedlichen genetischen Hintergrundes methodisch anzugehen. Der kürzlich entwickelte «sibship disequilibrium test» (SDT) benötigt keine genetische Information der Eltern und ist deswegen für Erkrankungen des höheren Lebensalters sehr gut geeignet (Horvath, S., Xu, X., & Laird, N. M., 2001). Er schöpft die gesamte genetische Information in einer Geschwisterreihe aus und vermeidet das Auftreten von falsch-positiven Ergebnissen, die durch heterogenen genetischen Hintergrund verursacht werden.

Die bisher entdeckten potentiellen Risikogene der AD sind in zentralen pathophysiologischen Prozessen involviert:

- Amyloid-Metabolismus (Cathepsin D, Cystatin C, α2-Makroglobulin) (Blacker, D. et al., 1998; Finckh, U. et al., 2000b; Papassotiropoulos, A. et al., 2000)
- Cholesterin-Metabolismus (APOE, low density Lipoprotein related protein 1, Cholesterin 24-Hydroxylase) (Saunders, A. M. et al., 1993; Wavrant-DeVrieze, F. et al., 1997)
- Immunreaktion (Interleukin-Iα, Interleukin-6) (Grimaldi, L. M. et al., 2000; Papassotiropoulos, A. et al., 1999).

Das APOE ist bisher das einzige gut dokumentierte Risikogen der AD. Die Ergebnisse bezüglich aller anderen Kandidaten-Gene bleiben kontrovers.

Apolipoprotein E: APOE
APOE spielt eine zentrale Rolle in der Regulation des Cholesterin-Metabolismus. Die Präsenz von zwei Polymorphismen in der codierenden Sequenz des APOE-Gens resultiert in den Aminosäureaustausch in zwei Positionen 112 und 158. Es gibt insgesamt drei genetische Kombinationen (Allele). Das APOE2-Allel wird durch Cystein auf Position 112 und 158 charakterisiert, das APOE3-Allel durch Cystein auf Position 112 und Arginin auf Position 158, das APOE4-Allel wird durch Arginin auf beiden Positionen charakterisiert.

Eine signifikante Assoziation des APOE4-Allels mit der AD wurde erstmals 1993 gezeigt (Saunders, A. M. et al., 1993). Seitdem ist dieser Befund die wichtigste genetische Assoziation mit der AD und wurde mehrmals repliziert. In kaukasischen Populationen haben APOE4 heterozygote Individuen ein dreifach erhöhtes Risiko, homozygote Individuen haben ein achtfach erhöhtes Erkrankungsrisiko. Der Effekt des APOE4-Allels auf das Erkrankungsrisiko ist abhängig vom Alter und dem genetischen Hintergrund. Die grössten Effektstärken wurden in japanischen Populationen gemessen, wo APOE4 homozygote Individuen ein 33-fach erhöhtes Erkrankungsrisiko aufweisen (Farrer, L. A. et al., 1997). Der Effekt ist schwächer in hispanischen Populationen (2,5-fach erhöhtes Erkrankungsrisiko für APOE4 Homozygote), in manchen schwarzafrikanischen Populationen ist kein APOE4 Effekt messbar (Osuntokun, B. O. et al., 1995; Tang, M. X. et al., 1996).

Diese Ergebnisse zusammen mit der Beobachtung, dass die Frequenz des APOE4-Allels in manchen Ur-Populationen höher ist als in Populationen mit einer langjährigen landwirtschaftlich und industriell geprägten Ökonomie, zeigen, dass die Assoziation des APOE4-Allels mit der AD zum Teil durch Interaktionen dieses Allels mit Umweltfaktoren in den entsprechenden Populationen erklärbar ist (Corbo, R. M. & Scacchi, R., 1999). Die grosse Effektstärke des APOE4-Allels zumindest in den europäischen und nordamerikanischen Populationen hat zu der Überlegung geführt, dieses Allel für die Diagnosestellung der AD zu nutzen. Man kann aber mit Sicherheit sagen, dass die alleinige Testung des APOE-Genotyps für die Diagnosestellung wegen der insgesamt niedrigen Sensitivität (65 Prozent) und Spezifität (65 Prozent) ungeeignet ist.

Cholesterin 24S-Hydroxylase: CYP46A1
Die Tatsache, dass APOE, der wichtigste Cholesterintransporter im Gehirn, gleichzeitig ein bedeutender genetischer Risikofaktor der AD ist, weist auf die Wichtigkeit des Cholesterinstoffwechsels für die Entstehung der Erkrankung hin. Tatsächlich wurden cholesterinsenkende Medikamente (Statine) mit einem erniedrigten AD Risiko in Zusammenhang gebracht. Zudem ist aus Tierversuchen bekannt, dass ein erniedrigter Cholesterin-Spiegel im Blut mit niedrigen Aβ-Konzentrationen einhergeht. Diese Tatsachen haben zu der Überlegung geführt, dass cholesterinrelevante Gene das AD Risiko beeinflussen könnten.

Das Enzym CYP46A1 ist für die Cholesterin-Homöostase im Gehirn von besonderer Bedeutung, da es das einzige Enzym ist, welches den Abtransport von Cholesterin aus dem Gehirn in die Blutbahn vermittelt. Untersuchungen an Kohorten aus der Schweiz und dem Mittelmeerraum haben ergeben, dass ein intronischer Polymorphismus des CYP46A1-Gens besonders häufig bei AD-Betroffenen auftritt (Papassotiropoulos, A. et al., 2003). Dieser Polymorphismus ist auch mit der Konzentration von Aβ im Gehirn und in der Zerebrospinalflüssigkeit assoziiert. Die Bestätigung dieses Befundes in unabhängigen Populationen aus Schweden, den USA, Italien, Spanien und China deuten darauf hin, dass CYP46A1 unabhängig vom ethnischen Hintergrund als AD-Risikofaktor anzusehen ist. Gleichzeitig zeigt dieser Befund, dass auch andere cholesterinrelevante Gene mit dem AD-Risiko assoziiert sein könnten.

α-II-Makroglobulin: A2M
α-II-Makroglobulin ist im Aβ-Abbau involviert. Das A2M-Gen (insbesondere eine Pentanukleotid-Deletion) wurde anhand der Ergebnisse einer familienbasierten Assoziationsstudie als ein neues Suszeptibilitätsgen der AD vorgeschlagen (Blacker, D. et al., 1998). Obwohl diese Assoziation zum Teil repliziert wurde, zeigten zahlreiche Nachfolgeuntersuchungen keinen Effekt dieses Gens auf das Erkrankungsrisiko (Dow, D. J. et al., 1999; Rogaeva, E. A. et al., 1999; Rudrasingham, V. et al., 1999). Das A2M-Gen ist in einer interessanten chromosomalen Region lokalisiert (Chromosom 12), welche in früheren Genscans als eine «region of interest» vorgeschlagen wurde. Die kontroversen Ergebnisse bezüglich der A2M-Assoziation mit der AD können eventuell dadurch erklärt werden, dass dieses Gen sich in einem Kopplungsungleichgewicht mit einem anderen, kausalen Gen auf Chromosom 12 befindet.

Zusätzliche AD-Risikogene
Positive Assoziationsbefunde wurden für zahlreiche zusätzliche Gene berichtet. Allerdings bleiben positive Replikationsergebnisse für diese Gene noch aus. Zur-

zeit fokussiert sich die Suche nach zusätzlichen Suszeptibilitätsgenen auf dem Chromosom 10. Es ist allgemein anerkannt, dass eine Vielzahl von Genen das Risiko der Entwicklung einer AD modifiziert. Die kürzlichen Entwicklungen in Richtung «High-Throughput-Genotypisierung» zusammen mit der ständigen Entdeckung von neuen Polymorphismen im humanen Genom werden dazu führen, dass in der nahen Zukunft die meisten risikomodifizierenden Gene bekannt sein werden.

Genetische Beratung: Sonderfall sporadische AD
Auch im Fall der sporadischen AD ist der Beitrag von genetischen Faktoren zum allgemeinen Erkrankungsrisiko gross: etwa 74 Prozent des Erkrankungsrisikos können genetischen Faktoren zugeschrieben werden. Da etwa 40–50 Prozent der genetischen Varianz durch den Risikofaktor APOE4 erklärt werden können (zumindest in mitteleuropäischen Populationen), wurde in der Vergangenheit vorgeschlagen, eine APOE4-Testung als diagnostisches, oder auch prognostisches Hilfsmittel einzuführen.

Mittlerweile wurde von dieser Vorstellung Abstand genommen, da der Faktor APOE4 eine zu geringe diagnostische Sensitivität und Spezifität besitzt (jeweils ca. 60 Prozent), als dass er im diagnostischen Prozedere der AD hilfreich sein könnte. Ausser für Forschungsprojekte wird davon abgeraten, bei asymptomatischen Individuen eine APOE-Genotypisierung vorzunehmen. Dies gilt auch für alle anderen diskutierten genetischen Risikofaktoren der AD. Die folgende Tabelle fasst die möglichen klinischen Applikationen der AD-relevanten genetischen Faktoren zusammen.

Genetische Testung bei AD (Nach Panegyres et al., 2000)

	Chromosom	Diagnostische Testung	Prädiktive Testung
Pathogene Loci			
Presenilin I (PSEN1)	14	+	+
Presenilin II (PSEN2)	1	+	+
Amyloid-Vorläuferprotein (APP)	21	+	+
Risikogene			
APOE	19	-	-
u. a. A2M, IL6, IL1, CTSD		-	-

2.3 Genetik der Frontotemporallappen-Demenz

Bei der Frontotemporallappen-Demenz (FTLD) handelt es sich nicht um eine klar definierte und distinkte Erkrankung, sondern vielmehr um ein Spektrum von unterschiedlichen Erkrankungen, deren gemeinsame Merkmale die demenzielle Entwicklung und der primäre Befall des Frontal- und Temporallappens sind. Im Spektrum der FTLD können so unterschiedliche Erkrankungen subsummiert werden wie:

- Chromosom-17-gekoppelte FTLD mit Parkinsonismus
- Pick'sche-Erkrankung
- FTLD mit Erkrankung des motorischen Neurons (so genannte Amyotrophe Lateralsklerose (ALS) – plus Syndrome)
- primär progressive Aphasie
- primär progressive Apraxie
- familiäre progressive subkortikale Gliose.

Diese ausgeprägte phänotypische Variabilität hat zu der Etablierung von internationalen Klassifikationskriterien geführt, die zumindest für die FTLD im engeren Sinne und die Pick'sche-Erkrankung gelten (1994). Klinische Kriterien für die Diagnosenstellung einer FTLD sind:

- das frühe Auftreten von Defiziten im Verhalten und im sozialen Umgang;
- Enthemmung, Impulsivität, Hyperoralität, sowie stereotypisches und perseverierendes Verhalten;
- die Veränderung der Sprachproduktion (progressive Reduktion des Sprechens, Stereotypien, Echolalie);
- die Defizite des sozialen Verhaltens und des sozialen Umgangs, die Defizite der Urteilsfähigkeit und der Sprache überwiegen deutlich im Vergleich zu den Gedächtnisstörungen.

Aus molekularer Sicht werden alle Erkrankungen des Spektrums der FTLD durch Hyperphosphorylierung des Tauproteins charakterisiert und durch die Ausbildung zahlreicher Neurofibrillärer Fäden (NFT). Dies hat dazu geführt, dass diese Erkrankungen auch als Tauopathien bezeichnet werden. In Analogie zu der AD gibt es Tauopathien, die eine deutliche familiäre Häufung im Sinne eines autosomal-dominanten Erbgangs aufweisen, sowie sporadisch auftretende Tauopathien.

2.3.1 Familiäre Tauopathien

Hierbei handelt es sich um eine Gruppe von autosomal-dominant vererbten Syndromen, welche an Chromosom 17 gekoppelt sind. Diese Syndrome weisen deutliche Unterschiede, aber auch Überlappungen bezüglich klinischer und neuropathologischer Eigenschaften auf (Foster, N. L. et al., 1997). Wilhelmsen und Mitarbeitende haben 1994 erstmalig eine familiäre Erkrankung beschrieben, die sie «Disinhibition-Demenz-Parkinsonismus-Amyotrophie-Komplex» genannt haben, und für die die Autorenschaft eine Kopplung zum Chromosom 17q21–22 gezeigt haben (Wilhelmsen, K. C., Lynch, T., Pavlou, E., Higgins, M., & Nygaard, T. G., 1994). Nachfolgend wurden zahlreiche neurodegenerative Erkrankungen an dieselbe chromosomale Region gekoppelt.

Alle Erkrankungen sind primär durch Frontotemporallappen-Demenz und Parkinsonismus charakterisiert. Allerdings gibt es Unterschiede bezüglich der Defizite in kognitiven, exekutiven und motorischen Funktionen, die mit einem unterschiedlichen Ausmass der Tau-Pathologie und region-spezifischer neurodegenerativer Prozesse zusammenhängen.

Das Tau-Gen, welches auf Chromosom 17q21–22 lokalisiert ist, war von Beginn an das wichtigste Kandidaten-Gen. Im Jahr 1998 haben mehrere Gruppen pathogene Mutationen im Tau-Gen nachgewiesen, welche eine Segregation mit den familiären Tauopathien aufwiesen. Bis heute wurden über zwanzig unterschiedliche pathogene Mutationen des Tau-Gens identifiziert (Lee, V. M., Goedert, M., & Trojanowski, J. Q., 2001). Es gibt elf Mutationen in kodierenden Bereichen des Tau-Gens, welche zu Aminosäuresubstitutionen führen, diese Mutationen befinden sich im Exon 9. Ausserdem wurden «stille» Mutationen im Exon 10 sowie Mutationen im darauffolgenden Intron festgestellt. Die Taumutationen sind pathogen und führen zu einer Dysfunktion des Tauproteins. Manche dieser Mutationen beeinflussen das alternative «splicing» des Exons 10. Andere Mutationen beeinträchtigen die Fähigkeit des Tauproteins, an Mikrotubuli zu binden. Vielmehr vermögen manche Taumutationen die Aggregation dieses Proteins direkt zu beeinflussen. Unabhängig vom jeweiligen molekularen Mechanismus führen alle bisher nachgewiesenen Taumutationen zu der Bildung von NFT aus hyperphosphoryliertem Tauprotein.

Die bisher gewonnenen Daten über die Funktion des Tauproteins und die «splicing»-Mechanismen des Tau-Gens führen zu einem guten Verständnis der biochemischen und strukturellen Charakteristika der Tauaggregate bei den Chromosom 17 gekoppelten Frontotemporallappen-Demenzen. Allerdings ist der Grund für die Unterschiede im Phänotyp und in der topographischen Verteilung der Taupathologie bei den verschiedenen Tauopathien bisher unbekannt. Sogar in einer und der selben Familie kann der Phänotyp und die topographische Verteilung sehr unterschiedlich sein (Bird, T. D. et al., 1999). Es ist denkbar, dass hierbei andere genetische oder epigenetische Faktoren die Auswirkung der krankheitsverursachenden Mutation beeinflussen.

2.3.2 Sporadische Tauopathien

Progressive supranukleäre Paralyse (progressive supranuclear palsy, PSP)
Polymorphismen im Tau-Gen können das Risiko der Entwicklung einer PSP beeinflussen. Ein Dinukleotidrepeat-Polymorphismus im Intron zwischen den Exonen 9 und 10 des Tau-Gens wurde in Zusammenhang mit dem PSP-Risiko gebracht (Conrad, C. et al., 1997). Homozygote Trägerinnen und Träger des A0-Allels, welches durch 11TG-Repeats charakterisiert ist, waren in einem bei PSP-Betroffenen überrepräsentiert (96 Prozent) im Vergleich zu gesunden Kontrollen (57 Prozent) und AD-Patientinnen und Patienten (50 Prozent). Dieser Befund wurde in Nachfolgeuntersuchungen bestätigt, allerdings nur bei kaukasischen Populationen und nicht bei asiatischen Populationen. Zwei Haplotypen des Tau-Gens, die aus acht häufigen Polymorphismen bestehen und das gesamte Tau-Gen umfassen, wurden 1999 beschrieben (Baker, M. et al., 1999). Der häufigere Haplotyp, H1, ist ein Risikofaktor der PSP in kaukasischen Populationen. Zusätzlich modifizieren die genetischen Marker A0 und H1 auch das Erkrankungsrisiko einer der PSP verwandten Erkrankung, der kortikobasalen Degeneration. Die pathogenetischen Mechanismen, die mit dem Haplotyp H1 und mit dem A0-Allel zusammenhängen, sind noch unklar.

Pick'sche-Erkrankung
Die Pick'sche-Erkrankung gehört zum Spektrum der Frontotemporallappen-Demenzen und ist neuropathologisch durch tau-immunreaktive Pick-Körper definiert (Pollock, N. J., Mirra, S. S., Binder, L. I., Hansen, L. A., & Wood, J. G., 1986). Neuropathologische Charakteristika sind frontotemporale und limbische Atrophie mit ausgeprägtem neuronalen Verlust, Spongiose, Gliose und Pick-Körper. Bisher gibt es keine Untersuchungen über eine mögliche Assoziation von Tau-Genpolymophismen mit der Pick'schen-Erkrankung. Das APOE4-Allel scheint in Analogie zu der AD auch mit der Pick'schen-Erkrankung assoziiert zu sein (Farrer, L. A. et al., 1995).

2.4 Genetik der vaskulären Demenzen

Eine vaskulär bedingte Minderversorgung des Gehirns ist eine häufige Alterserscheinung, die unabhängig von der jeweiligen Demenzursache zum kognitiven Abbau beitragen kann. Bei den vaskulären Demenzen (VD) handelt es sich um ein Spektrum von unterschiedlichen Erkrankungen, deren gemeinsames Merkmal die demenzielle Entwicklung aufgrund einer gestörten Perfusion des Gehirns ist. Bei den VD überwiegt diese vaskuläre Komponente eine eventuell gleichzeitig vorhandene, primär neurodegenerative Komponente und diktiert die klinische Erscheinung (Phänotyp).

Die phänotypische Variabilität der VD ist sehr ausgeprägt und spiegelt die Unterschiede der zugrundeliegenden Pathophysiologie wieder. Auch aus genetischer Sicht sind die Ursachen der VD sehr heterogen. In Analogie zu der AD und den FTLD sind die meisten VD sporadischer Natur, also ohne erkennbare familiäre Aggregation. Ein kleiner Teil der VD folgt einem autosomal-dominanten Vererbungsmodus und kann definierten genetischen Veränderungen zugeschrieben werden.

2.4.1 Genetik der autosomal dominanten VD

In diesem Kapitel werden die zwei wichtigsten – aus gerontopsychiatrischer Sicht – Erkrankungsgruppen erwähnt, die zerebralen Amyloidangiopathien und die familiären zerebralen Insulte.

Familiäre zerebrale Amyloidangiopathien
Es handelt sich um insgesamt seltene Erkrankungen mit ca. 200 bisher beschriebenen Familien weltweit. Veränderungen in den Genen für APP, Cystatin C, Transthyretin, Prion-Protein, Gelsolin und BRI führen zu diesen Erkrankungen, die je nach Ursprung der erstbeschriebenen Mutation als Niederländischer, Flämischer, Isländischer, Britischer, Dänischer und Iowa Typ bezeichnet werden. Neuropathologisch kann eine starke vaskuläre Ansammlung von fibrillärem β-Amyloid beobachtet werden. Dies betrifft die leptomeningealen Gefässe, die perforierenden Arterien, die zerebralen Arteriolen und die Kapillaren.

Die erste beschriebene familiäre zerebrale Amyloidangiopathie wurde in isländischen Familien beobachtet und war auf einer Mutation im Cystatin-C-Gen zurückzuführen (Olafsson, I., Thorsteinsson, L., & Jensson, O., 1996). Nachfolgend wurden in unterschiedlichen Familien weltweit Erkrankungen identifiziert, die durch Mutationen im APP-Gen verursacht wurden. Alle Mutationen waren in den Codons 692–694 geclustert und betrafen die β-Amyloidpeptid-Region des APP.

Eine besondere Form der familiären zerebralen Amyloidangiopathie stellt die familiäre Britische Demenz (FBD) dar (Vidal, R. et al., 1999). Sie ist durch ausgeprägte vaskuläre und perivaskuläre Ansammlungen eines schwer löslichen 4kDa-Peptids (ABri) charakterisiert. Dieses wird von einem putativen Typ-II-transmembranösen-Vorläuferprotein herausgespalten. Die FBD und zusätzlich eine andere seltene Demenzform, die familiäre Dänische Demenz, werden durch Mutationen im BRI-Gen verursacht. Die genauen pathophysiologischen Mechanismen, die bei den familiären zerebralen Amyloidangiopathien zu rezidivierenden Blutungen aber auch zu ischämischen Infarkten führen, sind nicht vollständig geklärt. Wahrscheinlich führen die Ansammlungen von schwer löslichen und zytotoxischen Peptiden in den Zellen der glatten Muskulatur der Blutgefässe zu einer Zerstörung der Gefässwand und zu der zytokin-vermittelten Initiierung eines zellschädigenden Circulus vitiosus. Bei den familiären zerebralen Amyloidangiopathien scheinen Gen-Gen Interaktionen eine untergeordnete Rolle zu spielen. Das APOE4-Allel ist mit diesen Erkrankungen nicht assoziiert.

Familiäre zerebrale Insulte
Der häufigste Vertreter dieser insgesamt seltenen Erkrankungsgruppe ist die zerebrale autosomal-dominante Arteriopathie mit subkortikalen Infarkten und Leukenzephalopathie (CADASIL). CADASIL wurde zunächst als eine familiäre Binswanger'sche Erkrankung interpretiert und auch in schwedischen und englischen Familien als hereditäre multi-infarkt Demenz oder als chronische familiäre vaskuläre Enzephalopathie beschrieben (Sourander, P. & Walinder, J., 1977; Stevens, D. L., Hewlett, R. H., & Brownell, B., 1977). Die phänotypische Variabilität von CADASIL ist erheblich und ohne genaue Genotyp-Phänotyp Relation.

Die vaskulären Läsionen im Rahmen der CADASIL betreffen nicht nur die zerebralen Gefässe sondern auch anderes Gewebe (zum Beispiel die Haut). Obwohl der genaue Vererbungsmodus nicht immer leicht eruierbar ist (was mit der phänotypischen Variabilität der Erkrankung zusammenhängt), ist CADASIL eine autosomal-dominant vererbbare Erkrankung. Mutationen des 33 Exone umfassenden Notch-3-Gens kosegregieren mit der Erkrankung, die meisten sind im Exon 4 geclustert (Joutel, A. et al., 1996). Es ist wahrscheinlich, dass diese kodierenden Mutationen die Prozessierung des Notch-3-Proteins beeinflussen, allerdings sind auch hier die pathophysiologischen Zusammenhänge nicht vollständig geklärt.

2.4.2 Genetik der sporadischen VD

Ausgeprägte Leukenzephalopathie, rezidivierende kleine zerebrale Insulte oder solche in kritischen Regionen sind Ursachen für die Entwicklung einer vaskulär bedingten Demenz. Genetische Faktoren tragen zum allgemeinen Erkrankungsrisiko durchaus bei, allerdings ist deren Bedeutung nicht so gross wie zum Beispiel bei der AD. Nicht-genetische Risikofaktoren (Rauchen, Ernährung) scheinen eine noch grössere Rolle zu spielen. Es ist erwähnenswert, dass diejenigen Gene (zum Beispiel Angiotensin converting Enzym, ACE; Methylentetrahydrofolat-Reduktase, MTHFR), die mit dem Auftreten von sonstigen vaskulären Erkrankungen (zum Beispiel Herzinfarkt, Schlaganfall) assoziiert sind, wahrscheinlich keine Risikogene der VD sind. In Analogie zu der AD ist auch bei den sporadischen VD das APOE4-Allel der wichtigste genetische Risikofaktor. Dies gilt sowohl für die sporadischen zerebralen Amyloidangiopathien als auch für zerebrovaskuläre Erkrankungen ohne relevante Alzheimer-Pathologie. Es ist allerdings davon auszugehen, dass der APOE4-Effekt nicht direkt mit vaskulären Mechanismen assoziiert ist, sondern mit anderen, noch nicht identifizierten Faktoren.

3. Genetik psychiatrischer Erkrankungen des höheren Alters

Psychiatrische Erkrankungen wie die Gruppe der Schizophrenien, bipolaren Störungen und depressiven Störungen können demenzielle Symptome imitieren und sind differentialdiagnostisch von grosser Bedeutung. Diese Störungen weisen eine deutliche familiäre Aggregation auf, was als Hinweis auf das Vorhandensein von genetischen Faktoren gewertet werden kann. Tatsächlich werden mehrere Gene und chromosomale Regionen in Zusammenhang mit diesen Erkrankungen diskutiert. Vieles deutet darauf hin, dass diese psychiatrischen Erkrankungen genetisch komplex sind, was die eindeutige Identifizierung der verantwortlichen Risikogene erschwert.

Bei den meisten gerontopsychiatrischen Erkrankungen ist unklar, inwiefern sie sich pathophysiologisch von den entsprechenden Erkrankungen des jüngeren Alters unterscheiden. Das Wissen über mögliche genetische (und distinkte) Risikofaktoren dieser Erkrankungen ist sogar noch geringer. Eine Ausnahme stellt die Altersdepression (d. h. erstes Auftreten einer depressiven Episode nach dem 60. Lebensjahr) dar.

Altersdepression
Es gibt eine ausgeprägte Überlappung depressiver und demenzieller Symptome im höheren Alter. Eine Alterdepression kann sowohl alleine auftreten, Vorbote einer beginnenden Demenz sein, oder gemeinsam mit einer Demenz als unabhängige komorbide Störung bestehen. Die Frage nach möglichen gemeinsamen genetischen Risikofaktoren dieser Erkrankungen wurde in einer grossen, kontrollierten Familienuntersuchung erläutert. Es konnte gezeigt werden, dass auch die Altersdepression eine familiäre Aggregation aufweist, d. h. Angehörige 1. Grades von Patientinnen und Patienten mit einer Altersdepression haben ein erhöhtes Risiko für das Auftreten einer Altersdepression, nicht aber für das Auftreten einer Demenz oder einer Depression vor dem 60. Lebensjahr (Heun, R., Papassotiropoulos, A., Jessen, F., Maier, W., & Breitner, J. C., 2001).

4. Literatur

The structure of the presenilin 1 (S182) gene and identification of six novel mutations in early onset AD families. Alzheimer's Disease Collaborative Group (1995). *Nat.Genet.*, *11*, 219–222.

Clinical and neuropathological criteria for frontotemporal dementia. The Lund and Manchester Groups (1994). *J.Neurol.Neurosurg.Psychiatry*, *57*, 416–418.

Aldudo, J., Bullido, M. J., Arbizu, T., Oliva, R., & Valdivieso, F. (1998). Identification of a novel mutation (Leu282Arg) of the human presenilin 1 gene in Alzheimer's disease. *Neurosci.Lett.*, *240*, 174–176.

Aldudo, J., Bullido, M. J., & Valdivieso, F. (1999). DGGE method for the mutational analysis of the coding and proximal promoter regions of the Alzheimer's disease presenilin-1 gene: two novel mutations. *Hum.Mutat.*, *14*, 433–439.

Axelman, K., Basun, H., & Lannfelt, L. (1998). Wide range of disease onset in a family with Alzheimer disease and a His163Tyr mutation in the presenilin-1 gene. *Arch.Neurol.*, *55*, 698–702.

Baker, M., Litvan, I., Houlden, H., Adamson, J., Dickson, D., Perez-Tur, J., Hardy, J., Lynch, T., Bigio, E., & Hutton, M. (1999). Association of an extended haplotype in the tau gene with progressive supranuclear palsy. *Hum.Mol.Genet.*, *8*, 711–715.

Besancon, R., Lorenzi, A., Cruts, M., Radawiec, S., Sturtz, F., Broussolle, E., Chazot, G., Van, B. C., Chamba, G., & Vandenberghe, A. (1998). Missense mutation in exon 11 (Codon 378) of the presenilin-1 gene in a French family with early-onset Alzheimer's disease and transmission study by mismatch enhanced allele specific amplification. Mutations in brief no. 141. Online. besancon@rockefeller1.univ.lyon1.fr. *Hum.Mutat.*, *11*, 481.

Bird, T. D., Lampe, T. H., Nemens, E. J., Miner, G. W., Sumi, S. M., & Schellenberg, G. D. (1988). Familial Alzheimer's disease in American descendants of the Volga Germans: probable genetic founder effect. *Ann.Neurol.*, *23*, 25–31.

Bird, T. D., Nochlin, D., Poorkaj, P., Cherrier, M., Kaye, J., Payami, H., Peskind, E., Lampe, T. H., Nemens, E., Boyer, P. J., & Schellenberg, G. D. (1999). A clinical pathological comparison of three families with frontotemporal dementia and identical mutations in the tau gene (P301L). *Brain*, *122 (Pt 4)*, 741–756.

Blacker, D., Wilcox, M. A., Laird, N. M., Rodes, L., Horvath, S. M., Go, R. C., Perry, R., Watson, B., Jr., Bassett, S. S., McInnis, M. G., Albert, M. S., Hyman, B. T., & Tanzi, R. E. (1998). Alpha-2 macroglobulin is genetically associated with Alzheimer disease. *Nat.Genet.*, *19*, 357–360.

Boteva, K., Vitek, M., Mitsuda, H., de, S. H., Xu, P. T., Small, G., & Gilbert, J. R. (1996). Mutation analysis of presenillin 1 gene in Alzheimer's disease. *Lancet*, *347*, 130–131.

Breitner, J. C. & Folstein, M. F. (1984). Familial Alzheimer Dementia: a prevalent disorder with specific clinical features. *Psychol.Med.*, *14*, 63–80.

Breitner, J. C., Folstein, M. F., & Murphy, E. A. (1986). Familial aggregation in Alzheimer dementia–I. A model for the age-dependent expression of an autosomal dominant gene. *J.Psychiatr.Res.*, *20*, 31–43.

Campion, D., Brice, A., Hannequin, D., Tardieu, S., Dubois, B., Calenda, A., Brun, E., Penet, C., Tayot, J., Martinez, M., &. (1995a). A large pedigree with early-onset Alzheimer's disease: clinical, neuropathologic, and genetic characterization. *Neurology, 45,* 80–85.

Campion, D., Flaman, J. M., Brice, A., Hannequin, D., Dubois, B., Martin, C., Moreau, V., Charbonnier, F., Didierjean, O., Tardieu, S., &. (1995b). Mutations of the presenilin I gene in families with early-onset Alzheimer's disease. *Hum.Mol.Genet., 4,* 2373–2377.

Chartier-Harlin, M. C., Crawford, F., Houlden, H., Warren, A., Hughes, D., Fidani, L., Goate, A., Rossor, M., Roques, P., Hardy, J., &. (1991). Early-onset Alzheimer's disease caused by mutations at codon 717 of the beta-amyloid precursor protein gene. *Nature, 353,* 844–846.

Conrad, C., Andreadis, A., Trojanowski, J. Q., Dickson, D. W., Kang, D., Chen, X., Wiederholt, W., Hansen, L., Masliah, E., Thal, L. J., Katzman, R., Xia, Y., & Saitoh, T. (1997). Genetic evidence for the involvement of tau in progressive supranuclear palsy. *Ann.Neurol., 41,* 277–281.

Corbo, R. M. & Scacchi, R. (1999). Apolipoprotein E (APOE) allele distribution in the world. Is APOE*4 a 'thrifty' allele? *Ann.Hum.Genet., 63 (Pt 4),* 301–310.

Cruts, M., Backhovens, H., Wang, S. Y., Van, G. G., Theuns, J., De Jonghe, C. D., Wehnert, A., De, V. J., De, W. G., Cras, P., &. (1995). Molecular genetic analysis of familial early-onset Alzheimer's disease linked to chromosome 14q24.3. *Hum.Mol.Genet., 4,* 2363–2371.

Cruts, M. & Van, B. C. (1998). Presenilin mutations in Alzheimer's disease. *Hum.Mutat., 11,* 183–190.

Devi, G., Fotiou, A., Jyrinji, D., Tycko, B., DeArmand, S., Rogaeva, E., Song, Y. Q., Medieros, H., Liang, Y., Orlacchio, A., Williamson, J., St George-Hyslop, P., & Mayeux, R. (2000). Novel presenilin 1 mutations associated with early onset of dementia in a family with both early-onset and late-onset Alzheimer disease. *Arch.Neurol., 57,* 1454–1457.

Dow, D. J., Lindsey, N., Cairns, N. J., Brayne, C., Robinson, D., Huppert, F. A., Paykel, E. S., Xuereb, J., Wilcock, G., Whittaker, J. L., & Rubinsztein, D. C. (1999). Alpha-2 macroglobulin polymorphism and Alzheimer disease risk in the UK. *Nat.Genet., 22,* 16–17.

Eckman, C. B., Mehta, N. D., Crook, R., Perez-Tur, J., Prihar, G., Pfeiffer, E., Graff-Radford, N., Hinder, P., Yager, D., Zenk, B., Refolo, L. M., Prada, C. M., Younkin, S. G., Hutton, M., & Hardy, J. (1997). A new pathogenic mutation in the APP gene (I716V) increases the relative proportion of A beta 42(43). *Hum.Mol.Genet., 6,* 2087–2089.

Evans, D. A., Funkenstein, H. H., Albert, M. S., Scherr, P. A., Cook, N. R., Chown, M. J., Hebert, L. E., Hennekens, C. H., & Taylor, J. O. (1989). Prevalence of Alzheimer's disease in a community population of older persons. Higher than previously reported. *JAMA, 262,* 2551–2556.

Ezquerra, M., Carnero, C., Blesa, R., Gelpi, J. L., Ballesta, F., & Oliva, R. (1999). A presenilin 1 mutation (Ser169Pro) associated with early-onset AD and myoclonic seizures. *Neurology, 52,* 566–570.

Ezquerra, M., Carnero, C., Blesa, R., & Oliva, R. (2000). A novel presenilin 1 mutation (Leu166Arg) associated with early-onset Alzheimer disease. *Arch.Neurol., 57,* 485–488.

Farrer, L. A., Abraham, C. R., Volicer, L., Foley, E. J., Kowall, N. W., McKee, A. C., & Wells, J. M. (1995). Allele epsilon 4 of apolipoprotein E shows a dose effect on age at onset of Pick disease. *Exp.Neurol., 136,* 162–170.

Farrer, L. A., Cupples, L. A., Haines, J. L., Hyman, B., Kukull, W. A., Mayeux, R., Myers, R. H., Pericak-Vance, M. A., Risch, N., & van Duijn, C. M. (1997). Effects of age, sex, and ethnicity on the association between apolipoprotein E genotype and Alzheimer disease. A meta-analysis. APOE and Alzheimer Disease Meta Analysis Consortium. *JAMA, 278,* 1349–1356.

Farrer, L. A., O'Sullivan, D. M., Cupples, L. A., Growdon, J. H., & Myers, R. H. (1989). Assessment of genetic risk for Alzheimer's disease among first-degree relatives. *Ann.Neurol., 25,* 485–493.

Finckh, U., Muller-Thomsen, T., Mann, U., Eggers, C., Marksteiner, J., Meins, W., Binetti, G., Alberici, A., Hock, C., Nitsch, R. M., & Gal, A. (2000a). High prevalence of pathogenic mutations in patients with early-onset dementia detected by sequence analyses of four different genes. *Am.J.Hum.Genet., 66,* 110–117.

Finckh, U., von der, K. H., Velden, J., Michel, T., Andresen, B., Deng, A., Zhang, J., Muller-Thomsen, T., Zuchowski, K., Menzer, G., Mann, U., Papassotiropoulos, A., Heun, R., Zurdel, J., Holst, F., Benussi, L., Stoppe, G., Reiss, J., Miserez, A. R., Staehelin, H. B., Rebeck, G. W., Hyman, B. T., Binetti, G., Hock, C., Growdon, J. H., & Nitsch, R. M. (2000b). Genetic association of a cystatin C gene polymorphism with late-onset Alzheimer disease. *Arch.Neurol., 57,* 1579–1583.

Forsell, C., Froelich, S., Axelman, K., Vestling, M., Cowburn, R. F., Lilius, L., Johnston, J. A., Engvall, B., Johansson, K., Dahlkild, A., Ingelson, M., St George-Hyslop, P. H., & Lannfelt, L. (1997). A novel pathogenic mutation (Leu262Phe) found in the presenilin 1 gene in early-onset Alzheimer's disease. *Neurosci.Lett., 234,* 3–6.

Foster, N. L., Wilhelmsen, K., Sima, A. A., Jones, M. Z., D'Amato, C. J., & Gilman, S. (1997). Frontotemporal dementia and parkinsonism linked to chromosome 17: a consensus conference. Conference Participants. *Ann.Neurol., 41,* 706–715.

Gatz, M., Pedersen, N. L., Berg, S., Johansson, B., Johansson, K., Mortimer, J. A., Posner, S. F., Viitanen, M., Winblad, B., & Ahlbom, A. (1997). Heritability for Alzheimer's disease: the study of dementia in Swedish twins. *J.Gerontol.A Biol.Sci.Med.Sci., 52,* M117-M125.

Goate, A., Chartier-Harlin, M. C., Mullan, M., Brown, J., Crawford, F., Fidani, L., Giuffra, L., Haynes, A., Irving, N., James, L., &. (1991). Segregation of a missense mutation in the amyloid precursor protein gene with familial Alzheimer's disease. *Nature, 349,* 704–706.

Gomez-Isla, T., Wasco, W., Pettingell, W. P., Gurubhagavatula, S., Schmidt, S. D., Jondro, P. D., McNamara, M., Rodes, L. A., DiBlasi, T., Growdon, W. B., Seubert, P., Schenk, D., Growdon, J. H., Hyman, B. T., & Tanzi, R. E. (1997). A novel presenilin-1 mutation: increased beta-amyloid and neurofibrillary changes. *Ann.Neurol., 41,* 809–813.

Grimaldi, L. M., Casadei, V. M., Ferri, C., Veglia, F., Licastro, F., Annoni, G., Biunno, I., De, B. G., Sorbi, S., Mariani, C., Canal, N., Griffin, W. S., & Franceschi, M. (2000). Association of early-onset Alzheimer's disease with an interleukin-1alpha gene polymorphism. *Ann.Neurol., 47,* 361–365.

Hardy, J. A. & Higgins, G. A. (1992). Alzheimer's disease: the amyloid cascade hypothesis. *Science, 256,* 184–185.

Hendriks, L., van Duijn, C. M., Cras, P., Cruts, M., Van, H. W., van, H. F., Warren, A., McInnis, M. G., Antonarakis, S. E., Martin, J. J., &. (1992). Presenile dementia and cerebral haemorrhage linked to a mutation at codon 692 of the beta-amyloid precursor protein gene. *Nat.Genet., 1,* 218–221.

Heston, L. L., Mastri, A. R., Anderson, V. E., & White, J. (1981). Dementia of the Alzheimer type. Clinical genetics, natural history, and associated conditions. *Arch.Gen.Psychiatry, 38,* 1085–1090.

Heun, R., Papassotiropoulos, A., Jessen, F., Maier, W., & Breitner, J. C. (2001). A family study of Alzheimer disease and early- and late-onset depression in elderly patients. *Arch.Gen.Psychiatry, 58,* 190–196.

Heyman, A., Wilkinson, W. E., Hurwitz, B. J., Schmechel, D., Sigmon, A. H., Weinberg, T., Helms, M. J., & Swift, M. (1983). Alzheimer's disease: genetic aspects and associated clinical disorders. *Ann.Neurol., 14,* 507–515.

Horvath, S., Xu, X., & Laird, N. M. (2001). The family based association test method: strategies for studying general genotype–phenotype associations. *Eur.J.Hum.Genet., 9,* 301–306.

Huff, F. J., Auerbach, J., Chakravarti, A., & Boller, F. (1988). Risk of dementia in relatives of patients with Alzheimer's disease. *Neurology, 38,* 786–790.

Hutton, M., Busfield, F., Wragg, M., Crook, R., Perez-Tur, J., Clark, R. F., Prihar, G., Talbot, C., Phillips, H., Wright, K., Baker, M., Lendon, C., Duff, K., Martinez, A., Houlden, H., Nichols, A., Karran, E., Roberts, G., Roques, P., Rossor, M., Venter, J. C., Adams, M. D., Cline, R. T., Phillips, C. A., Goate, A., &. (1996). Complete analysis of the presenilin 1 gene in early onset Alzheimer's disease. *Neuroreport, 7*, 801–805.

Jorgensen, P., Bus, C., Pallisgaard, N., Bryder, M., & Jorgensen, A. L. (1996). Familial Alzheimer's disease co-segregates with a Met146Ile substitution in presenilin-1. *Clin.Genet., 50*, 281–286.

Joutel, A., Corpechot, C., Ducros, A., Vahedi, K., Chabriat, H., Mouton, P., Alamowitch, S., Domenga, V., Cecillion, M., Marechal, E., Maciazek, J., Vayssiere, C., Cruaud, C., Cabanis, E. A., Ruchoux, M. M., Weissenbach, J., Bach, J. F., Bousser, M. G., & Tournier-Lasserve, E. (1996). Notch3 mutations in CADASIL, a hereditary adult-onset condition causing stroke and dementia. *Nature, 383*, 707–710.

Kamino, K., Sato, S., Sakaki, Y., Yoshiiwa, A., Nishiwaki, Y., Takeda, M., Tanabe, H., Nishimura, T., Ii, K., St George-Hyslop, P. H., Miki, T., & Ogihara, T. (1996). Three different mutations of presenilin 1 gene in early-onset Alzheimer's disease families. *Neurosci.Lett., 208*, 195–198.

Korten, A. E., Jorm, A. F., Henderson, A. S., Broe, G. A., Creasey, H., & McCusker, E. (1993). Assessing the risk of Alzheimer's disease in first-degree relatives of Alzheimer's disease cases. *Psychol.Med., 23*, 915–923.

Kowalska, A., Forsell, C., Florczak, J., Pruchnik-Wolinska, D., Modestowicz, R., Paprzycki, W., Wender, M., & Lannfelt, L. (1999). A Polish pedigree with Alzheimer's disease determined by a novel mutation in exon 12 of the presenilin 1 gene: clinical and molecular characterization. *Folia Neuropathol., 37*, 57–61.

Kwok, J. B., Taddei, K., Hallupp, M., Fisher, C., Brooks, W. S., Broe, G. A., Hardy, J., Fulham, M. J., Nicholson, G. A., Stell, R., St George Hyslop, P. H., Fraser, P. E., Kakulas, B., Clarnette, R., Relkin, N., Gandy, S. E., Schofield, P. R., & Martins, R. N. (1997). Two novel (M233T and R278T) presenilin-1 mutations in early-onset Alzheimer's disease pedigrees and preliminary evidence for association of presenilin-1 mutations with a novel phenotype. *Neuroreport, 8*, 1537–1542.

Lannfelt, L. (1996). Genetics of Alzheimer's disease. *Acta Neurol.Scand.Suppl, 168*, 25–27.

Lao, J. I., Beyer, K., Fernandez-Novoa, L., & Cacabelos, R. (1998). A novel mutation in the predicted TM2 domain of the presenilin 2 gene in a Spanish patient with late-onset Alzheimer's disease. *Neurogenetics., 1*, 293–296.

Lee, V. M., Goedert, M., & Trojanowski, J. Q. (2001). Neurodegenerative tauopathies. *Annu.Rev.Neurosci., 24*, 1121–1159.

Levy, E., Carman, M. D., Fernandez-Madrid, I. J., Power, M. D., Lieberburg, I., van Duinen, S. G., Bots, G. T., Luyendijk, W., & Frangione, B. (1990). Mutation of the Alzheimer's disease amyloid gene in hereditary cerebral hemorrhage, Dutch type. *Science, 248*, 1124–1126.

Levy-Lahad, E., Lahad, A., Wijsman, E. M., Bird, T. D., & Schellenberg, G. D. (1995). Apolipoprotein E genotypes and age of onset in early-onset familial Alzheimer's disease. *Ann.Neurol., 38*, 678–680.

Levy-Lahad, E., Wijsman, E. M., Nemens, E., Anderson, L., Goddard, K. A., Weber, J. L., Bird, T. D., & Schellenberg, G. D. (1995). A familial Alzheimer's disease locus on chromosome 1. *Science, 269*, 970–973.

Mullan, M., Crawford, F., Axelman, K., Houlden, H., Lilius, L., Winblad, B., & Lannfelt, L. (1992). A pathogenic mutation for probable Alzheimer's disease in the APP gene at the N-terminus of beta-amyloid. *Nat.Genet., 1*, 345–347.

Murrell, J. R., Hake, A. M., Quaid, K. A., Farlow, M. R., & Ghetti, B. (2000). Early-onset Alzheimer disease caused by a new mutation (V717L) in the amyloid precursor protein gene. *Arch.Neurol., 57*, 885–887.

Olafsson, I., Thorsteinsson, L., & Jensson, O. (1996). The molecular pathology of hereditary cystatin C amyloid angiopathy causing brain hemorrhage. *Brain Pathol., 6,* 121–126.

Osuntokun, B. O., Sahota, A., Ogunniyi, A. O., Gureje, O., Baiyewu, O., Adeyinka, A., Oluwole, S. O., Komolafe, O., Hall, K. S., Unverzagt, F. W., &. (1995). Lack of an association between apolipoprotein E epsilon 4 and Alzheimer's disease in elderly Nigerians. *Ann.Neurol., 38,* 463–465.

Palmer, M. S., Beck, J. A., Campbell, T. A., Humphries, C. B., Roques, P. K., Fox, N. C., Harvey, R., Rossor, M. N., & Collinge, J. (1999). Pathogenic presenilin 1 mutations (P436S & I143F) in early-onset Alzheimer's disease in the UK. Mutations in brief no. 223. Online. *Hum.Mutat., 13,* 256.

Papassotiropoulos, A., Bagli, M., Jessen, F., Bayer, T. A., Maier, W., Rao, M. L., & Heun, R. (1999). A genetic variation of the inflammatory cytokine interleukin-6 delays the initial onset and reduces the risk for sporadic Alzheimer's disease. *Ann.Neurol., 45,* 666–668.

Papassotiropoulos, A., Bagli, M., Kurz, A., Kornhuber, J., Forstl, H., Maier, W., Pauls, J., Lautenschlager, N., & Heun, R. (2000). A genetic variation of cathepsin D is a major risk factor for Alzheimer's disease. *Ann.Neurol., 47,* 399–403.

Papassotiropoulos, A., Streffer, J. R., Tsolaki, M., Schmid, S., Thal, D., Nicosia, F., Iakovidou, V., Maddalena, A., Lutjohann, D., Ghebremedhin, E., Hegi, T., Pasch, T., Traxler, M., Bruhl, A., Benussi, L., Binetti, G., Braak, H., Nitsch, R. M., & Hock, C. (2003). Increased brain beta-amyloid load, phosphorylated tau, and risk of Alzheimer disease associated with an intronic CYP46 polymorphism. *Arch.Neurol., 60,* 29–35.

Perez-Tur, J., Croxton, R., Wright, K., Phillips, H., Zehr, C., Crook, R., Hutton, M., Hardy, J., Karran, E., Roberts, G. W., Lancaster, S., & Haltia, T. (1996). A further presenilin 1 mutation in the exon 8 cluster in familial Alzheimer's disease. *Neurodegeneration., 5,* 207–212.

Perez-Tur, J., Froelich, S., Prihar, G., Crook, R., Baker, M., Duff, K., Wragg, M., Busfield, F., Lendon, C., Clark, R. F., &. (1995). A mutation in Alzheimer's disease destroying a splice acceptor site in the presenilin-1 gene. *Neuroreport, 7,* 297–301.

Pollock, N. J., Mirra, S. S., Binder, L. I., Hansen, L. A., & Wood, J. G. (1986). Filamentous aggregates in Pick's disease, progressive supranuclear palsy, and Alzheimer's disease share antigenic determinants with microtubule-associated protein, tau. *Lancet, 2,* 1211.

Poorkaj, P., Sharma, V., Anderson, L., Nemens, E., Alonso, M. E., Orr, H., White, J., Heston, L., Bird, T. D., & Schellenberg, G. D. (1998). Missense mutations in the chromosome 14 familial Alzheimer's disease presenilin 1 gene. *Hum.Mutat., 11,* 216–221.

Ramirez-Duenas, M. G., Rogaeva, E. A., Leal, C. A., Lin, C., Ramirez-Casillas, G. A., Hernandez-Romo, J. A., St George-Hyslop, P. H., & Cantu, J. M. (1998). A novel Leu171Pro mutation in presenilin-1 gene in a Mexican family with early onset Alzheimer disease. *Ann.Genet., 41,* 149–153.

Raux, G., Gantier, R., Martin, C., Pothin, Y., Brice, A., Frebourg, T., & Campion, D. (2000a). A novel presenilin 1 missense mutation (L153V) segregating with early-onset autosomal dominant Alzheimer's disease. *Hum.Mutat., 16,* 95.

Raux, G., Gantier, R., Thomas-Anterion, C., Boulliat, J., Verpillat, P., Hannequin, D., Brice, A., Frebourg, T., & Campion, D. (2000b). Dementia with prominent frontotemporal features associated with L113P presenilin 1 mutation. *Neurology, 55,* 1577–1578.

Reznik-Wolf, H., Treves, T. A., Davidson, M., haron-Peretz, J., St George Hyslop, P. H., Chapman, J., Korczyn, A. D., Goldman, B., & Friedman, E. (1996). A novel mutation of presenilin 1 in familial Alzheimer's disease in Israel detected by denaturing gradient gel electrophoresis. *Hum.Genet., 98,* 700–702.

Rogaev, E. I., Sherrington, R., Rogaeva, E. A., Levesque, G., Ikeda, M., Liang, Y., Chi, H., Lin, C., Holman, K., Tsuda, T., &. (1995). Familial Alzheimer's disease in kindreds with missense mutations in a gene on chromosome 1 related to the Alzheimer's disease type 3 gene. *Nature, 376,* 775–778.

Rogaeva, E. A., Premkumar, S., Grubber, J., Serneels, L., Scott, W. K., Kawarai, T., Song, Y., Hill, D. L., bou-Donia, S. M., Martin, E. R., Vance, J. J., Yu, G., Orlacchio, A., Pei, Y., Nishimura, M., Supala, A., Roberge, B., Saunders, A. M., Roses, A. D., Schmechel, D., Crane-Gatherum, A., Sorbi, S., Bruni, A., Small, G. W., Pericak-Vance, M. A., &. (1999). An alpha-2-macroglobulin insertion-deletion polymorphism in Alzheimer disease. *Nat.Genet., 22,* 19–22.

Romero, I., Jorgensen, P., Bolwig, G., Fraser, P. E., Rogaeva, E., Mann, D., Havsager, A. M., & Jorgensen, A. L. (1999). A presenilin-1 Thr116Asn substitution in a family with early-onset Alzheimer's disease. *Neuroreport, 10,* 2255–2260.

Rossor, M. N., Fox, N. C., Beck, J., Campbell, T. C., & Collinge, J. (1996). Incomplete penetrance of familial Alzheimer's disease in a pedigree with a novel presenilin-1 gene mutation. *Lancet, 347,* 1560.

Rudrasingham, V., Wavrant-De, V. F., Lambert, J. C., Chakraverty, S., Kehoe, P., Crook, R., Amouyel, P., Wu, W., Rice, F., Perez-Tur, J., Frigard, B., Morris, J. C., Carty, S., Petersen, R., Cottel, D., Tunstall, N., Holmans, P., Lovestone, S., Chartier-Harlin, M. C., Goate, A., Hardy, J., Owen, M. J., & Williams, J. (1999). Alpha-2 macroglobulin gene and Alzheimer disease. *Nat.Genet., 22,* 17–19.

Sandbrink, R. & Beyreuther, K. (1996). Unraveling the molecular pathway of Alzheimer's disease: research about presenilins gathers momentum. *Mol.Psychiatry, 1,* 438–444.

Saunders, A. M., Strittmatter, W. J., Schmechel, D., George-Hyslop, P. H., Pericak-Vance, M. A., Joo, S. H., Rosi, B. L., Gusella, J. F., Crapper-MacLachlan, D. R., Alberts, M. J., &. (1993). Association of apolipoprotein E allele epsilon 4 with late-onset familial and sporadic Alzheimer's disease. *Neurology, 43,* 1467–1472.

Schellenberg, G. D., Bird, T. D., Wijsman, E. M., Orr, H. T., Anderson, L., Nemens, E., White, J. A., Bonnycastle, L., Weber, J. L., Alonso, M. E., &. (1992). Genetic linkage evidence for a familial Alzheimer's disease locus on chromosome 14. *Science, 258,* 668–671.

Scheuner, D., Eckman, C., Jensen, M., Song, X., Citron, M., Suzuki, N., Bird, T. D., Hardy, J., Hutton, M., Kukull, W., Larson, E., Levy-Lahad, E., Viitanen, M., Peskind, E., Poorkaj, P., Schellenberg, G., Tanzi, R., Wasco, W., Lannfelt, L., Selkoe, D., & Younkin, S. (1996). Secreted amyloid beta-protein similar to that in the senile plaques of Alzheimer's disease is increased in vivo by the presenilin 1 and 2 and APP mutations linked to familial Alzheimer's disease. *Nat.Med., 2,* 864–870.

Sherrington, R., Rogaev, E. I., Liang, Y., Rogaeva, E. A., Levesque, G., Ikeda, M., Chi, H., Lin, C., Li, G., Holman, K., &. (1995). Cloning of a gene bearing missense mutations in early-onset familial Alzheimer's disease. *Nature, 375,* 754–760.

Silverman, J. M., Raiford, K., Edland, S., Fillenbaum, G., Morris, J. C., Clark, C. M., Kukull, W., & Heyman, A. (1994). The Consortium to Establish a Registry for Alzheimer's Disease (CERAD). Part VI. Family history assessment: a multicenter study of first-degree relatives of Alzheimer's disease probands and nondemented spouse controls. *Neurology, 44,* 1253–1259.

Smith, M. J., Gardner, R. J., Knight, M. A., Forrest, S. M., Beyreuther, K., Storey, E., McLean, C. A., Cotton, R. G., Cappal, R., & Masters, C. L. (1999). Early-onset Alzheimer's disease caused by a novel mutation at codon 219 of the presenilin-1 gene. *Neuroreport, 10,* 503–507.

Sorbi, S., Nacmias, B., Forleo, P., Piacentini, S., Sherrington, R., Rogaev, E., St George, H. P., & Amaducci, L. (1995). Missense mutation of S182 gene in Italian families with early-onset Alzheimer's disease. *Lancet, 346,* 439–440.

Sourander, P. & Walinder, J. (1977). Hereditary multi-infarct dementia. *Lancet, 1,* 1015.

St George-Hyslop, P., Polinsky, R., Haines, J., Nee, L., Tanzi, R., Conneally, P., Growdon, J., Myers, R., Pollen, D., Drachman, D., &. (1987). Search for the familial Alzheimer's disease gene. *J.Neural Transm.Suppl., 24,* 13–21.

Stevens, D. L., Hewlett, R. H., & Brownell, B. (1977). Chronic familial vascular encephalopathy. *Lancet, 1,* 1364–1365.
Sugiyama, N., Suzuki, K., Matsumura, T., Kawanishi, C., Onishi, H., Yamada, Y., Iseki, E., & Kosaka, K. (1999). A novel missense mutation (G209R) in exon 8 of the presenilin 1 gene in a Japanese family with presenile familial Alzheimer's disease. Mutation in brief no. 254. Online. *Hum.Mutat., 14,* 90.
Taddei, K., Kwok, J. B., Kril, J. J., Halliday, G. M., Creasey, H., Hallupp, M., Fisher, C., Brooks, W. S., Chung, C., Andrews, C., Masters, C. L., Schofield, P. R., & Martins, R. N. (1998). Two novel presenilin-1 mutations (Ser169Leu and Pro436Gln) associated with very early onset Alzheimer's disease. *Neuroreport, 9,* 3335–3339.
Tang, M. X., Maestre, G., Tsai, W. Y., Liu, X. H., Feng, L., Chung, W. Y., Chun, M., Schofield, P., Stern, Y., Tycko, B., & Mayeux, R. (1996). Relative risk of Alzheimer disease and age-at-onset distributions, based on APOE genotypes among elderly African Americans, Caucasians, and Hispanics in New York City. *Am.J.Hum.Genet., 58,* 574–584.
Tanzi, R. E., Gusella, J. F., Watkins, P. C., Bruns, G. A., St George-Hyslop, P., Van Keuren, M. L., Patterson, D., Pagan, S., Kurnit, D. M., & Neve, R. L. (1987). Amyloid beta protein gene: cDNA, mRNA distribution, and genetic linkage near the Alzheimer locus. *Science, 235,* 880–884.
Tedde, A., Forleo, P., Nacmias, B., Piccini, C., Bracco, L., Piacentini, S., & Sorbi, S. (2000). A presenilin-1 mutation (Leu392Pro) in a familial AD kindred with psychiatric symptoms at onset. *Neurology, 55,* 1590–1591.
Vidal, R., Frangione, B., Rostagno, A., Mead, S., Revesz, T., Plant, G., & Ghiso, J. (1999). A stop-codon mutation in the BRI gene associated with familial British dementia. *Nature, 399,* 776–781.
Wasco, W., Pettingell, W. P., Jondro, P. D., Schmidt, S. D., Gurubhagavatula, S., Rodes, L., DiBlasi, T., Romano, D. M., Guenette, S. Y., Kovacs, D. M., &. (1995). Familial Alzheimer's chromosome 14 mutations. *Nat.Med., 1,* 848.
Wavrant-DeVrieze, F., Perez-Tur, J., Lambert, J. C., Frigard, B., Pasquier, F., Delacourte, A., Amouyel, P., Hardy, J., & Chartier-Harlin, M. C. (1997). Association between the low density lipoprotein receptor-related protein (LRP) and Alzheimer's disease. *Neurosci.Lett., 227,* 68–70.
Wilhelmsen, K. C., Lynch, T., Pavlou, E., Higgins, M., & Nygaard, T. G. (1994). Localization of disinhibition-dementia-parkinsonism-amyotrophy complex to 17q21–22. *Am.J.Hum.Genet., 55,* 1159–1165.
Wisniewski, T., Dowjat, W. K., Buxbaum, J. D., Khorkova, O., Efthimiopoulos, S., Kulczycki, J., Lojkowska, W., Wegiel, J., Wisniewski, H. M., & Frangione, B. (1998). A novel Polish presenilin-1 mutation (P117L) is associated with familial Alzheimer's disease and leads to death as early as the age of 28 years. *Neuroreport, 9,* 217–221.
Yasuda, M., Maeda, K., Hashimoto, M., Yamashita, H., Ikejiri, Y., Bird, T. D., Tanaka, C., & Schellenberg, G. D. (1999). A pedigree with a novel presenilin 1 mutation at a residue that is not conserved in presenilin 2. *Arch.Neurol., 56,* 65–69.

Teil 7 Demenz:
Perspektiven und offene Fragen

Mike Martin

1. Einleitung

Gedächtnisstörungen kommen im Alter häufig vor und sind zunächst einmal ein Handicap (siehe Kap. Brand & Markowitsch; Schröder, Pantel, & Förstl, 2004). Gedächtnisstörungen im Alter, die nur leicht über das normale zu erwartende Ausmaß hinausgehen und durch neuropsychologische Tests objektiviert werden können, werden als «Mild Cognitive Impairment» (MCI) bezeichnet. Dies ist zwar noch keine Erkrankung, allerdings kann MCI ein Vorbote einer beginnenden Demenz sein. Man weiß, dass ca. 10–15 Prozent dieser Patienten pro Jahr zur Diagnose Demenz konvertieren; im Vergleich zu 1–2 Prozent bei einer gesunden Kontrollgruppe.

Eine Demenz kann mit der Störung vieler kognitiver Ressourcen, einschließlich Gedächtnis, Denken, Orientierung, Auffassung, Rechnen, Lernfähigkeit, Sprache und Urteilsvermögen verbunden sein (siehe Kap. Papassotiropoulos und Brand & Markowitsch). Wichtig für die Einordnung als Krankheit ist, dass eine Demenz ein Syndrom als Folge einer chronischen oder fortschreitenden Krankheit des Gehirns ist. Die kognitiven Beeinträchtigungen werden gewöhnlich von Veränderungen der emotionalen Kontrolle, des Sozialverhaltens und der Motivation begleitet, gelegentlich treten diese auch eher auf.

Die Beeinträchtigung der kognitiven Leistungsfähigkeit, wie sie bei Demenzerkrankungen auftreten, beeinflussen intellektuelle Alltagsleistungen im Privat- und Berufsleben sowie im Bereich sozialer Prozesse; zum Beispiel, weil das Erinnern von Verabredungen, einem Gespräch zu folgen oder die Aushandlung der Aufgabenteilung innerhalb einer Partnerschaft erschwert oder unmöglich sind. Ähnliches gilt für die Rekonstruktion der eigenen Lebensgeschichte oder die Erinnerung an gemeinsame Aktivitäten oder wie gut man sich in einer komplexen Alltagssituation wie dem Autofahren konzentrieren kann. Extrem geringe kognitive Ressourcen wie sie etwa bei Demenzerkrankungen zu beobachten sind, gefährden somit die eigene Identität und können zu Ängsten und Bedrohungsgefühlen führen.

Diese Ängste bestehen auch bei nicht betroffenen Personen. So berichten Lawton, Moss, Hoffman, Grant, Have & Kleban (1999) in ihrer Studie mit rund 600 älteren Personen im Alter von 70 Jahren und älter, dass etwa 70 Prozent angaben, dass sie nicht weiterleben wollten, wenn bei ihnen einmal massive Beeinträchtigungen der kognitiven Leistungsfähigkeit wie bei einer Demenzerkrankung auftreten. Ein potenzieller Verlust kognitiver Ressourcen im Alter scheint somit ein erhebliches Bedrohungspotential darzustellen.

Der zunehmende Anteil von kognitiven Beeinträchtigungen im sehr hohen Alter (siehe Kap. Papassotiropoulos) hat auch erhebliche gesellschaftliche Konsequenzen (Gutzmann & Zank, 2005). So betrug die absolute Häufigkeit von Demenzerkrankungen in Deutschland 1996 ca. 0,93 Millionen, in der Schweiz 2001 ca. 90'000, mit einer vorhersagbaren Zunahme in den kommenden Jahren, da der Anteil älterer Personen an der Bevölkerung zunimmt und die Auftretensrate von Demenzen mit steigendem Lebensalter stark ansteigt (siehe Kap. Papassotiropoulos). Die Perspektiven der Entwicklung kognitiver Leistungen im hohen und sehr hohen Alter, die normale und unter Umständen pathologische Entwicklung sowie die Trainier- und Verbesserbarkeit sind daher ein zentraler Aspekt der Demenz-Grundlagen- und -Anwendungsforschung (Martin & Kliegel, 2005).

2. Perspektiven

Die vorhergehenden Kapitel haben wichtige Aspekte von Demenzen beleuchtet, sowohl aus grundlegender wie auch aus praktischer Sicht. An dieser Stelle soll herausgearbeitet werden, welche Fragen zukünftig beantwortet werden müssen, damit sowohl in der Grundlagenforschung wie in der Praxis des Umgangs mit Demenzen Fortschritte erkennbar werden. Die Fragen sind den wichtigsten Schritten im Verlauf von Demenzerkrankungen zugeordnet:

1. Ursachenforschung und Prävention
2. Veränderungen der von Demenz betroffenen Personen
3. Feststellung der demenzkorrelierten Veränderungen
4. Vorhersage des weiteren Verlaufs
5. Behandlungsmöglichkeiten und -chancen

2.1 Ursachenforschung und Prävention

Daten des amerikanischen Long-Term Care Survey (LCTS; National Center of Health Statistics) deuten darauf hin, dass die durch Demenz bedingte Pflegebedürftigkeit in den kommenden Jahren und Jahrzehnten trotz des Anstiegs der Zahl älterer Menschen nicht zunehmen muss. So hat sich herausgestellt, dass entgegen den 1984 getroffenen Vorhersagen bis ins Jahr 2000 die Zahl pflegebedürftiger Personen in den USA stabil geblieben ist.

Auch Höpflinger und Hugentobler (2003) weisen darauf hin, dass bereits geringe Veränderungen im Auftretensalter oder der Intensität demenzieller Erkrankungen erhebliche, belastungsreduzierende Wirkung von grossem Ausmass bewirken können. Zu diesen Einflussfaktoren zählen sie Aspekte des Gesundheitsverhaltens ebenso wie die Qualität und Verfügbarkeit sozialer Unterstützung. Aus diesem Grund kommt der Ursachenforschung, die gleichzeitig die Grundlage für Präventionsmassnahmen bildet, grosse Bedeutung für eine Verminderung des Auftretens- und des Schwererisikos demenzieller Erkrankungen im Alter zu.

Ein Aspekt der Ursachenforschung, der in diesem Band aufgegriffen wird, ist der der physiologischen und genetischen Ursachen, also der körperlichen Verursachungen.

Damit sollen Marker identifiziert werden, die eine frühzeitige Erkennung von Risiken erlauben. Es sollte betont werden, dass die Identifizierung von Risikofaktoren bedeutet, dass bei Zusammentreffen dieser Risikofaktoren mit weiteren, noch zu erforschenden Bedingungen, das Auftreten demenzieller Erkrankungen wahrscheinlicher wird, nicht jedoch unausweichlich.

Wichtig erscheint zukünftig daher, den Ansatz moderner genetischer Forschung, nämlich der Untersuchung von Genmustern (statt einzelner Gene) mit der Untersuchung von Verhaltensmustern (statt einzelner Verhaltensweisen) zu ergänzen.

Im Hinblick auf die Prävention demenzieller Erkrankungen sind gerade die Faktoren von besonderer Bedeutung, die Interventionen zugänglich sind. Dazu gehören Verhaltensweisen, beispielsweise im Hinblick auf die Ernährung, körperliche und geistige Aktivität, aber auch Einstellungen gegenüber dem eigenen Alter wie gegenüber dementen Personen. Aus dieser Sicht erscheint zukünftig erhebliches Fortschrittspotenzial in der Kombination von physiologisch-genetischer Forschung mit der verhaltenswissenschaftlichen Forschung zu liegen.

2.2 Veränderungen der von Demenz betroffenen Personen

Um feststellen, d. h. diagnostizieren zu können, ob eine einzelne Person von einer Demenzerkrankung betroffen ist, sind Daten erforderlich, die längsschnittlich die Veränderungen abbilden, die vor und nach der Diagnosestellung auftreten. Dies ist deshalb eine Herausforderung, weil viele Studien ganze Gruppen von gleichaltrigen Personen untersuchen und die über alle Personen gemittelten Kennwerte die individuellen Verläufe ungenau repräsentieren. Somit ergibt das in der Erforschung normaler Altersveränderungen häufig gewählte Verfahren, Symptome mit dem Alter in Verbindung zu setzen, häufig uneindeutige Befunde, da die Symptome in sehr unterschiedlichen Altern auftreten können (siehe Kap. Brand & Markowitsch).

Alternativ dazu können Entwicklungsverläufe, zumindest nachträglich, um das Auftreten von Symptomen herum zentriert werden (zum Beispiel Sliwinski, Hofer & Hall, 2003; Sliwinski, Hofer, Hall, Bushke & Lipton, 2003). In diesen Fällen wird der Verlauf von Symptomen also nicht mit dem Alter, sondern dem Auftreten von Symptomen in Beziehung gesetzt. Dabei haben sich in Studien mit diesem Vorgehen gezeigt, dass:

a) grosse Unterschiede zwischen Personen im Ausgangsniveau ihrer kognitiven Leistungen und sozialen Unterstützungen bestehen
b) kognitive Leistungsverminderungen etwa fünf Jahre vor der Diagnose der Erkrankung zunehmen

c) diese Leistungsverminderungen grosse individuelle Unterschiede aufweisen und im Alltag erst sehr viel später erkannt oder zugegeben werden
d) bei vergleichbarem physiologischen bzw. diagnostischen Status einer Person erhebliche Unterschiede im Hinblick auf die vorhandenen Alltagskompetenzen, die Diagnose und die angezeigte Therapie bestehen.

Weiterer Bedarf besteht ebenfalls an verlässlichen Daten zur normalen Entwicklung im Alter. Hierbei ist zu berücksichtigen, dass für eine ganze Reihe von Leistungsbereichen bisher wenig gesicherte Erkenntnisse über die normale, d. h. nicht von Erkrankungen beeinflusste Entwicklung in den Altersbereichen über 80 Jahren vorliegen, obwohl der Anteil dieser Altersgruppe in der Bevölkerung stark zunimmt. Die Diagnostik profitiert von solchen Vergleichsdaten, weil sowohl einer Über- wie einer Unterschätzung der Bedeutung von individuellen Veränderungen vorgebeugt werden kann.

Dank der weiteren technischen Entwicklung spielen bildgebende Verfahren zukünftig für die Diagnostik der Demenzerkrankung eine wichtige Rolle. Da bei vielen degenerativen Demenzformen die atrophischen Veränderungen nicht gleichmäßig über das gesamte Gehirn verteilt sind, sondern ein krankheits-, aber auch stadienabhängiges Verteilungsmuster zeigen, kann dies anhand der Bildgebungsverfahren (siehe Kap. Brand & Markowitsch) nachgewiesen werden. Neuropathologische Stadien-Modelle konnten inzwischen in mehreren MRT-basierten volumetrischen Studien (MRT = Magnetresonanztomographie) bestätigt werden, die sowohl zur Erstdiagnostik wie zur Verlaufsmessung herangezogen werden können (vgl. Schröder, Pantel & Förstl, 2004).

Einen Beleg für die Bedeutung von aktuellen Vergleichsdaten liefert die Befundlage zur Gehirnalterung. Auch hier war bis vor Kurzem der Vergleich durch das Fehlen aktueller Vergleichsdaten zur normalen Gehirnalterung erschwert. So weist Jäncke (2004) darauf hin, dass in früheren Studien zum Zusammenhang zwischen Alter und Gehirngewicht ein hoher Zusammenhang berichtet wurde. Dies kann dadurch erklärt werden, dass als Datengrundlage Messungen an autopsierten erkrankten Personen vorgenommen wurden. Aktuelle Studien, die stärker repräsentative Stichproben untersuchten, finden eine deutlich geringere Korrelation zwischen Alter und Gehirngewicht. Im Vergleich hat die alte Datenlage zu einer Unterschätzung von Erkrankungen und zu einer erschwerten Differenzialdiagnose geführt. Auch in Bereichen, die die Diagnose von kognitiven Beeinträchtigungen beeinflussen, etwa dem der Diagnose von Depression im Alter, zeigt sich, dass die Leitsymptome bei 60- und 90-Jährigen deutliche Unterschiede aufweisen. Daher kommt auch hier der Erfassung aktueller Vergleichsdaten normaler Entwicklung im hohen Alter für die Verbesserung der Erkennung von kognitiven Beeinträchtigungen und Demenzerkrankungen wachsende Bedeutung zu.

Demenz betrifft nicht nur einzelne Personen, sondern die kognitiven, emotionalen und sozialen Folgen betreffen Paare und Familien im privaten Bereich sowie Freiwillige und Professionelle im institutionellen Bereich. Diese sind zum einen betroffen im Sinne einer zusätzlichen Belastung bei Auftreten oder Verschlechterung demenzieller Symptome, sie sind aber gleichzeitig auch Ressourcen, die im positiven Sinn Einfluss auf die Entwicklung demenzerkrankter Personen nehmen. In diesem Zusammenhang können Partnerschaften eine wichtige Ressource bei der Bewältigung der Demenzerkrankung darstellen (Clare, 2002), die zudem durch Interventionen gestützt werden können (siehe Kap. Held & Ugolini; Wettstein, Schmid, König & Perren, 2004). Hierzu wären zusätzlich zu vorhandenen Instrumenten zur Messung der Belastung betreuender Partner auch vermehrt Instrumente zur Analyse förderlicher Interaktionsmuster von Bedeutung. Hierzu könnten Anpassungen an Beobachtungsverfahren vorgenommen werden, die in belasteten Partnerschaften bereits eingesetzt werden, etwa dyadische Interaktions-Kodiersysteme (vgl. Gallagher-Thompson, Dal Canto, Jacob & Thompson, 2001).

2.3 Feststellung der demenzkorrelierten Veränderungen

Häufig stellen Betroffene selbst erste Symptome des Nachlassens der Hirnleistungsfähigkeit fest. Im Verlauf nehmen kognitive Störungen im Ausmaß und in der Anzahl zu. Nur selten suchen Patienten allerdings von sich aus und alleine Rat. Die Initiative hierzu geht oft von den besorgten Angehörigen aus. Hier wären zukünftig valide und zuverlässige Beobachtungshilfen, die auch von informierten Laienpersonen angewendet werden können, eine Unterstützung.

Beispielhafter Überblick über die wesentlichen Hinweiszeichen einer Demenz (nach Martin & Kliegel, 2005):

- Gedächtnisprobleme wie Vergessen von Namen und Telefonnummern, kürzlichen Episoden oder Zusammenhängen
- Schwierigkeiten beim Erfüllen häuslicher Arbeiten wie Waschen oder Kochen
- Sprachschwierigkeiten wie Wortfindungsstörungen oder Verwenden falscher Begriffe
- Verlaufen in vertrauter Umgebung, Probleme beim Zeichnen oder Schreiben, Unkenntnis von Datum oder Jahreszeit
- Beeinträchtigtes Urteilsvermögen in Alltagsangelegenheiten
- Probleme bei der Erfassung des Sinns von Sprichwörtern oder abstrakter Begriffe
- Ablegen von Gegenständen an inadäquaten Orten, z. B. Kleider in den Kühlschrank
- Stimmungsschwankungen

Ebenso wären Hilfen zur Feststellung potenziell problematischer Entwicklungsverläufe wünschenswert, damit frühzeitig präventive Massnahmen zum Einsatz gelangen können. Dazu gehört ein breiter gestreutes Wissen über die Bedeutung einzelner Symptome von Vergesslichkeit wie etwa beim prospektiven Gedächtnis, dem Gedächtnis für zukünftig auszuführende Handlungen (vgl. Kliegel & Martin, 2003), das besonders früh betroffen zu sein scheint, und einzelnen Aspekten des retrospektiven Gedächtnisses (siehe Kap. Brand & Markowitsch).

In der hausärztlichen wie der psychologischen Praxis könnten auch verstärkt Statusmessungen der Leistungsfähigkeit durch wiederholte Messungen der Gedächtnisleistung (Richter & Richter, 2004) und die Erfassung kurzfristiger Lern- und Vergessensprozesse ergänzt werden, da diese sich durch eine höhere Verlässlichkeit und Prognosestärke auszeichnen und gleichzeitig den Blick auf das vorhandene Potenzial kognitiver Leistung richten (Zimprich, Martin & Kliegel, 2003).

Zusätzlicher Vorteil solcher Instrumente ist die mögliche Früherkennung durch nicht-invasive und wenig aufwändige Untersuchungsverfahren. So sind wiederholte Messungen des Lernens weniger problematisch als Leistungstests, die aufgrund der Konzeption als Maximalleistungstests zwangsläufig immer nach Misserfolgen bei einzelnen Durchgängen abgebrochen werden. Lerntests dagegen führen in der Regel nach wiederholter Darbietung zu Verbesserungen und Erfolgserlebnissen und liefern zusätzlich wertvolle diagnostische Informationen.

Diese Verfahren lassen sich durch die systematische Erfassung von Auswirkungen der kognitiven Veränderungen auf soziale Interaktionen, die Sprache, subjektive Gedächtnisbeschwerden und Depressivität ergänzen, da diese gerade im Hinblick auf Kompensationsmöglichkeiten und Therapieempfehlungen von ausschlaggebender Bedeutung sind.

Insgesamt kann durch die Kombination von Leistungs- und Ressourcendiagnostik die Differenzialdiagnostik verbessert, können die Angehörigen einbezogen und konkrete Fördermöglichkeiten benannt werden (siehe Kap. Held & Ugolini) und somit die Möglichkeiten psychosozialer Interventionen ausgeschöpft werden.

Von ärztlicher oder psychologischer Seite werden als Screening-Instrumente häufig der MMST (Mini Mental Status Test; Folstein, Folstein, & Mchugh, 1975) eingesetzt, der einen raschen Überblick über möglicherweise bestehende kognitive Probleme geben soll. Die Screening-Instrumente dienen vor allem einer ökonomischen Vorabklärung möglicher Problemsituationen, sie können in keinem Fall eine Diagnose festlegen (siehe Kap. Brand & Markowitsch).

Testbatterien wie beispielsweise der NAI (Nürnberger Altersinventar; Oswald & Fleischmann, 1995), die CERAD-Batterie (Consortium to establish a registry for Alzheimer's Disease; Monsch, 1997), der HAWIE (Hamburg Wechsler Intelligenztest für Erwachsene; Tewes, 1994) oder der RBMT (Rivermead Behavioural Memory Test; Wilson, Cockburn & Baddeley, 1992) erlauben eine ausführlichere und detailliertere Abklärung von Stärken und Schwächen einer Person, die auch gleichzeitig Hinweise für Interventionen und Therapien liefern können.

Einzeltests wie beispielsweise der WCST (Wisconsin Card Sorting Test; Grant & Berg, 1993), der AKT (Alterskonzentrationstest; Gatterer, 1990) oder die ADL-Skalen (Aktivitäten des täglichen Lebens; Lawton & Brody, 1969) liefern dabei zusätzliche Informationen in einzelnen Fähigkeitsbereichen.

Für diese etablierten Testverfahren besteht zukünftig weiterhin ein Bedarf an aktuellen Vergleichsnormen, insbesondere zur Abgrenzung von normalen Alternsprozessen, leichten kognitiven Beeinträchtigungen und frühen Anzeichen demenzieller Erkrankungen. Für einige wenige kognitive Testverfahren liegen Altersnormen bis zum Alter von 95 Jahren vor, es besteht jedoch ein erheblicher Nachholbedarf bei der Normierung weiterer Verfahren.

Ergänzt werden diese Verfahren durch die Erfassung der Befindlichkeit, von biografischen Daten, Interessen und Unterstützungsmöglichkeiten im Bereich des sozialen Umfeldes. Eine besondere Herausforderung stellt dabei die Messung der Lebensqualität von demenzkranken Personen dar (für einen Überblick vgl. Albert & Logsdon, 2000 und Cohen-Mansfield, Ejaz & Werner, 2000). Dies hat im Wesentlichen damit zu tun, dass eine direkte Befragung, wie sie typischerweise bei der Lebensqualitätsmessung zum Einsatz kommt, bei dementen Personen mit geringer kognitiver Leistung schwierig – etwa im Bereich eines MMST-Wertes zwischen 0 und 12 – und eine sichere Interpretation der erfassten Daten kaum möglich sind. Dies wird durch Messungen belegt, die bei dementen Personen hohe Ausprägungen physiologischer Stressindikatoren feststellen, obwohl von Seiten der Personen selbst keine Hinweise auf Schmerzen oder Stress berichtet oder beobachtet wurden (Richter & Richter, 2004).

Als Alternative bieten sich hier systematische Beobachtungsverfahren an, von denen es auch aufgrund des hohen Beobachtungsschulungsbedarfs bisher nur sehr wenige validierte Verfahren gibt. Diese bieten sich jedoch bei der Erfassung nicht-sprachlichen Verhaltens oder bei Personen an, die verbal keine Auskunft geben können. So werden beispielsweise zur Verbesserung der Schmerzdiagnostik bei Personen mit kognitiven Beeinträchtigungen zunehmend Beobachtungsverfahren zur Erfassung des emotionalen Ausdrucks oder von Schmerzindikatoren eingesetzt (vgl. Re, 2003).

Ebenso ist die Nutzung von Proxy-Daten, also von Personen, die häufig mit der dementen Person zu tun haben, der Einsatz vereinfachter Skalen oder eine Kombination mehrerer Datenquellen und methodischer Zugangsweisen möglich (vgl. Nussbaumer & Lienhard, 2004).

Im Bereich der häuslichen Pflege wird oft angenommen, dass auf Grund der vertrauten Umgebung oder der nachbarschaftlichen Hilfe die Qualität der Unterstützung und Pflege – etwa im Sinne des Wohlbefindens oder der weiteren Entwicklung der Erkrankung – höher sei als bei stationärer Pflege. Tatsächlich liegen dazu bisher im deutschsprachigen Raum keine Daten vor. Dabei ist zu berücksichtigen, dass sich sowohl die häusliche als auch die stationäre Betreuung durch eine grosse

Vielfalt auszeichnen und auch Mischformen vorkommen, etwa in der Kombination mit ambulanten Leistungen, den dezentralen Pflegeeinrichtungen oder dem betreuten Wohnen. Der Nachweis der Qualität würde das Ansehen der häuslichen Pflege differenziert darstellen und der Vergleich mit Mischformen oder stationärer Betreuung die Möglichkeiten einer Entlastung durch die Nutzung verschiedener Angebote unterstützen (für einen Überblick vgl. Martin, in Druck).

2.4 Vorhersage des weiteren Verlaufs

Für die Prognose des weiteren Verlaufs der Erkrankung können zum einen die praktischen Erfahrungen mit dementen Personen herangezogen werden (siehe Kap. Wettstein). Zum anderen dienen Längsschnittstudien der Erfassung von Gruppenwerten für die weitere Entwicklung (vgl. Sliwinski, Hofer & Hall, 2003). Die Prognose im Einzelfall ist jedoch auf die Kombination von Informationen aus diesen Quellen sowie von Ergebnissen der neuropsychologischen (siehe Kap. Brand & Markowitsch; Förstl, 2003) und genetischen Grundlagenforschung (siehe Kap. Papassotiropoulos) angewiesen.

Neuroanatomisch sind zwar noch andere Strukturen betroffen, aber der Gyrus temporalis superior, die Amygdala, der Thalamus, vorwiegend die linksseitige temporoparietale Region und beidseitig der Hippocampus haben sich als besonders trennscharf für die Diskriminierung von Alzheimer-Patienten und Kontrollpersonen erwiesen (Zakzanis, Graham & Campbell, 2003). Interessant ist vor allem, dass bei Alzheimer-Patienten, die seit ca. vier Jahren unter dieser Krankheit leiden, das Hippocampusvolumen am besten zwischen Alzheimer-Patienten und Kontrollen unterscheidet. Personen, die schon länger als vier Jahre erkrankt sind, weisen zudem noch Atrophien im Temporallappen auf. Dieses anatomische Muster passt zum Verlauf des klinischen Erscheinungsbildes von Alzheimer-Patienten mit zunächst vorherrschenden Einschränkungen im episodischen Gedächtnis sowie der Einspeicherung von Gedächtnisinhalten und später auftretenden Störungen von sprachbezogenen Gedächtnisstörungen (zum Beispiel Benennungsstörungen).

Pathophysiologisch am bekanntesten sind wahrscheinlich die histologischen Veränderungen, die so genannten Alzheimer'schen Fibrillen und senile Plaques (siehe Kap. Papassotiropoulos). Diese Veränderungen sind jedoch weitgehend unabhängig von einer psychopharmakologischen Behandlung schon in den Anfangsstadien der Erkrankung nachweisbar. Nach ersten prospektiven Studien lassen die genannten histologischen Marker auch eine Verlaufsprognose bei der leichten kognitiven Beeinträchtigung zu. Ihr diagnostischer Wert dürfte deshalb in Zukunft noch an Bedeutung gewinnen, wenn die heute vorwiegend symptomatischen Behandlungsansätze durch kausal orientierte Therapieoptionen ergänzt bzw. ersetzt werden können (Martin & Kliegel, 2005).

2.5 Behandlungsmöglichkeiten und -chancen

Es gibt derzeit keine gesicherte Behandlung der Alzheimer-Krankheit (für einen Überblick über Behandlungsansätze vgl. Wächtler, 1997). Wann eine kausale Therapie verfügbar sein wird, ist zurzeit nicht absehbar. Entscheidend sind daher neben einer Fortführung der Grundlagenforschung im genetisch-physiologischen Bereich die Erforschung psychosozialer Faktoren, die im Sinne von Früherkennung, Prävention und Behandlung genutzt werden können. Darauf aufbauende Maßnahmen, die auch unter Mitarbeit der Familie eingeführt werden können, haben darüber hinaus oft den Vorteil grösserer Akzeptanz bei den Beteiligten. Neue, nebenwirkungsärmere Medikamente können zwar den Abbau der Gedächtnisleistungen verzögern, wesentliche Aspekte der Therapie sind jedoch auch die Behandlung psychischer Begleiterscheinungen wie Depressionen oder Wahnvorstellungen, Aggressivität und Tag-Nacht-Umkehr. Die Behandlung dieser Aspekte trägt nachweislich zur Verbesserung der Befindlichkeit der Kranken bei. Zusammen mit milieutherapeutischen Maßnahmen (adäquater Umgang, Anpassung des Umfeldes) und Aktivierung (Bewegungs-, Musiktherapie u.Ä) kann so die Lebensqualität dieser Patienten deutlich verbessert werden (für einen Überblick zur Verhaltenstherapie bei Alzheimer Demenz vgl. Ehrhardt & Plattner, 1999).

Randomisierte Kontrollgruppenstudien zur Wirkung von nichtmedikamentösen Therapien sind bisher selten; Hauptgrund dafür dürften ethische Bedenken bei den erforderlichen placebo-behandelten Kontrollgruppen sein. Die vorhandenen Studien zeigen jedoch, dass zukünftig Massnahmen, die medikamentöse mit psychosozialen Therapien verknüpfen, am ehesten Aussicht auf Erfolg haben dürften (Clare, Woods, Moniz Cook, Orrell & Spector, 2003). Daneben sind Studien, die stärker die kombinierte Wirkung von Medikamenten und deren Kombination mit psychosozialen Massnahmen verknüpfen, eine Herausforderung für die Forschung und Anwendung.

3. Psychosoziale Interventionen

Zu den wichtigsten psychosozialen Interventionen bei Demenz zählen *Gedächtnis- oder Funktionstraining* und *Maßnahmen der individuell angepassten kognitiven Rehabilitation*. Dazu liegen bisher einige vielversprechende Studien vor, die eine stärkere Wirkung auf die kognitive Leistung als ausschliesslich pharmakologische Massnahmen belegen (Ball et al., 2002), durch die Kombination höhere Akzeptanz und Chancen auf nachhaltige Wirkung versprechen und im Hinblick auf die Lebensqualität aller Beteiligten eine Optimierung anstreben.

Zur Prävention werden Trainingsmassnahmen bisher kaum eingesetzt. Langfristig wäre gerade für die grosse Gruppe der Personen im mittleren Alter zischen 40 und 65 mehr Wissen über die langfristigen Wirkung kognitiver Trainings wichtig (Martin & Zimprich, 2005). Mittelfristig liessen sich dazu verstärkt Trainingsangebote für identifizierte Risikogruppen für spätere Demenzerkrankungen denken, etwa für Personen mit bisher geringer Bildungs- oder Weiterbildungserfahrung, Personen mit «Mild Cognitive Impairment» (MCI), mit Herz-Kreislauf-Erkrankungen oder Träger bestimmter genetischer Muster (siehe Kap. Papassotiropoulos).

Für den *Erhalt oder zur Verbesserung von Fertigkeiten und Autonomie* werden verschiedene Maßnahmen eingesetzt, die auf den individuell vorhandenen Kompetenzen der Pflegebedürftigen aufbauen. Modulare Trainingskonzepte, die im Baukastensystem jeweils einzelne Trainingsbestandteile im Hinblick auf individuelle Ressourcen- und Bedürfnislage einsetzen, nutzen die Vorteile der individuell gestalteten und alltagsnahen Trainings im klinischen Bereich (vgl. M. Martin & Kayser, 1998).

Da sich die Interventionsmodule variabel auf die unterschiedlichen kognitiven und motivationalen Voraussetzungen der Trainingsteilnehmer (zum Beispiel Ältere mit Gedächtnisschwierigkeiten, die ihre selbständige Lebensweise beeinträchtigen oder Ältere mit alltagsdomänenspezifischen Gedächtnisproblemen) abstimmen lässt, können für unterschiedliche (objektiv bestimmbare oder subjektiv erlebte) Kombinationen von spezifischen Defiziten in einzelnen Alltagsdomänen geeignete Massnahmen bestimmt werden. Die Verwendung von Material, mit dem die Teilnehmer aus ihrer Alltagserfahrung vertraut sind, trägt zu einer leichteren Verständlichkeit einzelner Übungen bei. Da der Transfer von Trainingsverbesserungen auf andere Bereiche meist sehr niedrig ist, erlaubt die Alltagsnähe des eingesetzten Materials eine Anpassung des Trainings an tatsächlich bestehende Probleme in einzelnen Alltagsdomänen, ohne dass ein breiter Transfer von den Trainingssitzungen zur Erfolgssicherung des Trainings erforderlich ist (siehe Martin & Kliegel, 2005).

Zu den bekanntesten Ansätzen, die direkt an den *Kompetenzen der Bewohner* ansetzen, gehört das Realitätsorientierungstraining (ROT), das auf lerntheoretischer Basis mit Hilfe expliziter Orientierungshilfen wie Kalendern, Markern oder Uhren und einer Einbindung dieser Hinweisreize in den Tagesablauf versucht, die persönliche, zeitliche und örtliche Orientierung von Pflegebedürftigen zu verbessern (Noll & Haag, 1992). Sowohl für das ROT wie für eine Reihe anderer Ansätze gilt, dass sie einzelne Kompetenzen im Bereich der kognitiven Leistungsfähigkeit, des subjektiven Wohlbefindens, des Selbstbildes und des Kontrollerlebens auch bei Dementen verbessern können (Wahl & Tesch-Römer, 1998).

Die meisten Kranken werden zu Hause von ihren Angehörigen meist über lange Zeit aufopferungsvoll betreut, oft bis an die Grenze eigener körperlicher und seelischer Belastbarkeit, bis zu Erschöpfung und Depression. Gerade im Anfangsstadium einer Demenz ist es für sie hilfreich zu wissen, welche Fähigkeiten objektiv beeinträchtigt sind und in welchen Bereichen die Person am besten ansprechbar ist.

Generell brauchen Angehörige professionelle Information, Beratung, Unterstützung und konkrete Entlastung sowie Hilfe bei der Zukunftsplanung. Eine wichtige Rolle kommt hier auch der Alzheimer-Vereinigung als *Selbsthilfeorganisation betroffener Angehöriger* zu. In Zusammenarbeit mit diesen sind schließlich auch Verhaltensregeln entwickelt worden, die versuchen, noch vorhandene Ressourcen zu nutzen und auf die entscheidenden Merkmale einer Demenz Rücksicht zu nehmen.

Die Wirkung der *Unterstützung der partnerschaftlichen Betreuung* ist bisher unklar, obwohl die Annahme positiver Wirkungen zunächst plausibel ist. Dennoch hängt die Dynamik des partnerschaftlichen Umgangs von Faktoren wie der eingeschätzten Bedürftigkeit des Partners ab. Schwierig für den betreuenden Teil der Partnerschaft ist sowohl ein hohes Mass an Bedürftigkeit als auch ein schwankendes Mass an Bedürftigkeit, da zusätzlich eine Einschätzung des adäquaten Umgangs erforderlich ist. Dies kann dazu führen, dass es im Sinne einer partnerschaftlichen Stabilität zu höherem Mass an Unterstützung kommt als aufgrund der tatsächlichen Pflegebedürftigkeit erforderlich wäre.

Daher wäre zukünftig eine Untersuchung der partnerschaftlichen Interaktionen bei von Demenz betroffenen Paaren wichtig, um die Partnerschaften im Hinblick auf die Belastungen und Risiken wie die Chancen einer partnerschaftlichen Unterstützung zu entlasten sowie die Lebensqualität der Einzelpersonen in der Partnerschaft und die Qualität der Betreuung für die demenzerkrankte Person zu erhöhen. Zusätzlich wäre für Betroffene ein informierter Vergleich zwischen privater und institutioneller Betreuung möglich.

Insgesamt ist die *Schnittstellenproblematik* bei Demenzerkrankungen von grosser Bedeutung, weil eine Vielzahl von Akteuren zusammenwirken müssen. Um individuelle Fortschritte erzielen zu können, sollte daher der Entwicklung und Etablierung eines auf Autonomie und Sicherheit gerichteten Case Managements mit Einschluss des familiären und nachbarschaftlichen Umfelds Aufmerksamkeit gewidmet werden. Dadurch könnten die bekannten Elemente wirksamer oder entlastender Therapien effektiv eingesetzt werden. Re & Wilbers (2004) weisen darauf hin, welche Schnittstellen besonders berücksichtigt werden müssen:

- Die Schnittstelle zwischen demenziell erkrankter Person und der Betreuungsperson ist zunächst die zentrale Stelle, von der aus Betreuungsarrangements entstehen. Häufig entspricht hier die Annahme, dass die betroffene Person dankbar für die Hilfe ist, die sie erhält, nicht der Realität und ist zum Teil durch die kognitiven Beeinträchtigungen demenzkranker Menschen, die bereits in einem frühen Krankheitsstadium zu einer nachlassenden Fähigkeit führen, Situationen einzuschätzen, begründet.
- Der Schnittstelle zwischen Angehörigen und Akteuren der medizinischen Versorgung kommt eine bedeutende Rolle zu, da sie über die Betreuung und Versorgung demenzkranker Menschen entscheiden.
- Die Schnittstelle zwischen Angehörigen und stationäre Pflege ist zentral, wenn es darum geht, Wünsche und Bedürfnisse demenzkranker Menschen im stationären Umfeld zu erkennen und zu berücksichtigen (vgl. Kap. Held & Ugolini).
- Die Schnittstelle zwischen medizinischer Versorgung und Pflege schliesslich ist für das Wohl der Betroffenen von besonderer Bedeutung, da eine gelingende Zusammenarbeit und effektive Nutzung vorhandener Kompetenzen der Betreuung der demenzkranken Personen direkt zugute kommt (vgl. Re & Wilbers, 2004).

4. Literatur

Albert, S. M. & Logsdon, R. G. (2000). *Assessing quality of life in Alzheimer's disease*. New York: Springer.
Ball, K., Berch, D. B., Helmers, K. F., Jobe, J. B., Leveck, M. D., Marsiske, M., Morris, J. N., Rebok, G. W., Smith, D. M., Tennstedt, S. L., Unverzagt, F. W. & Willis, S. L. (2002). Effects of cognitive training interventions with older adults. *Journal of the American Medical Association, 288,* 2271–2281.
Cohen-Mansfield, J., Ejaz, F. K. & Werner, P. (Hrsg.)(2000). *Satisfaction surveys in long-term care*. New York: Springer.
Clare, L. (2002). We'll fight as long as we can: Coping with the onset of Alzheimer's Disease. *Aging and Mental Health, 6,* 139–148.
Clare, L., Woods, R. T., Moniz Cook, E. D., Orrell, M. & Spector, A. (2003). Cognitive rehabilitation and cognitive training for early-stage Alzheimer's disease and vascular dementia. *The Cochrane Database of Systematic Reviews,* Issue 4.
Ehrhardt, T. & Plattner, A. (1999). *Verhaltenstherapie bei Morbus Alzheimer*. Göttingen: Hogrefe.
Förstl, H. (Hrsg.)(2003). *Lehrbuch der Gerontopsychiatrie und –psychotherapie, 2. Auflage*. Stuttgart: Thieme.
Folstein, M. F., Folstein, S. E. & McHugh, P. R. (1975). Mini-Mental State – Practical method for grading cognitive state of patients for clinician. *Journal of Psychiatric Research, 12*(3), 189–198.
Gallagher-Thompson, D., Dal Canto, P. G., Jacob, T. & Thompson, L. W. (2001). A comparison of marital interaction patterns between couples in which the husband does or does not have Alzheimer's Disease. *Journal of Gerontology, 56B,* 140–150.
Gatterer, G. (1990). *Alterskonzentrationstest (AKT)*. Göttingen: Hogrefe.
Grant, D. A. & Berg, E. A. (1993). *Wisconsin Card Sorting Test (WCST)*. Göttingen: Hogrefe.
Gutzmann, H. & Zank, S. (2005). *Demenzielle Erkrankungen: Medizinische und psychosoziale Interventionen*. Stuttgart: Kohlhammer.
Höpflinger, F. & Hugentobler, V. (2003). *Pflegebedürftigkeit in der Schweiz: Prognosen und Szenarien für das 21. Jahrhundert*. Bern: Huber.
Jäncke, L. (2004). Neuropsychologie des Alterns. In A. Kruse & M. Martin (Hrsg.), *Enzyklopädie der Gerontologie* (S. 207–223). Bern: Huber.
Kliegel, M. & Martin, M. (2003). Prospective memory research: Why is it relevant? *International Journal of Psychology, 38*(4), 193–194.
Lawton, M. P. & Brody, E. M. (1969). Assessment of Older People – Self-Maintaining and Instrumental Activities of Daily Living. *The Gerontologist, 9*(3), 179–186.
Lawton, M. P., Moss, M., Hoffman, C., Grant, R., Ten Have, T. & Kleban, M. H. (1999). Health, valuation of life, and the wish to live. *The Gerontologist, 39,* 406–416.
Martin, M. (in Druck). Entwicklungskontexte des mittleren und höheren Erwachsenenalters: Pflegeinstitutionen. In S.-H. Filipp & U. M. Staudinger (Hrsg.), *Enzyklopädie der Psychologie*,

Serie V Entwicklung, Band 6: Entwicklungspsychologie des mittleren und höheren Erwachsenenalters. Göttingen: Hogrefe.
Martin, M. & Kayser, N. (1998). Das modulare Gedächtnistraining für ältere Erwachsene: Konzeption und Erprobung. *Zeitschrift für Gerontologie, 31*, 97–103.
Martin, M. & Kliegel, M. (2005). *Psychologische Grundlagen der Gerontologie.* Stuttgart: Kohlhammer.
Martin, M. & Zimprich, D. (2005). Cognitive development in midlife. In S. L. Willis & M. Martin (Hrsg.), *Middle adulthood: A lifespan perspective* (S. 179–2069. Thousand Oaks, CA: Sage.
Monsch, A. (1997). *CERAD: Neuropsychologische Testbatterie:* Universität Basel.
Noll, P. & Haag, G. (1992). Das Realitätsorientierungstraining – eine spezifische Intervention bei Verwirrtheit. *Verhaltenstherapie, 2,* 222–230.
Oswald, W. D. & Fleischmann, U. M. (1995). *Nürnberger Altersinventar (NAI).* Göttingen: Hogrefe.
Nussbaumer, R. & Lienhard, A. (2004). *Demenz-Pflege-Evaluation.* Lizentiatsarbeit der Universität Zürich.
Re, S. (2003). Emotionales Ausdrucksverhalten bei schweren demenziellen Erkrankungen. *Zeitschrift für Gerontologie und Geriatrie, 36,* 447–453.
Re, S. & Wilbers, J. (2004). Versorgung demenzkranker Menschen. In A. Kruse & M. Martin (Hrsg.), *Enzyklopädie der Gerontologie* (S. 506–518). Bern: Huber.
Richter, B. & Richter, R. W. (2004). *Alzheimer in der Praxis.* Bern: Huber.
Schröder, J., Pantel, J. & Förstl, H. (2004). Demenzielle Erkrankungen: Ein Überblick. In A. Kruse & M. Martin (Hrsg.), *Enzyklopädie der Gerontologie* (S. 224–239). Bern: Huber.
Sliwinski, M. J., Hofer, S. M. & Hall, C. (2003). Correlated and coupled cognitive change in older adults with and without clinical dementia. *Psychology and Aging, 18,* 672–683.
Sliwinski, M. J., Hofer, S. M., Hall, C., Bushke, H. & Lipton, R. B. (2003). Modeling memory decline in older adults: The importance of preclinical dementia, attrition and chronological age. *Psychology and Aging, 18,* 658–671.
Tewes, U. (1994). *Hamburg Wechsler Intelligenztest für Erwachsene, Revision 1991.* Bern: Huber.
Wächtler, C. (Hrsg.)(1997). *Demenzen: Frühzeitig erkennen, aktiv behandeln, Betroffene und Angehörige effektiv unterstützen.* Stuttgart: Thieme.
Wahl, H. W., & Tesch-Römer, C. (1998). Interventionsgerontologie im deutschsprachigen Raum: Eine sozial- und verhaltenswissenschaftliche Bestandsaufnahme. *Zeitschrift für Gerontologie und Geriatrie, 31*(2), 76–88.
Wettstein, A., Schmid, R., König, M. & Perren, S. (2004). *Schulungseffekte bei Angehörigen von Demenzkranken.* Kurzfassung Abschlussbericht NFP 45.
Wilson, B. A., Cockburn, J. & Baddeley, A. (1992). *Rivermead Behavioural Memory Test (RBMT).* Göttingen: Hogrefe.
Zakzanis, K. K., Graham, S. J. & Campbell, Z. (2003). Meta-analysis of structural and functional neuroimaging findings in Alzheimer's disease. *Clinical Neuropsychologist, 17,* 114–114.
Zimprich, D., Martin, M. & Kliegel, M. (2003). Subjective cognitive complaints, memory performance, and depressive affect in old age: A change-oriented approach. *International Journal of Aging & Human Development, 57,* 339–366.

Stichwortverzeichnis

A
A2M-Gen 239 f.
Aachener Aphasie Test (AAT) 71
ABC-Regel 123, 199
abhängig, Abhängigkeit 54, 117, 184, 196, 203
ablenken 129
Abschiednehmen, Abschiedskultur 205, 212 f.
Acetylcholinesterase-Hemmer 157–161, 164, 167
Activities of Daily Living, ADL-Skalen (Aktivitäten des täglichen Lebens) 112
Affekt, affektive Änderungen 29, 45
Affektskalen 72
Ageism 79
aggressives Verhalten, Aggression 48, 116 f., 122, 137, 165, 168, 171 f., 183, 185, 188, 191, 228
Agitiertheit 165, 169, 172
Agnosie 16 f., 39
Aktivierungstherapie 195
Allel(e) 232, 237 f., 243, 245
Allgemeinpraktiker 94 f. (vgl. auch Hausarzt)
Alltagsaktivität, -leben 159 f., 162, (183–189), 194 f.
Alltagsbeeinträchtigungen bei AD 16 f., 37
Alltagsbewältigung, -beeinträchtigung (-kompetenzen) 73, 160, 175, 185 f., 199, 206, 261
altersassoziierte Gedächtnisbeeinträchtigung (Age Associated Memory Impairment, AAMI) 50
altersbedingte kognitive Einbusse 49
Altersbild 79 f.
Altersdepression 246
Alters-Konzentrations-Test (AKT) 68
Altersstereotypen 79, 88, 208
Alzheimer, Alois 14
Alzheimerdemenz (AD), Alzheimer'sche Krankheit 14 ff., 31 f., 34 ff., 39 f., 41 ff., 47, 51, 54 ff., 81 ff., 86, 89 ff., 109, 112 f., 120, 123, 128, 134, 136 f., 147, 157 ff., 161 f., 163, 171, 173 ff., 185 ff., 199, 225, 229–240 (auch Morbus Alzheimer)
Alzheimer's Disease Assessment Scale (ADAS-cog, non-cog) 26, 69, 72, 159 f.
Alzheimer-Vereinigung 114, 268
Amnesie 39 f.
Amyloidgenese 149
Amyloidimpfprogramme 148
Amyloidplaques 34, 163, 173 ff., 231
amyloidsenkende Ansätze 173
Amyloid-Vorläuferprotein (amyloid beta percursor protein (APP) (vgl. auch APP-Gen) 229–232, 240, 244
Amyotrophe Lateralsklerose (ALS) 241
Analgesie (Schmerzlosigkeit) 141
Anamnese 27, 38
Anbinden 137, 141
Angehörige 25 ff., 38, 48, 49, 77 ff., 81 ff., 86, 92 ff., 96 f., 106 f., 112 ff., 115 f., 118 ff., 122, 127 ff., 129 ff., 135, 138, 140 ff., 143, 145, 148 f., 160, 172, 188, 200, 230, 262 f., 268
Angehörigenarbeit, -beratung 165, 201–213
Angehörigengruppen 114, 117, 120 f., 209 f.
Angehörigenschulung 117, 120 ff., 148, 213
Angst, Ängste 80 f., 84, 89, 92, 95, 112, 117, 122, 141, 165, 168, 171, 184 f., 186, 191, 205, 212, 215, 217
Anosognosie 38, 113, 133
Antidementiva 123, 159, 161
Antidepressiva 121, 125, 170
Antikörper 173 ff.
Antipsychotika 167, 170
Antrieb 22, 69, 171
Apathie 43, 127, 165, 171, 185, 195
Aphasie 16 f., 21, 39 f., 43 ff., 56, 71, 241
Aphasie Check Liste (ACL) 71
Apolitoprotein-E-Gen (APOE-Gen) 232 f., 237–240, 243, 245
APP-Gen 229–232, 240, 244
Apraxie 16 f., 39 f., 70, 198, 241
Arbeitsgedächtnis 23 f., 35, 44, 53, 68
ArchitektInnen 189, 192
Aricept® (Donepezil) 124, 158–161, 163
Aripiprazol (Abilify®) 168
Aromatherapie 165, 196
Ärztinnen, Ärzte 81 f., 92 f., 94, 106, 112, 133, 135, 138, 145, 171, 199, 214, 226
Aspiration 143, 188, 196

Aspirationspneumonie 134, 143,
Assoziationsstudien 231, 236–239
Ätiologie 229
Atrophie, (Hirn-)atrophie 17, 31, 43, 243, 261, 265
Attribution 87
Atypika 170 f.
Aufgabenteilung 206, 209
Aufmerksamkeit 28 f., 35, 70, 187
Aufmerksamkeitsdefizite, -störungen 21, 36 f., 40, 42, 44 f., 52 f., 56
autobiographisches Gedächtnis 34, 36, 52
Autonomie 96, 128, 135, 138, 207, 215, 267
autosomal dominante AD 231–236
autosomal dominante VD 244 f.
Axura® 158, 161

B
Barthel-Index 199
Basale Stimulation 196
Basalganglien 22, 41
bauliche Kriterien 191
Beck-Depressions-Inventar (BDI) 72
Befindlichkeit 29, 120, 122, 190
Behandlung 19, 81 f., 95, 121, 136, 138, 144, 149, 157, 161
Behavioural and Psychiatric Symptoms of Dementia (BPSD) 109, 199
Behavioural Pathology in Alzheimer's Disease Rating Scale (Behave-AD) 160, 165
Belastung 115 ff., 118, 120 ff., 160, 202 f., 214 f., 262
belastungsmodifizierende Faktoren 120 f.
Benzodiazepine 169–172
Beobachtung 25, 72, 109, 188, 190, 199, 262, 264
Beratung 120 ff., 148
Berufsverband Medizinische Genetik 226
Bestätigung 112
Besuche 121 f., 141, 149, 203 f., 210 f.
Beta-Amyloid(-Plaques) 173–176,
Beta-Amyloidpeptid 229, 231 f.
Betreuung 110, 113 f., 128 ff., 134, 138 ff., 143 f., 165, 183–218
Betreuungslast 115, 118 f., 121
Bettlägerigkeit 54, 139, 188
Beurteilungsskalen 68 ff.
Bewegung (-skommunikation) 197

Bewertungen 77
Beziehungen, Beziehungsqualität, -prozess 118, 120, 146 f., 184, 197, 201 f., 205, 207, 210, 212
Bezugsperson(en) 115, 117, 210
bildgebende Verfahren 18, 20, 30 ff., 51, 56, 261
Bildung 146
Bindungsstil 120
Biografie, biografisch 129, 138, 194, 212
Biografiearbeit 194
Blutanalyse 19, 56
Bundesamt für Sozialversicherung (BSV) 161
Burnout 85

C
California Verbal Learning Test (CVLT) 70
Cambridge Examination for Mental Disorders (CAMDEX) 69
Charta für die Betreuung von Demenzkranken 139 f.
Cholesterin-Metabolismus 238 f.
cholinerge(s) Aktivität, Defizit, System 31, 157, 159 ff., 163 ff.
Cholinesterase-Hemmer 117, 120 f., 124, 148, 162
Chorea Huntington 15, 22, 32, 45 f., 226 f.
Chromosom(e) 231, 233, 236–242
Clinical Dementia Rating Scale (CDR) 24, 109, 111 f.
Clinician's Interview-Based Impressions of Change (CIBIC-Plus) 160
Complex Figure Test (CFT) 71
Computertomographie (CT) 17, 18, 30 ff.
Consortium to Establish a Registry for Alzheimer's Disease (CERAD) 26, 69
Coping (Bewältigung) 95, 113, 120, 205, 209, 211
Creutzfeld-Jakob-Krankheit 15
CYP46A1-Gen 239

D
Deese-Listen 36
Defizitmodell 79
Delir, delinorgene Wirkung 16, 19, 124, 137, 141, 166 f., 170, 172
Demenzangst 103 ff., 106 ff., 148
Demenzausprägung 39, 42

Stichwortverzeichnis

Demenzdiagnose 92 ff., 106 f., 109, 149
Demenzdiagnostik 23 ff., 69 ff., 199, 238 f.
Demenzentwicklung 109 ff., 112, 205, 263
Demenzformen 15, 32
demenzgerechte Einrichtungen (special care units) 189 f.
Demenzprävention 146 ff.
Demenztest (DT) 26, 69
Demenztestbatterien 26 ff.
Demenzverdacht (vgl. Verdacht)
DemTect 24, 27, 68
dendritische Verbindungen 33
Depression, depressive Verstimmung 15, 17, 19, 23, 38, 47, 52 f., 57, 68, 72 f., 86, 90–92, 95, 109, 117, 120, 122, 126, 142, 148, 165, 168, 171, 185, 195, 228, 246, 261
depressive Pseudodemenz 52
Diagnose 14 ff., 20 f., 44, 49, 55 f., 69 ff., 77 f., 81, 85, 92 ff., 95 ff., 106, 117
Diagnose, Offenlegung der, 92 ff., 94, 96 f.
Diagnosekriterien 14 ff., 47, 50
Diagnosestellung 81, 87, 97, 112, 260
Diagnosestellung bei FTLD 241
Diagnostik 51, 261 ff.
Disinhibition 43
Diskriminierung 79 f., 85
dopaminerge Dysfunktion, Systeme 41, 53, 165
Dopaminkonzentration 31
Drei-Welten-Konzept 186
Durst 137, 196

E

early onset-AD 54
Ebixa® 158, 161
Einstellungen 77 ff., 92, 96, 208, 260
Eintrittsuntersuchung 199
Emotionen 77, 89, 97
Enthemmung, enthemmtes Verhalten 38, 43, 47, 126, 165, 187, 199, 228, 241
Entlastung 116, 122, 130, 200, 203, 209 f., 212
Entlastungsangebote 120 ff.
Entscheidungsalternativen 227
Entscheidungsfähigkeit, -findung 128 ff., 131 f., 134 ff., 138, 140, 144, 186, 202, 204
epileptische Anfälle 17
episodisches Gedächtnis 34 ff., 39 f., 52, 186
Erkrankungsrisiko 229 f., 237–240, 243

Ermutigung (encouraging) 185
Ernährung 136, 198
Erstberatung, -gespräch 212, 227
Ersterkrankungsalter 232 f.
Erstmanifestation 55
Erwartungen 209
Essen 142 f., 187 f.
Essverhalten 47, 165
ethisch, Ethik 96, 128 f., 134, 138 f., 143
Europäische Menschenrechtskonvention 142
exekutive (Dys-)funktionen 16, 36 f., 39 ff., 42, 44 f., 52, 56, 72, 133
Exelon® (Rivastigmin) 124, 158 f., 161, 163
Exon(e) 232, 242 f., 245
experimentelle Untersuchungen, Verfahren 29, 236
Explorationsmodul Verhaltensanalyse (EVA) 73

F

Fahrerlaubnis-, -tauglichkeit 97, 133
Fallbesprechung 217
falsche Erinnerungen (false memories) 35
familiäre Britische Demenz (FBD) 244
familiäre Dänische Demenz 244
familiäre zerebrale Amyloidangiopathien 244 f.
familiäre zerebrale Insulte 245
FAS-Test 71
F-DOPA 31
Fehldiagnose 96
Finger-Food 136, 198
Forschung 82, 96, 173 ff., 190, 228, 230–245, 259–269
Fort- und Weiterbildung 216
freiheitsbeschränkende Massnahmen 120, 124, 138, 185, (190)
Fremdanamnese 26, 123
Fremdbestimmung 128
Fremdbilder 78
frontotemporale Demenz (FTD) 15, 32, 43 f., 47, 51, 56, 128, 164, 225, 228, 241 ff.
frontotemporale Lappendegeneration 15, 21, 43
Früherkennung, -diagnose 18, 23, 31, 49, 148, 263
Frustration 26
Funktionstests 70 ff.

G

Galantamin (Reminyl®) 124, 158–161, 163
Gangstörung 17, 40, 126
Geborgenheit 205
Gedächtnis 24, 28 f., 34–36, 39 f., 44, 49, 52, 70, 111, 175, 186, 228
Gedächtnisdefizit, -schwierigkeiten, -störungen 14, 16, 21 f., 26 ff., 34, 45 f., 49, 117, 148 f., 257
Gedächtnisprobleme 94, 107
Gedächtnisschulung, -training 110, 117, 146, 149, 196, 267 f.
Gedächtnistestbatterie 28
Gefühle 187 f., 204 f., 207, 215
Gehirn 30 f., 146, 149, 173 ff., 185 (vgl. auch Hirn)
Gendiagnostik 225
Genetik 228–246
genetische Beratung 225–227, 240
genetische Faktoren (bei AD) 229 f., 240
genetische Testung 240
Geriatric Depression-Scale (GDS) 73
Gerüche, Geruchsidentifikation 37, 192, 196
Geschäftsfähigkeit 131 f.
Gespräch(e) 209 f., 212, 227
Gestik 188
Gesundheitsökonomie 113 f.
Gesundheitspolitik 82
Gewalt, Gewalttätigkeit 117, 137
Ginkgo 117, 148
Gliose 241
Global Deterioration Scale (GDS) 25
glutamaterg 157
Grosshirn 41
Gruppenaktivitäten 187
Gyrus cinguli 32

H

Hachinsky-Score 20
Halluzinationen 17, 21, 32, 43, 45, 47, 56, 72, 117, 122, 165, 167
Haloperidol 167
Hamilton-Depressions-Skala (HAMD) 72
Hausärztinnen, -ärzte 27, 81, 106 f., 130
Heim 199
Heimeintritt 130 f., 198, 203, 210 ff.
Heimplatzierung (-einweisung) 116, 121 f., 134, 148, 160, 204, 214

hereditary cerebral haemorrhage with amyloidosis of the dutch type (HCHWA-D) 231
Herkunft 192
Hilfe, Hilfsbedarf, -bedürftigkeit, Hilfestellung 110–113, 117, 186 f., 203 f.
Hirn 31, 33 (vgl. auch Gehirn), 41, 128
Hirnänderung, -schädigung 39, 52
Hirnglukosestoffwechsel 32
Hirnnervenzellen 41
Hirnschläge 147
Hirnstamm(-funktionen) 22, 41, 134
Hirntrauma 147, 149
Hirntumor 15
Hospitalisation 137
Hunger 124, 137, 196

I

Identität 192, 257
Immobilität 116, 196
Immunisierung 173 ff.
Infarkt (strategisch) 20, 39 f., 56
Infekt, Infektionen 134, 137, 139, 142, 144, 168, 170 f., 188, 196
Information(en), Informationsquelle 201, 205, 211 f., 214, 227
Informationsverarbeitung 29
Initiativelosigkeit 47
Inkontinenz 17, 110 f., 172
Interaktionsmuster 262
Interventionen 49, 53, 77, 81 f., 120 ff., 208, 217, 260, 262 f., 267–269
Intimität 205
Isolation, Isolierung 117, 203

K

Katheter 136, 139
Kinästhetik 197
Klassierungsschema 109 f.
Klassifikation 14
kognitive Beeinträchtigung/Defizite/Einbussen allg. 23 ff., 27
kognitive Defizite bei AD 14, 16 f., 33
kognitive Einbussen bei frontotemporaler Lappendegeneration 43
kognitive Einbussen bei VD 20, 39
kognitive Schätzungen 37
kognitive Störung 16, 23, 26

kognitiver Abbau bei LBD 21
Kognitives Minimal Screening (KMS) 68
Kommunikation, -sprobleme 141, 183 f.,
  187, 206, 211 f., 214, 216 f.
Kommunikationsverhalten 208
Kompensationsstrategien 113
Kompetenz(en) 192, 208, 267 ff.
Konfabulationen 36
Konkurrenzprobleme 206
Kontrollerleben 211
Konzentration 28 f., 70
Konzept 208, 211, 213 f., 216
Koordinationsstörung 17, 40
Kopplungsstudien, -untersuche 231, 236 f.
Körperpflege 130 f., 141, 190
kortikale Demenz 22
kortikale Funktionen 228
Kosten 113 f., 116, 200
Krankengeschichte 19
Krankenversicherung 116
Krankheitsuneinsichtigkeit 113
Kurzzeitgedächtnis 23, 68

L

Labordiagnostik 226
Laboruntersuchung 18 f.
Längsschnittstudien 265
late onset-AD 54
Latenzphase 54 f.
Lebenserwartung 54
Lebensqualität 77, 82, 88 ff., 123, 157, 190,
  264
lebensverlängernde Massnahmen 107, 135,
  140 f., 144
Lebenszufriedenheit 120
leichte kognitive Störung (vgl. mild cognitive
  impairment)
Leiden 136 f., 139, 143 ff.
Leitbild 216
Lernen, Lernschwierigkeit, -störung 53, 146,
  174, 194, 228, 263
Lernen, prozedurales (bei AD) 35
Lerntests 263
Lesen 23, 68, 71
Letalität 134
Leukenzephalopathie (CADASIL) 245
Lewy-Körperchen-Demenz (Lewy Body
  Dementia LBD) 21, 32, 37, 41 ff., 47, 51,
  56, 109, 123, 161, 163, 167

limbische Regionen 52
limbische Strukturen 41
limbisches System 33
Liquoruntersuchung 18

M

Magnetresonanztomographie (MRT) 18,
  30 f., 261
maligne Phase 55
Marker 18, 50, 231, 243, 260, 265
Mattis Dementia Rating Scale (MDRS) 69
Medikamente, Mediaktion (medikamentöse
  Behandlung) 82, 120 f., 123, 136, 148,
  157 f., 190, 199 f.
Melperon 168, 172
Memantine 117, 121, 148, 161 f.
Memo-Test 70
Mendel'scher Erbgang 225, 230
mentale Repräsentationen 77
mild cognitive impairment (MCI), leichte
  kognitive Beeinrächtigung/Störung 24,
  26, 38, 49 ff., 89 f., 109 f., 148, 161, 257
Milieu, gestaltung, -therapie 117, 121,
  124 ff., 127, 165, 186–193, 195
Mini-Mental-Status-(Test) (MMST) 23 ff.,
  38, 68, 112, 133, 161
Minitests 29
Mirtazapin 169, 171
Missbrauch 132
Misshandlung 130
Misstrauen 108, 207, 212
Mitsprache 186, 211
Molekularbiologie,
  molekularbiologisch 225, 228
molekulargenetisch 226
molekulargenetische Diagnostik 225 f.
monoaminerge Systeme, Dysfunktionen 41,
  53
Morbus Alzheimer (vgl. Alzheimerdemenz,
  AD)
Morbus Binswanger 15, 21, 40, 245
Morbus Parkinson 17, 22, 31 f., 41, 45 f., 53
  (vgl. auch Parkinsonismus)
Morbus Pick (Picksche Erkrankung) 43 f.,
  241, 243
Mortalität 55, 134, 147, 168, 170 f.
Multiinfarktdemenz 15, 20, 56
Musik, -therapie 126, 165, 188, 192, 195 f.
Mutationen 225, 230–236, 242, 245

N

Nahrungsverweigerung 142, 196
Nebenwirkungen 125, 127, 160 f., 166, 171, 174 f.
Neglect 113
neuritische Plaques 229
neurochemisch 41, 53
neurodegenerative Demenz 14 f.
neurodegenerative Erkrankungen, Prozesse 22, 165
neurofibrilläre Bündel 34, 37, 163, 173, 229 (vgl. auch Tangles)
neurofibrilläre Fäden (NFT) 241
Neuroleptika 117, 121, 123 ff., 141, 163, 167 ff., 172
neurologische Untersuchung 16, 19
Neuronen 33, 45, 88, 157
neuropsychiatrische Symptome 165
neuropsychiatrisches Inventar (NPI) 160, 165, 199
neuropsychologische (Haupt-)Symptome 45, 160
neuropsychologische Defizite 33 ff., 39 f., 57
neuropsychologische Diagnostik 26 ff.
neuropsychologische Untersuchung/Test/Verfahren 16 f., 24 ff., 27, 56
neuropsychologisches Profil 24 f., 29, 56
Neurotransmittersystem 157, 160, 165
NINCDS-ADRDA-Kriterien 16 f., 20, 50
NINCDS-AIREN-Kriterien 20
NMDA-Rezeptor-Antagonisten 157, 158, 161 f.
Nonnenstudie 16, 106, 147
noradrenerge Dysfunktionen, Systeme 41, 53, 165
Nürnberger Altersinventar (NAI) 28 f., 69
Nurses' Observation Scale for Geriatric Patients (NOSGER) 73

O

Office of Technology Assessment (OTA) 189 f.
Olanzapin 167, 170
Operationen 136 f., 139
Opiate 141 ff., 144
Orientierung, (-störung) 23 f., 68 f., 111, 117, 187, 201, 211, 228, 257, 268

P

Palliation, palliativ, 137, 139 f., 143 ff., 188
Parentalismus 128 ff., 140
Parkinsonismus (Parkinson Demenz) 15, 19, 163, 241 f. (vgl. auch Morbus Parkinson)
Partnerschaft(en) 130, 146 f., 208 f., 257, 262, 268
Patientenverfügung 107, 144
Pedanterie 108
Persönlichkeitsänderungen, -auffälligkeiten allg. 29, 43, 45, 47 f., 56, 113, 117, 122
Person-Sein (Kitwood) 185, 202, 215, 218
person-zentrierter Umgang, Pflege 88, 184 f., 214
Pflege 77, 83, 85, 96, 110 f., 116, 119, 123, 130, 138 ff., 143, 145, 183–188, 194–218, 264 f.
Pflegebedürftigkeit 188, 214, 259, 268 f.
Pflegebelastung 87, 120
Pflegeeinrichtung, -heim, -institution 83, 120 f., 183–218
Pflegefachkraft, personal 25, 38, 77, 130, 138, 142 f., 183–218
Pflegeleitbild 194, 216
Pflegende 82, 92, 106
Pflegeplan 94 f.
Pflegestandards 83
Pharmakotherapie 199
Phasen, phasengerechte Betreuung 186 ff.
Phineas Gage 43 f.
Pipamperon 168, 172
Placebomedikation 125
Plaques 15, 16, 163
Pneumonie(n) 54, 134, 143, 149, 171, 174
Polymorphismus 236, 238 ff., 243
Positronenemissionstomographie (PET) 18, 31
präfrontaler Kortex 32
prämorbide Persönlichkeitszüge 47
prämorbider kognitiver Status/prämorbides intellektuelles Niveau 26, 39, 56
präsenile Erkrankungsform 54
Prävalenz, Auftretensrate 229, 258
Prävention, präventive Massnahmen 146 f., 149, 259 f., 263, 266 f.
Praxie 22, 23, 45
Presenilin I und II (PSEN1, 2) 230–236, 240
Privatsphäre (vgl. auch Intimität) 212
Problemlösefertigkeit 24, 111

progressiv, Progredienz, Progression 54 f.,
    112, 117, 120, 146, 149, 175
progressive nicht flüssige Aphasie (PA) 43 ff.,
    56
progressive supranukleäre Paralyse
    (PSP) 243
Proteasehemmer 148
psychiatrische Erkrankungen 246
psychiatrische Störungen, Symptome 43, 47
psychiatrische Untersuchung 19
Psychopharmaka 121, 127, 138, 165, 199
psychopharmakologische Behandlung,
    Therapie 166, 171
psychotische Merkmale, Symptome 43, 167

Q
Qualifikation 215, 226 f.
qualitativ, Qualität, Qualitätssicherung 138,
    201 f., 207 f., 215, 226, 264 f.
Qualy (quality adjusted life year) 134
Quetiapin (Seroquel) 167 f., 170

R
Rapport 217
Ratingskalen 24 f.
Rechnen 22, 23, 228
Rechte 96
Rehabilitation 137, 267
Reisbergklasse II, -stadium 109 f.
Reminyl® (Galantamin) 124, 158–161
Repräsentationen 79
Resilienz 90
Respekt 208, 210, 214, 217
Responderrate 160
Ressourcen 88, 94, 202 f., 213, 262
Retrogenese, retrogenetisch 109, 129, 185
Richtlinien, -schnur (Leitlinien) 93 f., 97,
    130, 137 f., 144, 226 f.
Rigidität 47
Risikofaktor(en) 50, 55, 146 f., 230 f.,
    236–240, 245, 260
Risikogene der AD 238 ff. der VD 245
Risperdal® (Risperdone, Risperidon) 124 f.,
    127, 163, 167 f., 170 f.
Rivastigmin (Exelon®) 158–161, 163
Rollen, -umkehr, -verständnis 130, 201, 204,
    207, 209f.

S
Schamgefühle 211
Schlafstörungen 17, 165, 168, 171 f.
Schlaganfall 20, 47, 71 23
Schmerzen (Schmerzbehandlung) 124, 136,
    141 f., 144, 188, 200
Schreien 117, 122, 126
Schuldgefühle 203 f., 211
Schutzfaktoren 118, 146 f.
Schweizerische Akademie der Medizinischen
    Wissenschaften (SAMW) 130, 145
Schweizerische Alzheimervereinigung 114,
    268
Schweizerische Gesellschaft für
    Gerontologie 137 f.
Screeningverfahren 23 ff., 27, 68–73
Sekretasen 175 f.
sekundäre Demenz 15, 22
Selbständigkeit 120
Selbstbestätigung 204
Selbstbestimmung, -kontrolle, 93, 128, 138,
    185, 207
Selbstbilder 78
Selbstvertrauen 95
Selbstwertgefühl 88 f., 95, 184, 202, 211
Selektive
    Serotonin-Noradrenalin-Wiederaufnah-
    mehemmer (SNRI) 169, 171
semantische Defizite (bei AD) 34
semantische Demenz (SD) 15, 43 ff., 56
serotonerges System 165
Serotonin-Wiederaufnahmehemmer
    (SSRI) 164, 169, 171
Sertralin 171
Serumanalyse 19
Seven-Minutes-Test 23
Shift-Fehler 41
sibship disequilibrium test (SDT) 237
Sicherheit 192
Small-Vessel-Erkrankung 15, 20 f., 40
Sonden 136, 141, 143
soziale Fähigkeiten 187
Sozialkompetenzskala 112
Sozialverhalten (Störung) 43, 73, 146
Spazierbegleitung, -gänge, -therapie 117,
    121, 125 ff., 187, 196
Special Care Unit 120, 189
Spitex 121 f.
sporadische AD 236–240
sporadische VD 245

Sprache, Sprachstörungen 22, 24, 35, 44, 56, 69, 71, 117, 126, 141, 183, 187 f., 202, 228, 241
Stabilisierung 159 ff.
Stadien bei AD 54 f.
Statine 148
stationäre Betreuung 127, 183–218, 265
Sterbehilfe 128
Sterben 113, 117, 128, 140, 144, 212
Sterbewunsch 142 f.
Sterblichkeitsrate 137
Stigmatisierung 77, 84 ff., 95
Stimmung, -änderung 38, 73
Stimmungsänderung, -labilität 22, 48
Stirnhirn 41, 43 f., 55
Stoffwechseländerung, -prozesse 31, 228
Stress 95, 97, 122, 209 f.
Strukturen 208, 211 ff.
Sturzgefahr, -neigung, -risiko 127, 134, 141, 170, 188, 200
subkortikale Demenz 22
Substantia nigra 41, 45
Suizid, Suizidalität 90, 95 f.
Sundowning 125, 127
Supervision 217
Symptome 109, 260, 262 f.
Symptome bei VD 20
Symptome der AD 17, 20
Synapse 157

T
Tacrin (Cognex®) 159 f.
Tageszentren 116, 121 f., 129
Tangles (neurofibrilläre Bündel) 15 f., 34
Tau-Gen 242 f.
Tauopathien 241 ff.
Tauprotein 229, 241 f.
Teamentwicklung 217
temporoparietaler Assoziationskortex 33
terminale Betreuung, terminaler Zustand 134, 188
terminale Krankheiten 134 f.
Test zum kognitiven Schätzen (TKS) 72
Test zur Früherkennung von Demenzen mit Depressionsabgrenzung (TFDD) 68
Testament 132, 142
Testbatterien 26 ff., 68 ff., 263
therapeutische Haltung 194
therapeutische Wirkung 191

Therapie 77, 123, 125 ff., 148 f., 157 f., 165, 184, 199
Therapiestrategien 173–176
Tod 55, 134, 137, 140, 212 f., 217
Todesursache 54, 134 f., 171
Trail Making Test (TMT) 72
Trauer, Traurigkeit 186, 188, 205, 215
Trazadone (Trittico®) 125
Trazodon 127, 164, 172
Trinken (Flüssigkeit aufnehmen, eingeben) 136 f., 142 f., 188, 196
Trisomie 21, 17

U
Überforderung 26, 85, 109, 136, 141, 184 ff., 195, 198, 202
Uhrentest (UT) 72
Umgebung, Umwelt 117, 136 f., 141, 165, 183 f., 187, 190
Unselbständigkeit 54
Unterstützung 82, 95, 165, 209 f., 213 f., 216, 268
Ursachenforschung 259 f.
Urteilsbildung 128
Urteilsfähigkeit, -vermögen (-schwäche) 24, 107, 111, 130 f., 136, 138 ff., 148, 228, 241
US Food and Drug Administration (FDA) 159, 168, 170 f.

V
Vakzine (Impfung) 173 ff.
Validation 184, 196, 214, 216
vaskuläre Demenz (VD) 15, 18, 20 ff., 39 f., 47, 56, 123, 161, 163, 225, 228, 243 ff.
Venlafaxin 169, 171
Verantwortung 209, 211
verbale Flüssigkeit 24
Verbaler Lern- und Merkfähigkeitstest (VLMT) 70
verbales Gedächtnis 24, 28, 70
Verdacht 23 f., 26 f., 29, 38, 68 f., 95, 225 f.
Verdrängung 113
Verhalten 77, 113, 159. 183, 187, 190, 199, 215
Verhaltensänderung 38, 41, 44, 47 f.
Verhaltensauffälligkeiten, -störungen 43 ff., 56, 73, 109, 117 f., 120–127, 137, 141, 157, 160, 162, 165 ff., 172, 183, 191, 199, 228, 241

Verhaltensskalen 72
Verhaltensweisen 260
Verlauf, Verlaufsform 54, 260
Verleugnung 81
Verlustgefühl 205
Vermuten 112
Vernachlässigung 131
Versagen 112
Versicherungsschutz 97
Verständnis 207, 210, 212, 215
Verträglichkeit 160 ff., 175
Vertrauen, Vertrauensbildung, Vertrautheit 202, 204, 212
Vertuschen 112
Verwahrlosung 113
Verweigerung (ablehnen, Abwehr) 113, 117, 122, 130, 142 f., 149, 184, 195
Verwirrtheit 94, 166
Verzögerung 82, 148, 175
visuelles Gedächtnis 28, 71
visuokonstruktive (Leistungen), Störungen 23, 40, 42, 45, 56, 71 f.
Vormundschaft 131, 140
Vorurteile 79, 85, 207

W
Wahlmöglichkeit 185
Wahn, Wahnideen 47, 117, 122, 142, 165, 167
Wahrnehmung, (-störung) 22, 117, 197
Wechsler-Memory-Scale – Revised (WMS-R) 28, 50 f., 70

Weglaufen 129, 187, 192
Welt der kognitiven Schutzlosigkeit 186, 188
Welt der kognitiven Ziellosigkeit 186 f.
Welt der kognitiven Erfolglosigkeit 186 f.
Wertschätzung, wertschätzend 184, 196, 217 f.
Wille, Willensäußerung 107, 129, 134, 136–140, 142, 144 f., 183
Wisconsin Card Sorting Test 36
Witzelsucht 43
Wohlbefinden 78, 84 f., 88 ff., 97, 108, 120, 188, 201–204, 206, 264
Wohngruppen 187, 189, 191 ff.
Wortfindungsstörungen 44, 262
Wortflüssigkeit 35, 68 f., 71
Würde (Menschenwürde) 128, 139 f., 142, 192
Wut 186

Z
Zahlenverarbeitung 24, 41, 69, 72
Zaplecon 172
zerebraler Kortex 33
zerebrovaskuläre Ereignisse 167
Zolpidem 170, 172
Zopiclon 170, 172
Zürcher prospektive Demenzstudie 134
Zuständigkeiten 206
Zuwendung 86, 132, 141 f., 165, 217
Zweitmeinung 94
Zytoplasmaeinschnürungen 41

Anzeigen

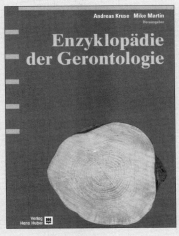

Andreas Kruse
Mike Martin (Hrsg.)

Enzyklopädie der Gerontologie

2004. 664 S., 40 Abb., 38 Tab., Gb
€ 109.00 / CHF 174.00
(ISBN 3-456-83108-0)

Die Gerontologie ist ein multidisziplinäres Fachgebiet. Die gesellschaftliche Aktualität gerontologischer Forschung und Praxis nimmt ständig zu.

Die Enzyklopädie

- behandelt die zentralen Theorien, Methoden und Befunde gerontologischer Forschung,
- basiert auf einer konsequent multidisziplinären Orientierung,
- greift Fragen und Probleme aus dem Alltag älterer Menschen auf und
- bedient sich einer Sprache, die auch von fachfremden Lesern verstanden wird.

www.verlag-hanshuber.com

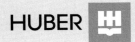

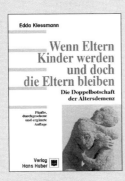

Edda Klessmann

Wenn Eltern Kinder werden und doch die Eltern bleiben
Die Doppelbotschaft der Altersdemenz

5., durchg. u. erg. Aufl. 2001. 212 S., Kt
€ 17.95 / CHF 31.30
(ISBN 3-456-83551-5)

Dieses Buch dokumentiert die intensive Begleitung eines Alzheimer-Schicksals. Es ist nicht nur menschlich bewegend, sondern zugleich wie Alexa Franke in «Psychologie heute» geschrieben hat, «inhaltlich reich, informativ – von Form und Methodik her gänzlich neu».

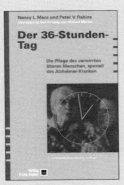

Nancy L. Mace / Peter V. Rabins

Der 36-Stunden-Tag
Die Pflege des verwirrten älteren Menschen, speziell des Alzheimer-Kranken

Übersetzung und Anhang von Michael Martin.
5., vollst. überarb., erw. u. akt. Aufl. mit Adressteil
2001. 375 S., Kt € 26.95 / CHF 44.80
(ISBN 3-456-83486-1)

Dieser inzwischen weit verbreitete Alzheimer-Ratgeber wurde speziell für Angehörige und Pflegende geschrieben. Ihr Tag ist mehr als ausgefüllt mit der Betreuung und Überwachung der Kranken. Die fünfte deutsche Auflage wurde an die neueste amerikanische Ausgabe angepasst, und der Anhang für deutsche Leser wurde erneut aktualisiert.

www.verlag-hanshuber.com

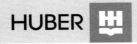